굴절검사 제3판

굴절검사 제3판

김정희 · 신진아 · 임현성

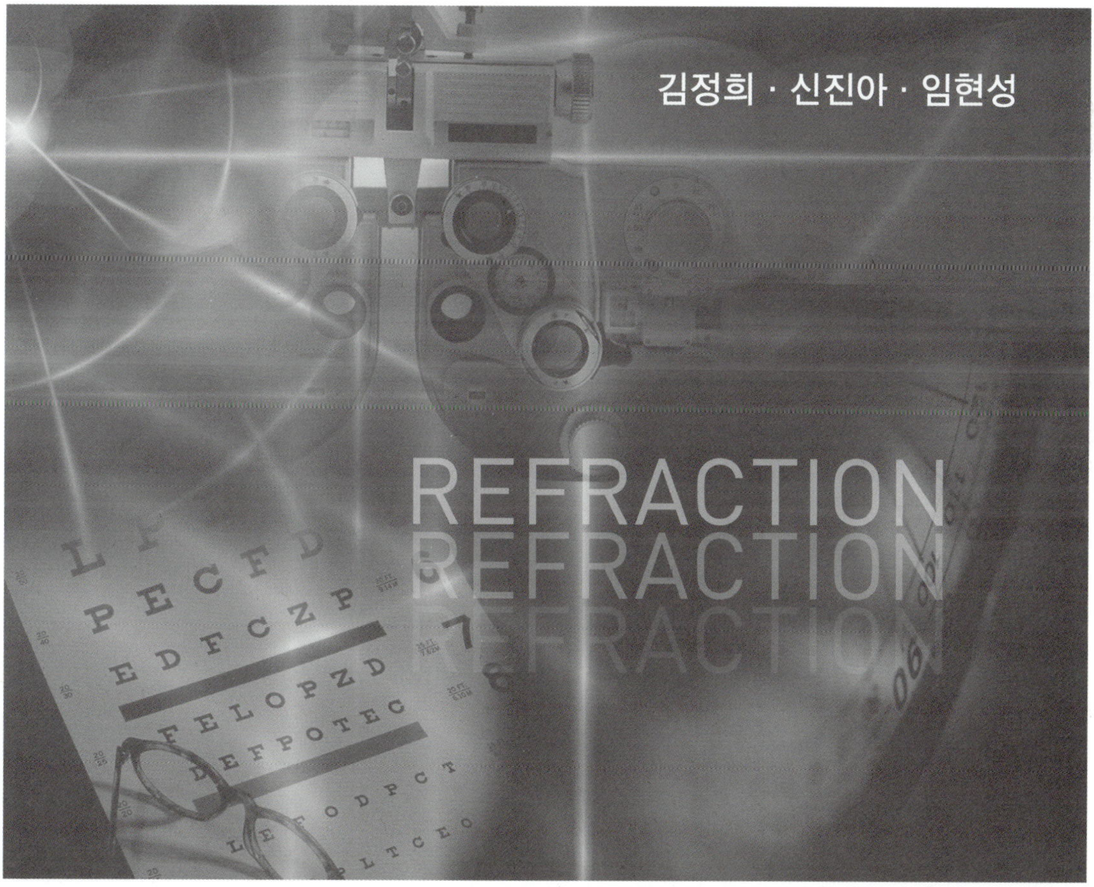

도서출판
한미의학

굴절검사

1판 1쇄 발행 2008년 2월 25일
2판 1쇄 발행 2014년 2월 25일
3쇄 발행 2021년 2월 26일
3판 1쇄 발행 2022년 2월 10일
2쇄 발행 2026년 2월 10일

지은이 김정희, 신진아, 임현성
펴낸이 이광재
펴낸곳 도서출판 한미의학(2026 Printed in Korea)

책임편집 서영주
본문편집 오인택
책임교정 이순례
마 케 팅 이종희
경영지원 이종희, 박희숙

출판등록 1999년 7월 13일 제22-1586호
주소 서울시 마포구 동교로23길 36 리앤리빌딩
전화 02-336-3477
팩스 02-336-6762
메일 k_medical@hanmail.net
www.hanmibook.co.kr

ISBN 979-11-90322-38-6 93510
정가 25,000원

서문

Preface

안경사는 국민 안(眼)보건의 한 영역을 담당하고 있는 의료기사(등)이면서 또한 시력보정기구를 구입하는 고객을 감동시켜야 하는 서비스업 종사자이다. 그러므로 안경사들은 임상현장에서 접하는 고객에게 가장 편안하고 쾌적한 시생활을 할 수 있는 시력보정기구를 제공해야 하며 고객의 불편사항에 대해 광학적인 이론을 토대로 설명이 이루어져야 한다. 굴절검사는 안경원이나 안과병원에서 행해지는 과정으로 굴절검사를 담당하고 있는 안경사는 광학적인 이론을 토대로 한 검사의 원리를 정확히 이해하고 있어야 하며, 학문적 원리를 토대한 검사가 진행되어야 한다.

2000년도 이후 안경광학과의 급속한 신설에 따른 학생 증원으로 안경사의 수가 증가하였고 매년 안경 착용자의 수 또한 증가하고 있는 추세이므로 이에 병행하여 안경광학의 학문적 발전을 위해서는 다양한 분야의 서적이 출판되어야 하고, 특히 검안의 이론과 기술의 길라잡이가 되어줄 수 있는 참고도서 역시 다양하게 출판되어야 한다고 생각한다.

이에 저자들은 2008년에 미래의 안경사를 양성하는 안경광학과 학생들을 지도하면서 절실하게 필요하다고 생각되었던 굴절검사에 대한 이론과 검사에 관한 굴절검사 초판을 발간하였고, 2014년 초판에서 미비했던 부분을 수정·보완하여 2판을 발간하였다. 굴절검사에서 예비검사의 중요성이 확대되고 굴절이상과 조절이상의 명확한 구분이 필요하여 2022년 3판에서는 2판에서 누락된 예비검사 내용을 추가하였고 근용안경 처방을 위한 가입도 검사를 굴절검사와 구분하였다.

서문

Preface

본 교재는 굴절검사에 관한 이론과 굴절검사 방법에 대해 다루었고, 굴절이상 종류별 증상 및 임상 사례 등을 분석하고 사례에 따른 처방 기준을 제시하였다. 따라서 안경광학과 재학생들과 안경 관련 업종에 종사하는 전문가 및 임상 현장의 안경사들에게 많은 도움이 될 것으로 기대하며, 부족한 부분은 추후 보완하여 미래의 직업으로 안경사를 준비하는 학생들에게 필요한 도서가 되도록 노력을 기울이겠다.

이 책의 발간을 위해 노력해 주신 도서출판 한미의학 이광재 사장님과 편집과 교정에 힘써 주신 선생님들께 진심으로 감사드린다.

2022년 2월

저자 일동

저자 소개

About the Author

김정희

- 대한시과학회 제11대 학회장
- 동남보건대학교 안경광학과 교수

신진아

- Manila Central University OD(Doctor of Optometry)
- University of Bradford 검안학 이학석사
- (전)여주대학교 안경광학과 교수

임현성

- 대한시과학회 제11대 학술부회장
- (사)대한안경사협회 국제학술위원장
- 을지대학교 보건과학대학 안경광학과 교수

목차

Contents

목차

Contents

목차

Contents

목차

Contents

눈의 굴절

Refraction of Eye

CHAPTER 1

I. 눈의 굴절

Refraction of Eye

1 굴절(refraction)의 정의

빛이 한 매질에서 굴절률이 다른 매질로 들어갈 때 경계면에서 진행 방향이 바뀌는 현상을 '굴절(refraction)'이라고 한다. 빛은 동일한 매질에서 직진하고 서로 다른 매질의 경계면에서는 직진하지 않고 일부는 반사, 굴절한다. 이와 같이 빛이 서로 다른 매질에서 굴절하는 이유는 두 매질에서의 속도가 다르기 때문이다. 진공에서 빛의 속도는 $c=3\times10^{8}m/s$이고, 다른 매질에서 빛이 진행하는 속도는 이보다 작다.

- 굴절률(refractive index): 기준매질 A에서의 파동속도를 매질 B속을 지나는 파동의 속도로 나눈 값을 '매질 A에 대한 매질 B의 굴절률'이라고 한다.
  n(굴절률)=c(진공 속에서의 빛의 속도)/v(매질에서의 빛의 속도)
- 굴절력(refractive power): 빛의 방향을 바꾸는 힘. 단위는 디옵터(diopter)
- 디옵터(diopter): 렌즈의 상측초점거리를 미터 단위로 나타낸 값의 역수

2 눈에서 빛의 굴절

빛이 눈에 들어왔을 때 각막, 수정체 등은 굴절면 역할을 하며, 굴절된 빛이 망막의 중심와에 도달하면 시세포(추체와 간체)에 의해 물체의 명암, 색채, 형태 등을 인식하게 된다. 그러나 눈의 굴절력 또는 안축길이가 정상 범위를 벗어날 때 굴절된 빛은 망막에 도달하지 못하여 물체를 선명하게 인식하지 못한다.

이와 같이 무한 원거리 물점에서 반사된 빛이 눈에 입사하여 굴절된 후 망막중심와에 도

달하는 눈의 상태를 '굴절정상(정시)' 이라고 하고, 망막중심와에 도달하지 못한 상태를 '굴절이상(비정시)' 이라고 한다. 정시와 비정시의 구분은 수정체의 정적굴절상태를 기준으로 분류한다.

II. 정시와 비정시의 굴절

Refraction of Emmetropia and Ametropia

눈에서 조절작용을 담당하는 수정체의 조절상태에 따라 정적굴절상태와 동적굴절상태로 구분한다. 정적굴절상태는 수정체가 조절휴지상태이고 동적굴절상태는 수정체가 조절을 한 상태이다. 수정체가 정적굴절상태에서 무한 원거리에 있는 물체를 주시했을 때 물체의 상이 정시는 망막에 형성되어 물체를 선명하게 인식하며(그림 1-1), 비정시는 망막 앞이나 뒤 또는 최소착락원 형태의 상이 망막에 형성되어 물체를 선명하게 인식하지 못한다. 비정시 중 근시는 수정체가 정적굴절상태에서 무한 원거리에 있는 물체를 주시했을 때 상이 망막 앞에 결상되고, 원시는 망막 뒤에, 난시는 최소착락원 형태의 상이 망막 앞 또는 뒤, 망막 위에 결상된다. 이와 같은 비정시는 안축길이와 눈 전체 굴절력의 균형이 맞지 않아 발생한다(그림 1-2).

III. 축성 비정시와 굴절성 비정시의 굴절

Refraction of Axial Ametropia and Refractive Ametropia

정시는 눈의 굴절력과 안축길이가 정상으로, 수정체가 정적굴절상태에서 무한 원거리에 있는 물체를 주시했을 때 물체의 상이 망막에 결상된다(그림 1-3A, 그림 1-4A).

축성 비정시는 눈의 전체 굴절력은 정시와 같지만 안축길이가 정시의 안축길이 약 24mm보다 짧거나 길어서 수정체가 정적굴절상태에서 무한 원거리를 주시했을 때 선명한 상이 망막에 결상되지 않는다.

굴절성 비정시는 안축길이는 정시와 동일하지만 눈의 굴절력이 정시보다 크거나 작아서 수정체가 정적굴절상태에서 무한 원거리를 주시했을 때 선명한 상이 망막에 결상하지 않는다.

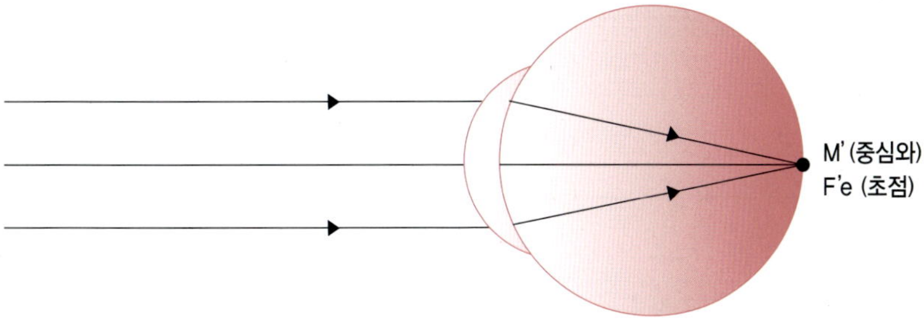

그림 1-1 정시의 정적굴절상태의 결상

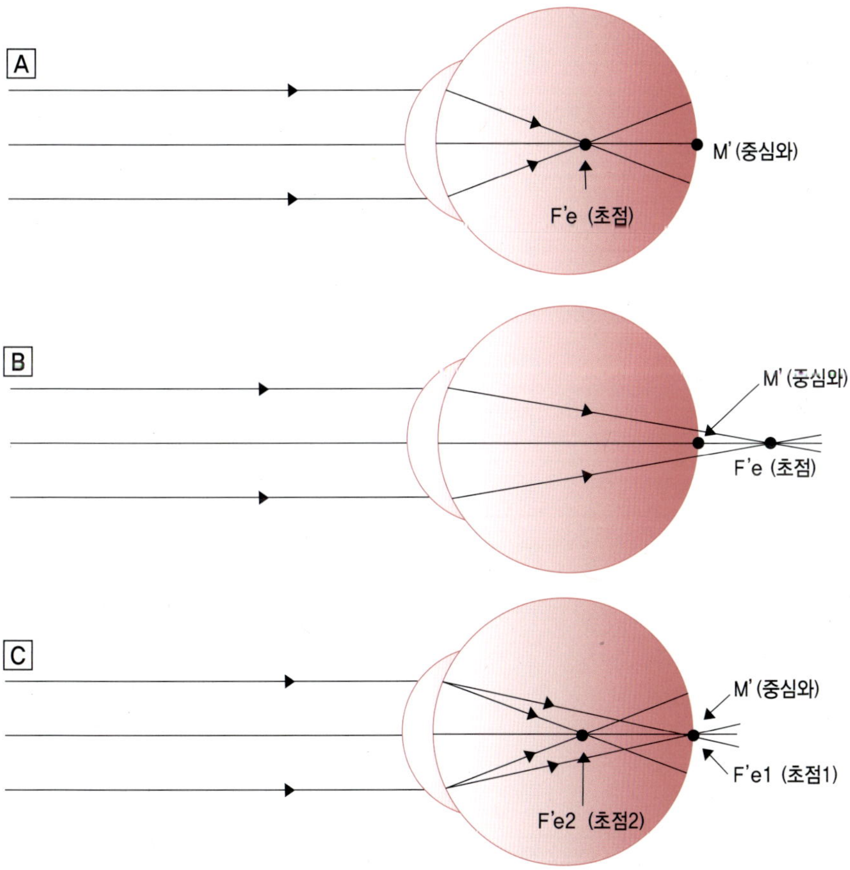

그림 1-2 비정시의 정적굴절상태의 결상

Ⓐ 근시(myopia), Ⓑ 원시(hyperopia), Ⓒ 근시성 단성 난시(astigmatism)

1 축성 비정시 Axial Ametropia

축성 비정시에는 축성 근시(axial myopia)와 축성 원시(axial hyperoipa)가 있다. 축성 근시는 눈의 전체 굴절력은 정시와 같지만 안축길이가 정시보다 길어서 수정체가 정적굴절상태일 때 무한 원거리에 있는 물체를 주시했을 때 망막 앞에 선명한 상이 형성되고 망막에는 흐린 상이 형성된다(그림 1-3B).

축성 원시는 눈의 전체 굴절력은 정시와 같지만 안축길이가 정시보다 짧아서 수정체가 정적굴절상태에서 무한 원거리에 있는 물체를 주시했을 때 망막 뒤에 선명한 상이 형성되고 망막에는 흐린 상이 형성된다(그림 1-3C).

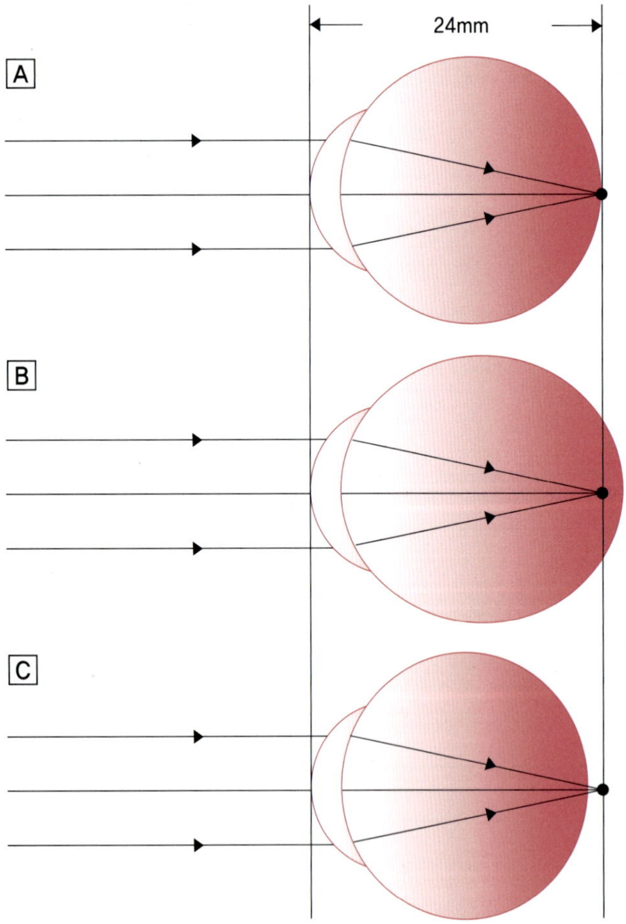

그림 1-3 정시와 축성 비정시
A 정시(emmetropia), B 축성 근시(axial myopia), C 축성 원시(axial hyperopia)

2 굴절성 비정시 Refractive Ametropia

굴절성 비정시는 안축길이는 정시와 동일하나 눈의 전체 굴절력이 정시보다 크거나 작은 비정시로 굴절성 비정시의 원인으로는 눈 매질의 굴절률이상과 굴절면이상으로 구분할 수 있다. 굴절성 근시는 안축길이가 정시와 동일하나 굴절력이 정시보다 커서 수정체가 정적굴절상태에서 무한 원거리에 있는 물체를 주시했을 때 망막 앞에 선명한 상이 형성되고 망막에는 흐린 상이 형성된다(그림 1-4B). 굴절성 원시는 안축길이가 정시와 동일하나 굴절력이 정시보다 작아서 수정체가 정적굴절상태에서 무한 원거리에 있는 물체를 주시했을 때 망막 뒤에 선명한 상이 형성되고 망막에는 흐린 상이 형성된다(그림 1-4C).

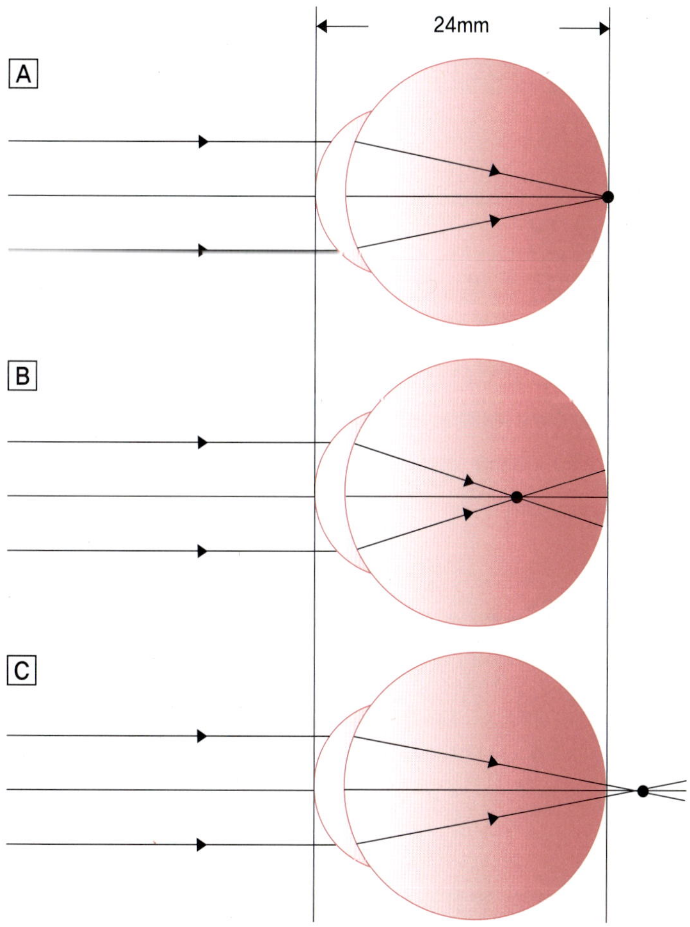

그림 1-4 정시와 굴절성 비정시

Ⓐ 정시(emmetropia), Ⓑ 굴절성 근시(refractive myopia), Ⓒ 굴절성 원시(refractive hyperopia)

1) 굴절성 비정시의 원인

(1) 굴절률이상

전해질 또는 수분대사의 장애로 매질의 굴절률이 변화하여 발생하는 굴절이상으로 당뇨병, 초발백내장, 녹내장 등은 합병성 근시를 유발한다.

(2) 굴절면이상

각막이나 수정체의 곡률이상으로 발생하는 굴절이상이다.

1 곡률성(만곡성) 근시

각막이나 수정체의 곡률이 정상에 비해 크다.

2 곡률성(만곡성) 원시

각막이나 수정체의 곡률이 정상에 비해 작다.

IV. 건강과 굴절

Health and Refraction

비정시는 유전적, 환경적 요인뿐만 아니라 다양한 요인이 복합적으로 작용하여 발생하는 것으로 알려져 있다. 눈에 영향을 미치는 대표적인 환경적 요인은 식습관과 생활습관 등이다. 영양의 불균형과 잘못된 생활습관은 건강에 좋지 않은 영향을 미치고 몸의 일부인 눈에도 영향을 미치게 된다.

1 영양과 굴절상태

① 비타민 A의 결핍은 야간 근시를 유발한다. 비타민 A가 결핍되면 로돕신으로 전환되지 못해 실질적인 암소시상태에서 어두운 빛에 반응할 수 없게 되는 원인이 된다. 비타민 A 결핍의 원인으로 발생한 야간 근시는 비타민 A가 공급되면 정상적인 기능을 회복한다.

② 정제된 탄수화물의 과다 섭취와 변성된 단백질의 섭취, 부적절한 섬유질 섭취는 근시 발생의 원인이 된다.

③ 공막의 정상 발달을 위해 단백질과 비타민 C의 충분한 섭취가 필요하고, 비타민 A와 B의 결핍은 근시의 진행과 관련 있다고 알려져 있다.

④ 공막의 콜라겐 섬유의 미숙은 병리적 근시의 주요 요인이다.

- 병리적 근시의 주요 요인은 안축길이 증가이고, 이로 인해 눈 후면부의 망막, 맥락막 그리고 공막이 얇아지게 된다. 공막은 콜라겐 섬유다발로 구성되는데, 태아기에 제대로 발달하지 못하면 병리적 근시의 본질적인 요인이 되는 것으로 알려져 있다.
- 고도 근시에서는 공막의 콜라겐 섬유 직경, 섬유 크기와 수의 감소가 나타난다. 유리체의 과도한 성장이 안압 증가를 가져오고 이로 인해 공막의 콜라겐 섬유에 영향을 미친다고 추측하고 있다.

⑤ 아연과 구리의 물질대사는 고도 근시안의 망막박리와 상호관계가 있다.

⑥ 영양 부족은 수정체의 정상적인 신진대사를 저하시키고 모양체근의 기능을 손상시켜 굴절상태에 영향을 미친다.

⑦ 지속적인 단백질 및 필수아미노산 결핍은 노안이 오는 시기를 앞당긴다고 알려져 있다.

2 질환과 굴절상태

① 안압 증가는 고도 근시를 유발한다.

- Curtin은 초자체의 과도한 성장과 축적은 안압증가를 가져올 수 있고 이는 공막의 콜라겐 섬유에 영향을 미칠 것이라고 제안하였다.

② 당뇨병과 백내장에서 수정체 굴절률의 변화는 근시를 유발한다.

- 당뇨병에서 전안방 내의 혈당이 높아지면 수정체가 수분을 손실하게 되어 굴절률이 증가하고 당뇨병성 근시를 유발하게 된다.
- 백내장에서 지속적으로 수정체 섬유가 수정체 중심부로 밀리면서 수정체 경화가 진행되고 중심부 경화는 전체 수정체의 굴절률을 증가시켜 굴절률성 근시를 유발한다.

③ 고도 근시에서 눈 후면부의 병리학적 변성 또는 변화(후면부 포도종, 망막 찢어짐, 맥락망막 변성 등)는 근시를 비정상적으로, 지속적으로 증가시킨다.

④ 선천성 고도 근시는 미숙아 출생으로 인한 미숙아 망막증이 원인으로 나타나고, Marfan 증후군, Ehlers-Danlos 증후군, 백색증, 다운증후군, 기타 질환과 같은 여러 가지 전신질환과 관련된다.

⑤ 선천성 근시와 임신 중 모체의 질환(고혈압, 독혈증, 망막질환)은 관련성이 높으며 풍진이나 알코올 중독과도 관련성이 있는 것으로 보고되고 있다.

⑥ 노안에서 두 눈의 조절력 감소가 너무 이르게 나타나거나, 손실의 정도가 크면 전신질환과의 관계를 의심해야 한다. 수정체, 모양체소대 또는 모양체근과 관련된 수술은 급성이나 만성, 단안성이나 양안성에 관계없이 일시적 또는 지속적인 조절력 감소를 가져올 수 있다.

⑦ 특정 약물과 화학물은 수정체의 신진대사를 방해하거나 모양체근 손상을 가져와 일시적 또는 지속적인 조절력 감소를 가져와 노안에 이르게 한다.

- 인슐린 투약은 굴절 변화를 생기게 한다.
- 머리 염색제는 수정체 신진대사에 변화를 가져온다.
- 항불안성 약물, 진정제, 정신병약, 진경제, 항히스타민 그리고 이뇨제는 모양체근 활동을 부분적 또는 완전히 억제하는 것으로 알려져 있다.
- 항콜린성, 항히스타민 또는 부신겉질스테로이드 점안의 사용 역시 노안에서 고려되어야 한다.

⑧ 나이 증가와 함께 발생하는 백내장은 원거리 굴절상태를 변하게 한다. 백내장이 진행됨에 따라 수정체의 핵 경화로 인해 수정체 핵 굴절률의 뚜렷한 증가가 있을 때 눈의 총 굴절력은 증가하게 되어 노안인 정시는 가입도 없이 상대적으로 선명한 근거리 시력을 가지는 '제2의 시력' 을 경험하게 된다.

비정시

Ametropia

CHAPTER 2

비정시는 수정체가 정적굴절상태에서 무한 원거리를 주시했을 때 초점이 망막에 형성되지 않아 물체를 선명하게 인식하지 못한다. 이러한 비정시의 교정원리는 비정시의 원점과 안경렌즈의 상측초점을 일치시켜 안경을 착용했을 때의 굴절상태가 정시의 굴절상태와 같도록 하는 것이다. 비정시의 원점거리와 상측초점거리가 같은 렌즈를 착용하면 수정체가 정적굴절상태에서 무한 원거리 물체에서 반사된 빛은 비정시와 렌즈의 합성광학계를 통과하여 망막중심와에 상을 형성한다. 이와 같이 수정체가 정적굴절상태에서 무한 원거리에 있는 물체를 주시했을 때 상이 망막중심와에 형성되는 렌즈를 찾는 과정이 '굴절검사' 이며, 이때의 안경렌즈를 '교정렌즈' 라고 한다. 비정시의 종류에는 근시(myopia), 원시(hyperopia), 난시(astigmatism) 등이 있다.

원점(far point): 정적굴절상태에서 망막중심와에 선명상을 형성하는 가장 멀리 있는 외계의 물점

I. 근시

Myopia

1) 근시의 발생

근시는 수정체가 정적굴절상태에서 정시보다 굴절력이 강하거나 안축길이가 길어 평행광선이 입사했을 때 망막 앞에 초점을 형성하는 눈으로 보통 4세 이후에 나타나며 근시가 시작되면 근시 진행은 소년기까지 점진적으로 나타난다. 성장이 왕성한 시기인 청소년기에는 근시 진행도 급격하게 변화되어 6개월마다 안경을 교체해야 한다. 정상적으로 근시 진행은 눈알의 성장이 완성되는 24~25세까지 이어지며 성장기가 멈추면서 근시 진행도 멈추기 때문에 20대 이후에는 상대적으로 안정적이고 교정안경의 변화가 크게 나타나지

는 않는다. 그러나 성인근시라고 불리는 성인이 되어 나타나는 근시는 20~40세까지도 근시가 진행되는 형태로 발생되기도 한다.

근시 발생에 관하여 많은 연구들이 진행되고 있으며, 대표적인 이론으로 조절이론(Accommodation theory)과 망막초점이탈이론(Retinal defocus theory)이 있다.

(1) 조절이론 Accommodation theory

조절이론은 전안부에 있는 수정체가 조절을 오랫동안 지속적으로 함으로써 근시가 점점 진행된다는 이론이다. 근거리 작업 시 조절과 폭주가 일어나는데 조절에 의한 변화는 모양체 근육의 수축에 의해 수정체가 전방으로 이동하게 되고, 동시에 모양체 소대에 연결된 전방부 맥락막이 전방으로 잡아당겨지게 되어서 공막 원형 표면이 줄어들기 때문에 안축길이가 늘어나게 된다. 과도한 조절을 한 눈은 이를 지연시키기 위해 조절을 줄이고 대신 안축길이를 길게 하여 적응을 하게 되는데 이로 인해 근시가 발생하거나 진행될 수 있다.

근시의 진행은 바이포컬렌즈, RGP 콘택트렌즈 등을 이용한 교정을 통해 조절할 수 있다. 선행연구에서는 바이포컬렌즈는 근거리에서 내사위가 있는 일부 어린이에게서 근시 진행 속도를 매년 0.20D 정도 늦출 수 있고, RGP 콘택트렌즈는 어린이의 각막을 플랫(flat)하게 하여 근시진행 속도를 늦출 수 있다고 제시하였다.

(2) 망막초점이탈이론 Retinal defocus theory

망막초점이탈이론은 근시가 발생되고 진행됨에 따라서 망막의 중심와에 초점을 맺지 못하고 망막 뒤로 이탈하여 망막에 상이 정확히 맺히지 못함으로써 근시가 진행된다는 학설이다. 즉, 근거리 작업 시에 수정체의 부족한 조절로 인해 망막 중심와 뒤로의 초점이탈이 발생하게 되면 단일 초점 안경이나 콘택트렌즈를 착용하여도 망막 뒤에 초점이 형성되어 안구의 성장을 자극하게 된다. 이러한 망막의 초점이탈 이론을 근거로 한 다초점 안경렌즈를 활용한 실험에서 근시 진행의 시기를 늦추는 효과를 확인하였다.

2) 근시의 원인

근시의 원인은 정확하게 밝혀지지 않았지만 유전적, 환경적 그리고 무작위 변화 등에 의해 발생하며 한 가지 원인보다는 다양한 원인이 복합적으로 작용하는 것으로 알려져 있다.

3) 근시의 광학적 상태

근시는 수정체가 정적굴절상태에서 무한 원거리에 있는 물체를 주시했을 때 정시보다 긴 안축길이와 큰 굴절력으로 인해 망막 앞에 선명한 상이 형성되고 망막에는 흐린 상이 형성되기 때문에 멀리 있는 물체를 선명하게 인식할 수 없다(그림 2-1A). 근시의 원점은 눈앞 유한거리에 있어 빛이 원점에서 발산 광선 형태로 입사하여 망막중심와에 선명한 상을 형성한다(그림 2-1B). 근시도가 클 수록 원점거리는 짧다.

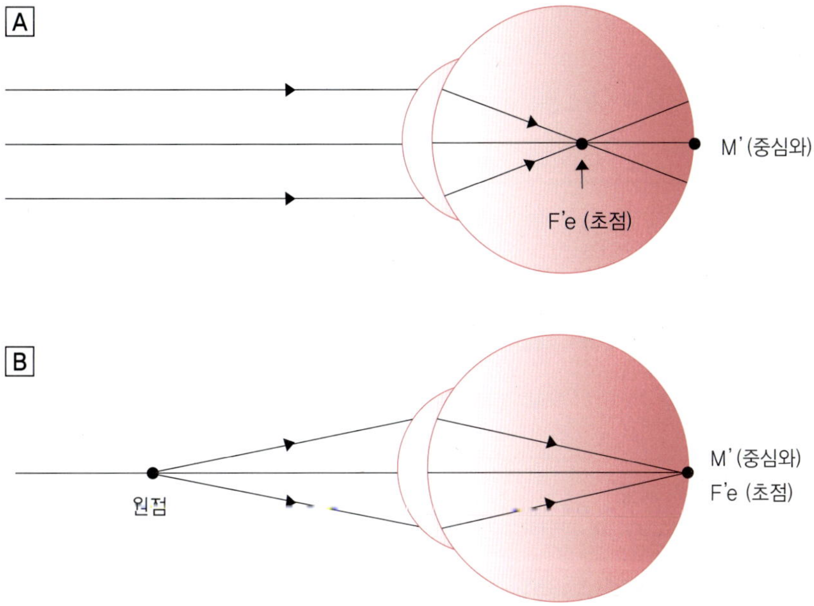

그림 2-1 근시의 광학적 상태
Ⓐ 원거리를 주시할 때 근시안의 결상, Ⓑ 원점을 주시할 때 근시안의 결상

4) 근시의 교정

원점이 눈앞 유한거리에 있는 근시는 물체를 원점보다 멀리 주시했을 때 선명한 상이 망막 앞에 형성되기 때문에 물체를 선명하게 인식할 수 없다. 원점에 있는 물체의 상은 망막중심와에 형성되어 잘 보이기 때문에 근시가 원거리에 있는 물체를 선명하게 보기 위해서는 수정체가 정적굴절상태에서 무한 원거리에 있는 물체에서 반사하여 눈에 입사한 빛을 굴절시켜 눈앞 유한거리에 있는 원점으로 이동시키면 된다. 따라서 근시를 교정하기 위해서는 렌즈에 입사한 빛이 굴절하여 렌즈 앞에 상측초점을 형성하는 오목렌즈가 필요하다(그림 2-2A). 이와 같이 근시의 원점거리와 동일한 초점거리를 가진 오목렌즈를 가입하면 수정체가 정적굴절상태일 때 무한 원거리에 있는 물체의 상이 망막중심와에 형성되어 물체를 선명하게 보게 된다(그림 2-2B).

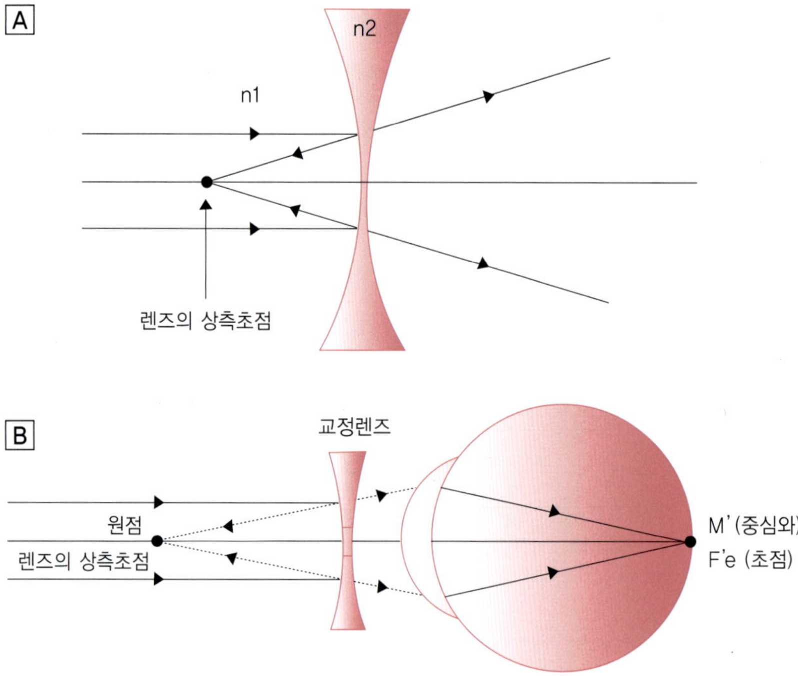

그림 2-2 **근시의 교정**
Ⓐ 오목렌즈의 상측초점, Ⓑ 오목렌즈를 이용한 근시안의 교정

5) 근시의 주요 증상

근시의 주요 증상은 전반적으로 눈이 커 보이며 동공은 약간 산대되어 있고 반응도 느린 편이다. 검안경상의 특징은 망막과 맥락막의 위축, 유두의 근시 코누스, 그리고 호랑이 무늬 안저 등이 흔히 관찰된다.

1 단순 근시 Simple myopia

1) 단순 근시 발생

출생 시 눈알이 작기 때문에 원시였다가 눈알이 성장하면서 정시화되지만 단순 근시는 눈알의 성장 과정 중에 눈알의 크기가 커져 나타난 결과로 보통 눈알 성장이 완전히 멈추는 24세 정도까지 진행된다. 출생 시 근시인 경우는 드물고 근시의 발생 연령이 어릴수록 근시의 정도는 더 심해진다.

근시 진행은 사춘기까지 빠르게 진행되어 21세 정도가 되면 거의 안정적인 단계에 이른다. 그러나 성인에서 근시가 발생하기도 한다.

2) 단순 근시 원인

(1) 유전적

근시는 항상 유전적이라고 단정할 수는 없다. 근시는 다음 세대에 나타나지 않고, 그 다음 세대에 나타나는 경향이 있다고도 알려지고 있다. 오늘날에도 지속적으로 근시의 유전적인 연구가 활발하게 진행되고 있으나 아직도 근시의 유전성에 대한 구체적인 관계는 불분명하다.

(2) 영양

전쟁 죄수들이 근시성으로 바뀐 사례들을 통해 불균형한 영양상태가 근시의 원인이 되는 것으로 추측하기 시작하였다. 근시성인 어린이의 경우 단백질보다 탄수화물 섭취가 대부분 더 많고 과도하게 정제된 탄수화물 섭취, 변성된 동물성 단백질, 부적당한 섬유질 섭취 및 비타민 결핍은 근시 발달에 영향을 준다는 연구 결과가 있으므로 성장기 동안 칼슘과 비타민 D가 부족하지 않도록 하는 것이 필요하다.

(3) 근업

근시는 상대적으로 근업량이 많고 이로 인해 학구적인 성취도가 더 크며 또 그에 따라 경제적인 능력이 더 뛰어나다는 연구 결과들이 많다. 근업량이 많다는 것은 조절을 과도하게 한다는 것을 의미한다. 또 과도한 조절은 근시 진행에 영향을 주어 더 많은 근시 진행을 가져온다고 판단하여 경우에 따라 근시치료를 아트로핀이나 호마트로핀과 같은 조절마비제를 치료 방법으로 선택하기도 한다. 반면에 근시는 과도한 조절 때문이 아니라 조절이 부족해서 나타난다는 보고도 있다. 근시는 정시나 원시보다 조절을 적게 하고 있다는 것이다. 또 일부에서는 어린이들의 근업 시 부적당한 조명이 근시의 원인이 된다고 믿고 있다. 근업과 관련된 근시 연구도 아직 명확하게 규명되지는 않은 상태이고 근업 환경과 관련된 연구들이 진행 중이다.

근업이 근시 발달에 미치는 역할에 대한 가설

- 조절은 축 연장의 원인: 조절은 유리체의 압력 증가로 인해 공막 확장과 축 연장을 가져온다는 조절 이론이다.
- 조절은 수정체 굴절력을 증가시키는 원인: 수정체와 특정한 섬모체근의 긴장이 정시화에 반응하므로 근업량이 많은 사람은 근시가 된다고 추측한다.
- 폭주 또는 외안근 긴장: 폭주와 외안근 수축이 안축을 연장하고 안압 증가를 가져온다고 추측한다. 외안근 수축은 유리체 내부 압력을 더 증가시키는 원인이 되어 조절보다 더 심한 공막 스트레스를 만든다고 주장한다.
- 안압 증가 원인의 다른 요인: 얼굴이나 눈꺼풀 근육의 긴장 증가로 안압이 증가하며 안압 증가로 인해 공막의 압력이 확장된다는 가설이다.

---

(4) 시각차단

각막 부종, 눈꺼풀 혈관종, 눈꺼풀 처짐, 여러 가지 원인으로 인한 지속적인 눈꺼풀 닫힘, 수정체뒤 섬유 증식 등이 근시와 연관되는 것으로 추측된다.

(5) 자율신경지배 요인

근시는 부교감신경계 활동에 의한 수정체 굴절력 증가의 결과로 나타난다는 이론과 근업 시 발생하는 눈의 스트레스가 교감신경의 활동을 증가시켜 조절을 한다는 대립된 이론이 양립한다.

(6) 무작위 변화

눈의 굴절발달 과정에서 무작위 변화는 일부 근시의 경우에 발생된다. 굴절 구성들은 서로 관계되기 때문에 이것은 구성요소의 생물학적인 변화보다 더 관련이 있다. 이는 정시화 과정 중에 일부 변화가 나타나게 되어 발생하는 것으로 추측된다.

3) 단순 근시 증상

(1) 단순 근시

1 원거리 시력 저하

일반적인 증상이다. 저도 근시는 시력 저하를 전혀 의식하지 못하기도 한다. 근시가 진행됨에 따라 시력 저하도 점차 심해진다. 칠판 글씨가 잘 보이지 않는 것으로 인해 최초로 문제를 인식하기 시작한다.

2 안정피로

난시가 있거나 조절이나 폭주 이상이 동반된 경우 안정피로 증상이 유발된다. 가끔 두통을 호소하는 경우도 있는데, 눈을 가늘게 뜨고 찌푸리고 보기 때문에 나타나는 증상이고 그 외에도 근육 긴장과 얼굴 근육 피로를 가져오기도 한다.

4) 진단과 검사

근시의 유무와 근시의 정도는 검영법이나 자각적 굴절검사와 같은 일반적인 굴절검사로 측정할 수 있다. 근시와 동반된 난시 측정을 위해 각막곡률검사를 수행한다. 경우에 따라 근시로 인해 조절력 감소를 보일 수 있으므로 조절력도 확인해 볼 필요가 있다. 단순 근시는 다음과 같은 특징이 나타난다.

- 정상 교정시력
- 정상 안저
- 현성 굴절검사와 조절마비제 굴절검사 결과가 동일

2 가성 근시 Pseudo myopia

1) 가성 근시 발생

가성 근시는 갑작스럽게 과도한 근업량을 갖는 초등학교 저학년에게서 가장 흔히 발생하고, 10대 및 젊은 성인과 노안에 가까운 사람에서 주로 관찰된다. 가성 근시의 정도는 근업량과 밀접한 관계가 있기 때문에 근거리 작업환경이 중요하다.

2) 가성 근시 원인

정시나 원시에서 갑작스러운 과도한 근업 활동을 함으로써 발생된 조절 경련으로 인하여 원거리 시력 저하와 같은 증상이 나타난다.

3) 가성 근시 증상

(1) 원거리 시력 저하

지속적인 근업 후에 간헐적으로 원거리 흐림을 호소하기도 한다.

(2) 안정피로

증상과 징후가 잠복 원시와 비슷하다. 안정피로 증상이 크게 나타난다.

4) 가성 근시 진단과 검사

실제로 가성 근시는 (-)렌즈로 교정될 때 시력 향상을 보이기 때문에 조절마비제 굴절검사를 통해 가성 근시를 진단하는 과정이 필요하며, 가성 근시가 (-)렌즈로 지속적으로 교정되면 실제로 근시로 진행될 수 있으므로 유의해야 한다. 현성 굴절검사와 조절마비제 굴절검사 결과값의 차이를 알아보고 다음과 같은 특징을 보이는지 확인한다.

- 시력 감소는 글씨를 읽으려는 노력이 증가할수록 더 감소
- 피검사자의 나이보다 조절력 저하/이른 노안에서 조절력 저하
- 양성상대조절력 감소/음성상대조절력 증가
- 검영법 결과보다 자각적 굴절검사 결과가 더 강한 (-)D를 갖는다.

3 야간 근시 Night myopia

1) 야간 근시의 발생

야간 근시의 정도는 어두운 조명과 조명의 어두운 정도에 따라 조금씩 다른데, 일반적인 경우는 대부분 자체적으로 극복이 가능하고 일부만 추가적인 교정이 필요하다. 나이와 함께 진행되지는 않는다.

2) 야간 근시 원인

(1) 영양

비타민 A가 결핍되면 로돕신으로 전환되지 못해 실질적인 암소시 상태에서 어두운 빛에 반응하지 못하는 원인이 된다. 비타민 A 결핍의 원인으로 발생한 야간 근시는 비타민 A가 공급되면 정상적인 기능을 회복한다.

(2) 질환

망막변성, 일부 대사이상, 녹내장과 같은 병리적 상태가 원인이 된 경우는 야간 근시가 질환의 증상 중에 하나로 나타나는 것으로, 회복되기는 어렵고 질환의 진행 정도에 따라 야간 근시의 정도에 영향을 준다.

(3) 구면수차와 색수차에 의한 변화

정상적으로 누구나 수차로 인해 일부 야간 근시가 발생한다. 그러나 자체적으로 극복할 수 있기 때문에 특별한 불편함을 느끼지 못하나 일부는 그 정도가 크기 때문에 극복되지 못하고 야간에는 추가적인 (−)교정이 필요하다. 특히 동공이 큰 사람의 경우 야간에 수차 발생이 더 증가한다.

① 동공의 확대로 인한 렌즈 주변부에서의 구면수차 증가
② 색수차 및 암소시 상태에서 스펙트럼 띠 차이에 의한 망막 예민도 변화
③ 암소시 상태에서 최소착락원 자각
④ 확대된 동공이 실제적으로 렌즈의 전면 이동과 같은 눈의 물리적 구성의 변화
⑤ 구면수차 증가를 감소시키기 위한 추가적인 조절
⑥ 개인에 따른 다양한 변화

(4) 조절

우리의 눈은 어두운 곳에서 조절을 더 하는 경향이 있기 때문에 야간 근시가 발생된다는 주장도 있다.

3) 야간 근시 증상

- 어두운 조명에서 시력 저하를 호소한다.
- 특히 야간 운전 시 불편함을 호소한다.
- 밝은 조명에서는 특별한 증상이 없다.

4) 진단 및 검사

증상을 호소하는 정도의 어두운 조명 상태에서 밝은 조명에서와 동등한 굴절검사를 수행하여 야간 근시의 정도를 측정한다. 그 외에 야간 근시의 원인이 헤드라이트 번쩍임, 불충분한 도로표지 또는 눈 매체 혼탁으로 인한 것이 아닌지 확인할 필요가 있다. 또한 야맹의 원인이 되는 질환의 여부도 확인해야 한다.

4 병리적 근시 Pathologic myopia

1) 병리적 근시의 발생

선천성 또는 후천성으로 발생한다. 망막, 맥락막 그리고 공막 변성이 병리적 근시와 관련되어 나이와 함께 근시량이 증가된다.

2) 원인

(1) 유전적

선천성 근시는 강한 근시 가족력을 가지며 한 개 이상의 유전자가 관련되는 것으로 알려져 있다. 주로 상염색체 우성유전, 상염색체 열성유전 또는 다원유전에 의한다.

(2) 발육적

선천성 근시와 임신 중 모체의 질환(고혈압, 독혈증, 망막질환)과 관련성이 높으며 풍진이나 알코올 중독과도 관련성이 있는 것으로 보고되고 있다. 그 외에 선천성 고도 근시는 미숙아 출생으로 인한 미숙아 망막증이 원인으로 나타나고 Marfan 증후군, Ehlers-Danlos 증후군, 백색증, 다운증후군, 기타 질환과 같은 여러 가지 전신질환과 관련된다.

(3) 환경적

공막의 정상 발달을 위해 단백질과 비타민 C의 충분한 섭취가 필요하고, 비타민 A와 B의 결핍은 근시의 진행과 관련 있다고 알려지고 있다. 고도 근시안에서 아연과 구리의 물질대사와 망막박리와의 상호관계, 태양 노출 시간과 고도 근시 및 근시 진행의 관계에 대한 연구도 보고되었다. 안압 증가가 고도 근시를 유발하고 안축길이와 녹내장의 상호 관련성이 높은 것으로 나타난다.

(4) 병인론

병리적 근시의 주요 요인은 안축길이 증가이고, 이로 인해 눈 뒷면의 망막, 맥락막 그리고 공막이 얇아진다. 공막은 콜라겐 섬유다발로 구성되는데, 태아기에 제대로 발달하지 못하면 병리적 근시의 본질적인 요인이 되는 것으로 알려지고 있다. 고도 근시에서 공막의 콜라겐 섬유 직경, 섬유 크기와 수의 감소가 나타난다. 유리체의 과도한 성장이 안압 증가를 가져오고, 이로 인해 공막의 콜라겐 섬유에 영향을 미친다고 추측하고 있다.

3) 증상

(1) 시력 감소

근시의 지속적인 진행과 황반부 손상으로 인해 교정시력이 좋지 않을 수도 있다. 대개 나이와 함께 시력이 감소하는 경향을 보인다.

(2) 안경착용 불편함

고도 근시는 안경이 무겁기 때문에 사용 시 불편함이 나타나고 주변부 왜곡이 존재한다.

(3) 근업 시 안정피로

(4) 다른 증상

또 다른 증상은 유리체 액화, 변성 그리고 박리가 나타나서 떠다님과 빛 민감성과 같은 증상을 보인다.

4) 진단과 검사

(1) 시력

고도 (−)렌즈로 인한 상의 축소 또는 눈알 뒷면의 병리적 변화로 인해 때로 교정시력 감소가 나타나기도 한다. 평균 교정시력은 0.4 정도이며 교정시력은 나이와 함께 감소하는데, 근시량이 클수록 교정시력은 더 낮고 감소폭도 더 저하되고 시력 저하 정도도 더 커진다. 보통 사시나 약시 또는 고도 부등시가 동반될 확률이 높다.

(2) 굴절상태

병리적 근시의 평균 근시량은 8D 정도이고 근시 발생 연령이 어릴수록 더 많이 진행된다. 보통 병리적 근시의 50%에서 2D 정도의 난시가 동반된다.

(3) 안구운동상태

흔히 사시나 안진이 동반된다. 외사시보다 내사시를 가지는 경우가 더 많다.

(4) 앞면 특성

눈의 변화는 대부분 뒷면에서 발생하고 염증성이 아니고 변성적이다. 대부분 눈이 크고 각막은 편평하고 얇아지며 동공확대가 관찰된다. 앞방은 깊고 홍채기질 수가 증가된다. 섬유주망에 색소가 더 많아지고 유아의 눈알 돌출이 존재하는 경우 앞방각 부분에서 색소가 결렬되기도 한다.

II. 원시

Hyperopia

1 정의

원시(hyperopia)는 수정체가 정적굴절 상태일 때 눈의 굴절력이 정시보다 약하거나 안축길이가 짧아서 평행광선이 입사했을 때 망막 뒤에 상을 형성하는 눈이다. 대부분의 원시는 이런 광학적인 결함을 조절에 의해 쉽게 극복하게 된다. 조절이 부족하여 선명시가 불가능할 경우 (+)구면렌즈로 부족한 굴절력을 보충한다.

2 원인

대부분의 원시는 눈알 크기가 정상보다 작아서 발생한다. 출생 시 눈알의 크기는 18mm 정도로 작고 6세 정도에는 정상 성인과 유사한 크기로 성장한다. 그러므로 6세 미만의 어린이의 눈은 대부분 원시성이며 6세 이후에도 원시성인 눈은 굴절이상에 의한 원시라고 정의할 수 있다.

3 나이에 의한 영향

출생 시 눈은 대부분 2.50~3.30D 정도의 원시로 태어난다. 신체 성장에 따라 눈도 성장하는데, 어린이의 조절력은 이 정도의 원시량을 극복하기에 충분하다. 그러나 조절력이 원시량을 극복하기에 충분하지 않은 연령대에 접어들면 원시의 교정이 필요하다. 원시는 나이와 밀접한 관계에 있으며 원시 교정은 원시량의 크기도 중요하지만 나이가 많은 영향을 미친다.

1) 6세 이하

원시성 어린이는 대부분 취학 전 정기검사 또는 시력검사에서 시력이 감소되거나 선생

님, 부모님 등 주위의 가까운 사람으로부터 사시의 의심을 받거나 안진이나 머리 기울임과 같은 이상이 관찰되어 부모가 검사받기를 원하게 된다. 취학 전 어린이에서는 두통과 같은 주요 증상이 문제가 되지 않는다.

2) 6~20세

원시는 대개 사춘기 이전에 감소한다. 그래서 10대에는 원시의 문제가 별로 없을 것으로 잘못 이해하기 쉽지만, 실제로 이 시기에 근업량이 증가하고 조절 요구가 커지는 나이이기 때문에 안정피로 증상이 나타나고 굴절교정의 필요를 절실히 호소한다.

3) 20~40세

두통 및 안정피로와 같은 증상이 나타나기 쉬운 시기이다. 증상의 주요 원인으로는 빈번한 섬모체 경련과 점진적인 조절예비량(accommodative reserve)의 감소가 있다. 만약 실제적인 잠복 원시가 존재하면 이용 가능한 조절의 소모는 더 빠르게 나타난다.

4) 40세 이상

노안이 발생하는 시기로 근용안경이 필요하다.

4 원시의 광학적 상태

원시는 정시보다 짧은 안축길이, 작은 곡률, 굴절률의 변화 등 복합적인 요인에 의해 수정체가 정적굴절상태에서 무한 원거리에 있는 물체를 주시했을 때 물체의 상이 망막 뒤에 형성된다(그림 2-3A). 원시의 원점은 눈 뒤에 있어 빛이 원점을 향해 수렴되는 형태로 입사하여 망막중심와에 상을 형성한다(그림 2-3B). 원시의 원점은 허물점 형태이다.

5 원시의 교정

원점이 눈 뒤 유한거리에 있는 원시는 5m 이상의 원거리를 주시했을 때 선명한 상이 망막 뒤에 형성되어 잘 보이지 않는다. 원점에 있는 물체의 상은 망막 위에 형성되어 잘 보이기 때문에 원시가 무한 원거리에 있는 물체를 선명하게 보기 위해서는 원거리 물체에서 반사되어 눈에 들어오는 빛을 굴절시켜 눈 뒤 유한거리에 있는 원점으로 이동시키면 된다. 따라서 원시를 교정하기 위해서는 렌즈에 입사한 빛이 굴절하여 렌즈 뒤에 상측초점을 형성하는 볼록렌즈가 필요하다(그림 2-4A).

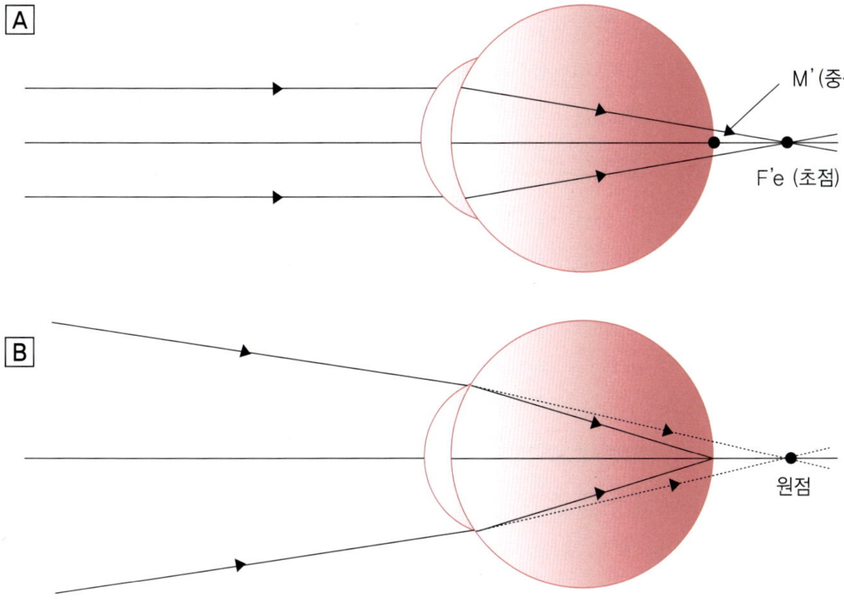

그림 2-3 원시의 광학적 상태

Ⓐ 원거리를 주시할 때 원시안의 결상, Ⓑ 원점을 주시할 때 원시안의 결상

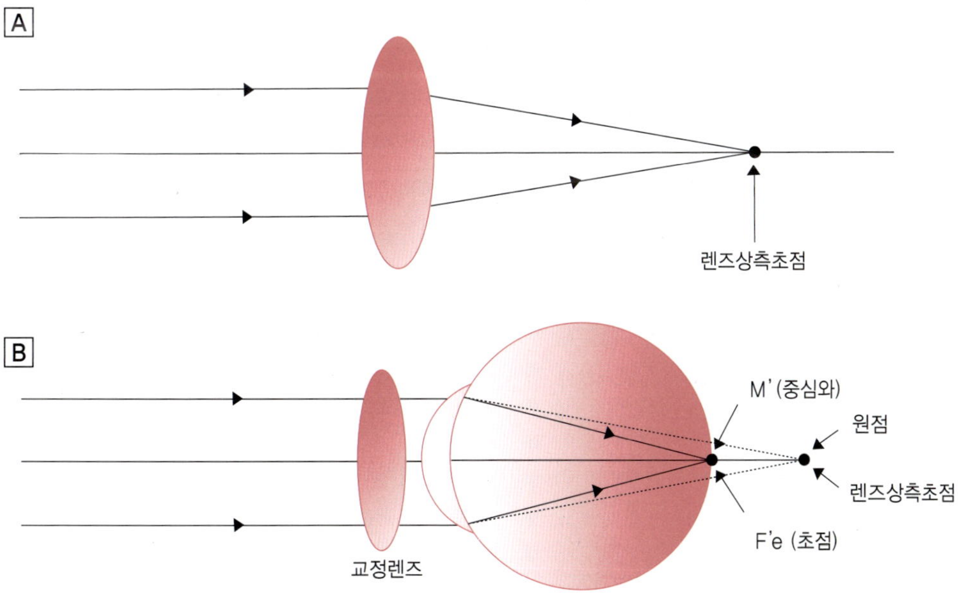

그림 2-4 원시의 교정

Ⓐ 볼록렌즈의 상측초점, Ⓑ 볼록렌즈를 이용한 원시안의 교정

이와 같이 원시의 원점거리와 동일한 초점거리를 가진 볼록렌즈를 가입하면 수정체가 정적굴절상태일 때 무한 원거리에 있는 물체의 상이 망막중심와에 형성되어 물체를 선명하게 보게 된다(그림 2-4B).

6 임상적 분류

총 원시는 잠복 원시와 현성 원시로 나뉘고, 현성 원시는 허용 원시와 절대 원시로 나뉜다.

1) 총 원시 total hyperopia

눈이 가지고 있는 전체 원시량이며, 조절마비제 굴절검사로 측정되는 볼록렌즈 굴절력이다. 총 원시는 잠복 원시와 현성 원시를 합한 원시량으로 나타낸다.

(1) 잠복 원시 latent hyperopia

섬모체근의 생리적인 긴장으로 발생되는 원시로 조절에 의해 보상되기 때문에 현성 굴절검사에서는 드러나지 않고 조절마비제를 사용할 때 측정이 가능하다. 총 원시에서 현성 원시를 제외한 나머지 원시에 해당된다.

(2) 현성 원시 manifest hyperopia

조절마비제를 사용하지 않은 굴절검사에서 가장 강한 볼록렌즈로 교정되는 원시량이다.

1 허용 원시 facultative hyperopia

조절로 극복이 가능한 원시로 수의 원시라고도 한다. 굴절검사에서 최대시력이 얻어지는 가장 강한 볼록렌즈와 가장 약한 볼록렌즈의 차이에 해당되는 양이다. 현성 원시에서 절대 원시를 제외한 나머지 원시량이다.

2 절대 원시 absolute hyperopia

조절로 극복할 수 없는 원시이다. 굴절검사에서 최대시력을 얻는 가장 약한 볼록렌즈의 양이다.

원시의 종류에 따른 구분

나이: 30세

나안시력(Vsc)		VA 0.6
교정안경시력(Vcc)	+1.00D	VA 1.0
현성 굴절검사(MR)	+3.50D	VA 1.0
조절마비제 굴절검사(CR)	+5.00D	VA 1.0

- 총 원시: +5.00D(조절마비제 굴절검사에서 측정된 모든 원시량)
- 현성 원시: +3.50D(현성 굴절검사에서 측정된 원시량)
- 잠복 원시: +1.50D(총 원시에서 현성 원시를 제외한 나머지 원시량)
- 절대 원시: +1.00D(피검사자가 1.0시력(최고시력)을 얻을 수 있는 가장 약한 볼록렌즈의 양)
- 허용 원시: +2.50D(피검사자의 조절에 의해 보상되는 +1.00D~+3.50D 범위의 양)

이 사람의 총 원시는 5.00D이다. 조절마비제를 사용하지 않은 굴절검사 결과 +3.5D 이상을 받아들이지 못했기 때문에 +3.50D를 현성 원시라고 한다. 잠복 원시는 조절 노력이 잠재되어 있어 자각적 흐림의 원인이 되지 않는 원시로, 총원시와 현성 원시의 차이로 나타내며, 1.50D 이다. 피검사자가 시력 1.0(최고시력)을 유지하는 동안 교정렌즈는 +1.00D까지 감소되는데, 1.00D는 절대 원시라고 하고 1.00D 미만에서는 시력이 흐려진다. 피검사자가 조절에 의해 교정 굴절력에 대한 보상을 +1D~+3.50D까지 하는데, 이때 이 2.50D의 범위를 허용 원시라고 한다.

7 원시의 증상과 징후

1) 증상

(1) 저도 원시의 증상

안정피로나 눈 긴장이 가장 흔한 증상이다. 도난시의 경우 직난시보다 증상이 더 심하게 나타난다. 1D 미만의 원시에서 원거리 시력 저하가 주증상이 되는 경우는 드물지만 나이가 많을수록 조절력 감소로 근거리 시력 저하를 보인다.

(2) 중등도와 고도 원시의 증상

원거리와 근거리 시력 감소를 보인다. 원점(far point)에서 근점(near point)으로 주시를 바꾸거나 근점에서 원점으로 주시를 바꾸는 능력이 감소한다. 근업으로 인한 증상은 30대 중후반부터 시작된다. 근업을 회피하거나 근업 거리가 상대적으로 가까운 특성을 보이는 경우 미교정 또는 부분 원시 교정이나 원시성 난시의 존재를 의심해 볼 필요가 있다. 안정피로와 눈 긴장은 공통적인 증상으로 피곤한 기분이나 눈 주위가 잡아당기는 느낌으로 나타나기도 한다. 이런 증상은 특히 근업 시작 30분 이내에 나타난다. 증상의 지속과 정도는 근업량과 미교정 원시량과 관계가 있다.

2) 징후

(1) 미교정 원시 및 원시성 난시

수직적 이마 찌푸림, 사시 그리고 근업 시 이마 주름살 등이 관찰된다. 원시량이 작은 경우 특정한 징후는 보이지 않는다. 경우에 따라 결막 충혈이 관찰되고, 이는 눈 비빔을 가져온다. 노안이 가까워질수록 증상은 뚜렷해진다.

(2) 고도 원시

원시량이 클수록 뚜렷한 시력 감소를 보인다. 내사시가 관찰된다.

8 진단과 검사

원시의 유무와 원시의 정도는 검영법이나 자각적 굴절검사와 같은 일반적 굴절검사로 측정할 수 있다.

1) 자각적 굴절검사

(1) 운무법

타각적 굴절검사 결과에 S+2.00D/+3.00D 렌즈를 더한 구면렌즈를 가입하여 검사를 시작한다. 피검사자는 시표가 흐려 보일지라도 읽고 있던 줄의 글씨를 주시하도록 지시한다. 피검사자는 흐려진 글씨를 계속 주시해야 한다.

(2) 근거리에서 (+)구면렌즈 굴절력

피검사자의 눈에 +3.00D 구면렌즈를 가입하고 30~45분 동안 책을 읽게 한다. 이것은 피검사자가 조절을 사용하지 않고 눈을 사용하도록 만든다. 이 방법은 조절을 휴지시킨 상태에서 원시량을 측정하도록 하는 방법이다.

(3) 조절마비제 굴절검사

뚜렷한 시각 증상이 있는 경우는 항상 조절마비제 굴절검사를 수행하는 것이 바람직하다. 조절마비제 굴절검사로는 잠복 원시를 측정한다. 대부분의 경우 1%의 조절마비제를

5~10분 간격으로 2회 점안하면 조절마비가 된다. 굴절검사는 마지막 점안 후 30~40분 후에 실시한다. 조절마비제로는 주로 사이크로질(cyclopentolate)이나 아트로핀 등이 이용된다.

III. 난시

Astigmatism

1 정의

난시(astigmatism)는 눈의 안광학적인 굴절면이 구면을 이루지 못하고 토릭면을 이루거나 불규칙한 면을 이루어 외계의 한 점에서 나온 광선속이 안광학계에 의해 굴절된 후 초점으로 상을 형성하지 못하며 수정체의 조절 혹은 구면렌즈로 물체를 선명하게 볼 수 없는 비정시이다.

2 원인

눈에서 굴절면 역할을 하는 각막이나 수정체 등의 표면이 불규칙하거나 형태가 완선한 구형이 아니기 때문에 발생한다.

3 난시의 광학적 특성

난시는 눈에서 굴절면 역할을 하는 각막이 토릭면 형태로 되어 있어 각 경선의 굴절력이 다르기 때문에 눈에 입사한 빛이 눈의 굴절면에 의해 굴절된 후 상이 형성되는 위치도 다르다. 난시는 근시, 원시와 같은 굴절이상과 연관되어 나타나는데, 근시성 난시는 양주경선(강주경선과 약주경선) 중 하나 또는 두 개 경선의 원점이 눈앞 유한거리에 있고(그림 2-5A), 원시성 난시는 양주경선 중 하나 또는 두 개 경선의 원점이 눈 뒤에 있다. 그러므로 난시가 무한 원거리에 있는 물체를 주시했을 때 최소착락원 형태의 상이 근시성 난시는 망막 앞에, 원시성 난시는 망막 뒤에 형성된다(그림 2-5B, C). 혼합 난시는 강주경선의 굴절력은 정시보다 큰 근시성이고, 약주경선의 굴절력은 정시보다 작은 원시성으로 최소착락원 형태의 상이 망막 앞이나 뒤 또는 망막 위에 형성된다.

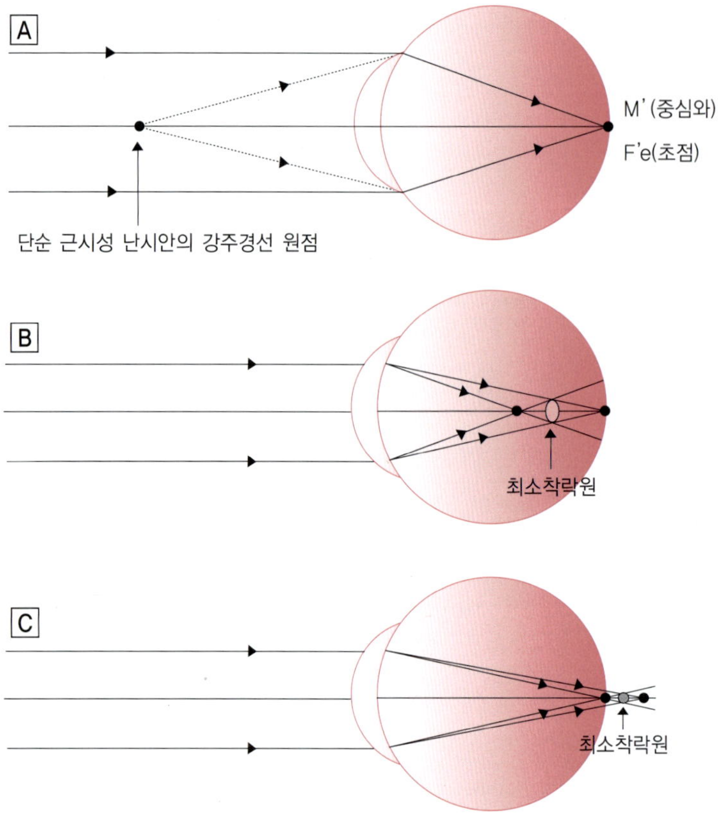

그림 2-5 **단순 난시의 광학적 상태**

Ⓐ 단순 근시성 난시안의 원점, Ⓑ 원거리를 주시할 때 단순 근시성 난시안의 결상, Ⓒ 원거리를 주시할 때 단순 원시성 난시안의 결상

4 난시의 교정

난시는 굴절면의 각 경선의 곡률이 다르기 때문에 렌즈의 각 경선 굴절력이 다른 토릭렌즈 또는 원주렌즈로 교정한다(그림 2-6A). 토릭렌즈와 원주렌즈는 서로 다른 굴절력을 가진 수많은 경선으로 이루어져 있으며, 이 많은 경선들 가운데 가장 강한 굴절력을 가진 경선을 강주경선, 가장 약한 굴절력을 가진 경선을 약주경선이라 한다. 이 두 경선을 토릭렌즈의 주경선이라고 한다. 난시안에 양주경선의 원점거리와 동일한 초점거리를 가진 토릭렌즈를 가입하면 수정체가 정적굴절상태에서 무한 원거리에 있는 물체를 주시했을 때 상은 망막중심와에 하나의 '점' 상태로 형성된다(그림 2-6B).

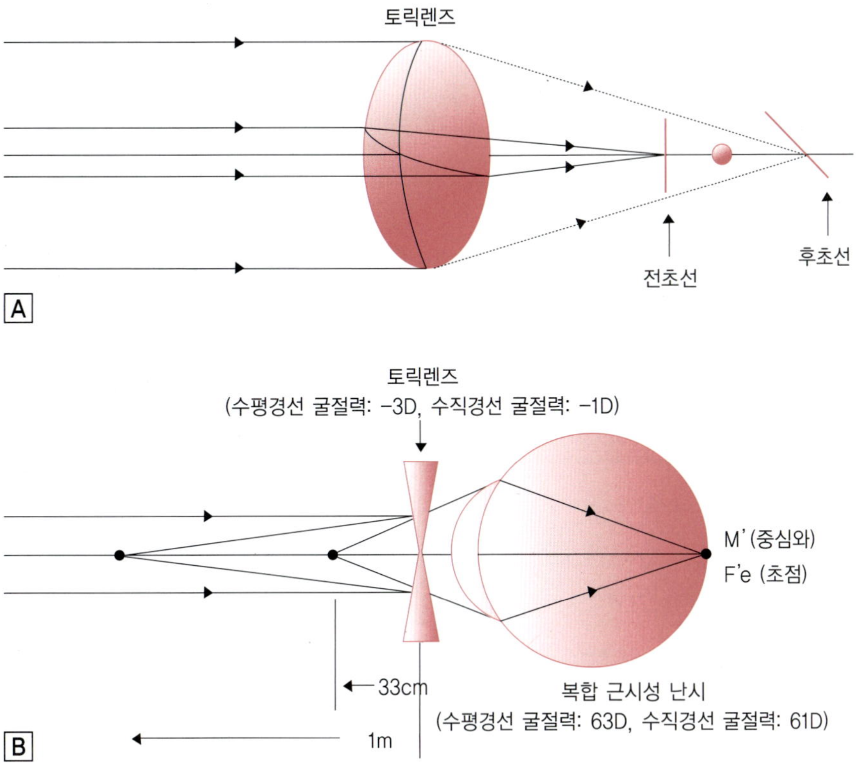

그림 2-6 토릭렌즈를 이용한 난시의 교정
A (+)토릭렌즈의 초점, B 복합 근시성 난시안의 교정

5 임상적 분류

난시는 보통 다른 굴절이상과 동반되어 나타나는 경우가 대부분이다. 난시가 있으면 하나의 물체로부터 오는 광선이 한 점으로 상을 형성하지 못하고 서로 다른 방향에서 상을 만든다. 난시는 원인에 따라 각막과 수정체 난시 그리고 생리적 난시로 구분하며 정난시와 부정 난시로 구분한다. 정난시는 강주경선과 초선의 위치에 따라 구분한다.

1) 원인에 따른 분류

난시는 각막과 수정체에 의해 발생하며, 해부학적인 원인으로 인해 약간씩 난시가 존재하는 것이 일반적이다.

(1) 각막 난시 corneal astigmatism

각막이 완전한 구형이 아니라 수직이나 수평경선이 더 큰 만곡을 가지기 때문에 발생하는 난시이다. 각막곡률계를 이용하여 각막 전면부의 실제적인 측정이 가능하다.

(2) 수정체 난시 lenticular astigmatism

눈에서 발생한 전체 난시에서 각막 난시를 제외한 나머지를 수정체 난시 또는 잔류 난시(residual astigmatism)라고 한다. 수정체의 표면이 불규칙하거나 수정체의 위치가 편위되어 있는 경우 발생한다. 실제적인 측정이 불가능하기 때문에 수정체 난시라고 부르기보다는 잔류 난시라는 표현을 사용한다.

(3) 생리적 난시 physiological astigmatism

사람의 눈이 완전한 구형이 아니기 때문에 생리적으로 발생하는 작은 양의 난시이다. 그 양이 아주 작아서 시력에 영향을 주거나 불편한 증상을 가져오지는 않는다. 각막곡률계로 측정 가능하다.

2) 정난시 regular astigmatism

강주경선과 약주경선이 서로 90° 정도 떨어져 있는 난시이다.

(1) 강주경선의 위치에 의한 분류

1 직난시 with the rule astigmatism (그림 2-7)

강주경선이 수직 방향에 있는 난시로 (-)교정원주렌즈 축이 180°로 표기된다.

2 도난시 against the rule astigmatism (그림 2-8)

강주경선이 수평 방향에 있는 난시로 (-)교정원주렌즈 축이 90°로 표기된다.

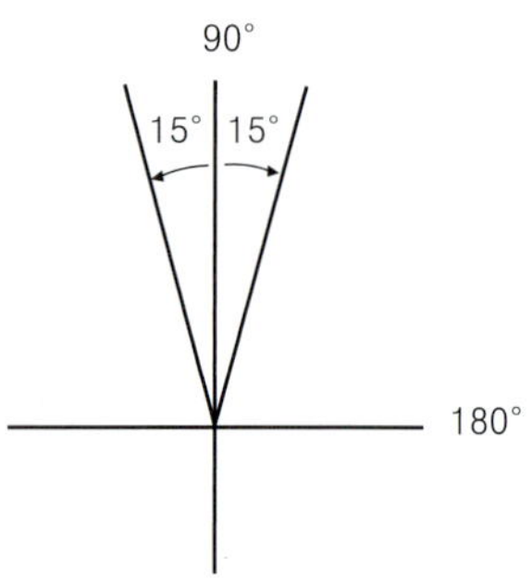

그림 2-7 직난시

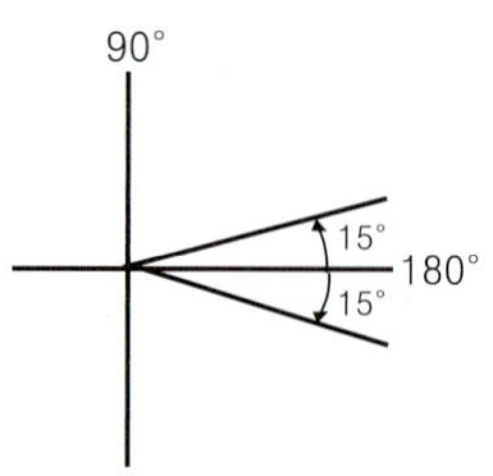

그림 2-8 도난시

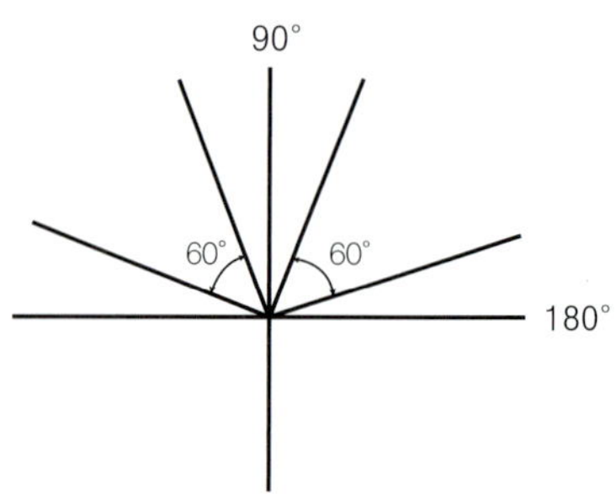

그림 2-9 사난시

3 사난시 oblique astigmatism (그림 2-9)

강주경선이 사방향에 있는 난시로 난시교정렌즈 축 방향도 사방향으로 표기된다.

(2) 초선의 위치에 의한 분류

1 단순(단성) 난시 simple astigmatism

한 개의 초선은 망막 위에 있고 다른 초선은 망막 앞이나 뒤에 위치한다.

- 단순(단성) 원시성 난시(simple hyperopic astigmatism)(그림 2-10)
  한 초선은 망막 위에 있고 그외에 초선은 망막 뒤에 위치한다.
- 단순(단성) 근시성 난시(simple myopic astigmatism)(그림 2-11)
  한 초선은 망막 위에 있고 그외에 초선은 망막 앞에 위치한다.

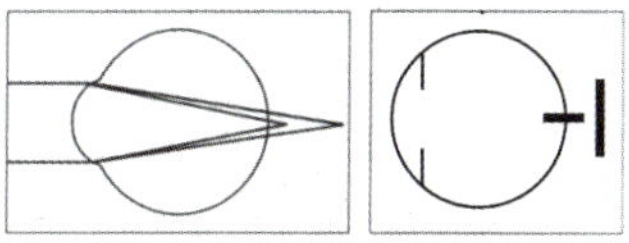

그림 2-10 단순 원시성 난시

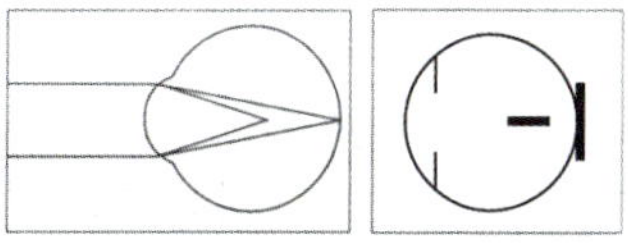

그림 2-11 단순 근시성 난시

2 복합 난시 compound astigmatism

모든 초선이 망막 앞이나 뒤에 위치한다.

- 복합 원시성 난시(compound hyperopic astigmatism)(그림 2-12)
  모든 초선이 망막 뒤에 위치한다.
- 복합 근시성 난시(compound myopic astigmatism)(그림 2-13)
  모든 초선이 망막 앞에 위치한다.

3 혼합 난시 mixed astigmatism (그림 2-14)

초선이 망막 앞과 뒤에 위치한다.

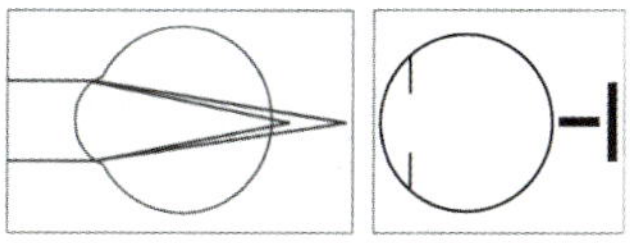

그림 2-12 복합 원시성 난시

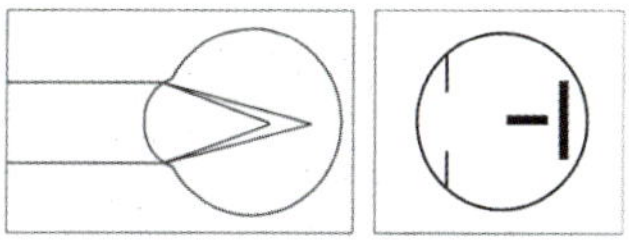

그림 2-13 복합 근시성 난시

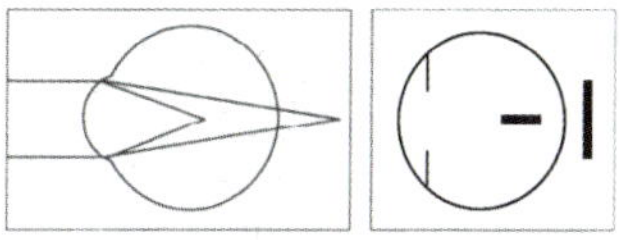

그림 2-14 혼합 난시

3) 부정 난시 irregular astigmatism

강주경선과 약주경선이 서로 90° 정도 떨어져 있지 않은 난시로, 굴절검사에서 정확한 난시 교정원주렌즈 축을 측정하기가 어려워 완전한 교정이 어렵다. 대부분 각막상피 기저막의 영양장애나 원추각막, 외상 등의 원인으로 퇴행성 변화가 있는 경우 발생한다.

6 증상과 징후

1) 증상

(1) 시력 저하

증상은 난시량과 개인의 특성에 따라 다르게 나타난다. 난시가 많은 경우 원거리와 근거리 시력 저하가 나타난다.

(2) 안정피로

두통, 안피로, 안긴장 등의 안정피로를 호소한다. 경우에 따라 교정안경을 착용하지만 잘못된 교정이나 저교정으로 인해 이러한 일부 증상이 남아 있기도 하고 심지어는 더 심한 불편함을 호소하기도 한다. 특히 처음 난시 교정을 하는 경우의 안경 적응 과정 중이나 잘못 조제된 난시 교정 안경을 착용하면 안정피로 증상이나 어지러움, 메스꺼움 등의 증상이 나타나기도 한다. 직난시보다 도난시가 있는 경우 증상이 더 심하게 나타나고 사난시가 있는 경우가 가장 심한 증상을 호소한다. 사난시는 교정 후에도 증상을 호소하는 경우가 흔하다.

2) 징후

(1) 찡그림/찌푸림

난시량이 크지 않은 경우는 자체적인 해결방안으로 눈을 가늘게 뜨면서 찡그리고 보는 습관이 생긴다.

(2) 충혈과 눈 비빔

충혈이 나타나고 눈 비빔 증상도 동반된다.

(3) 독서거리 단축

근거리에서는 물체를 확대시키는 효과를 만들도록 책을 가까이 들고 보는 습관이 생긴다.

7 난시 종류에 따른 임상적 특성

1) 저도 난시

- 약간의 시력 감소
- 근업 시 안정피로, 원거리 운전 시 피로감 호소
- 조절과 이향운동 관계 정상
- 증상이 있는 경우 처방을 하는 것이 바람직하며 대체로 잘 적응

2) 저도 직난시

- 약간의 시력 감소
- 근업 시 안정피로 호소
- 조절과 이향운동 관계 정상
- 증상이 있는 경우 처방을 하는 것이 바람직하며 대체로 잘 적응

3) 고도 직난시

- 원거리와 근거리에서 시력 감소
- 원거리와 근거리에서 흐린 시력 호소
- 조절과 이향운동 관계 감소
- 시력을 향상시키기 위하여 난시교정렌즈의 굴절력이나 축이 바뀔 경우 적응이 어려움

4) 도난시

- 원거리와 근거리에서 일부 시력 감소
- 근업 시 안정피로, 근거리에서 일부 흐림 호소
- 조절과 이향운동 관계 정상
- 증상이 있는 경우 처방하는 것이 바람직하며 적응은 보통

5) 사난시

- 약간의 시력 감소
- 근업 시 안정피로
- 조절과 이향운동 관계 정상
- 증상이 있는 경우 처방하는 것이 바람직하며 적응은 보통

8 진단과 검사

1) 굴절검사

정확한 굴절검사로 난시 측정이 가능하다. 난시는 구면렌즈 교정이 필요한 굴절이상이 동반되는 경우가 일반적이기 때문에 무엇보다 구면렌즈를 이용한 정확한 굴절검사가 이루어진 후에 난시검사가 이루어져야 한다.

부정 난시가 존재하는 경우 자각적 굴절검사에서 적용해야 할 점

① 최대시력을 측정한다. 동공을 산대시키고 핀홀을 사용한다.

② 각막곡률계로 각막 난시를 측정한다.

③ 최대시력을 얻기 위해 구면렌즈를 이용한 굴절검사를 실시한다.

④ 위의 방법으로 최대시력을 얻었으면 정밀검사를 위해 최대시력보다 한 줄 위의 시표를 보게 하고, 난시검사를 수행한다.

2) 난시검사

난시검사시표를 이용하여 난시검사를 마 친 후 크로스실린더렌즈를 이용하여 정밀검사를 한다. 고도 난시가 존재하는 경우 열공판을 이용한 굴절검사가 도움이 된다.

3) 각막곡률검사

눈의 전체 난시는 자각적 굴절검사로 측정하고 각막 난시는 각막곡률계를 이용하여 측정한다. 수정체 난시는 눈 내부를 직접적인 방법으로 측정하는 것이 불가능하므로 전체 난시에서 각막 난시를 제외한 나머지를 수정체 난시로 간주한다.

4) placido disc/topography

각막상태를 정밀하게 검사하기 위해서 placido disc(플래시도 디스크), topography(각막지형도검사) 등을 이용하여 각막의 왜곡 유무를 확인할 수 있다. 각막곡률계(keratometer)는 각막 앞면만을 측정할 수 있지만 최근에는 topography나 wavefront(웨이브프론트), Pentacam(펜타캠) 등을 이용하여 각막 뒷면 굴절력과 상태에 대한 측정이 가능하다.

IV. 부등시

Anisometropia

1 정의

부등시(anisometropia)는 두 눈의 굴절상태에 차이가 있는 굴절이상이다. 즉, 두 눈의 굴절 디옵터(D)의 차이가 있는 눈을 의미하고 부등시의 정도는 디옵터 차이로 정의한다.

2 부등시의 원인

각막에 의해 발생되는 경우는 드물고 수정체가 영향을 주기도 하지만 대부분이 안축길이로 인해 발생한다. 안질환(녹내장, 백내장)이나 종양 또는 발달이상으로 발생하기도 한다. PMMA와 RGP를 포함한 하드콘택트렌즈의 장기 착용은 원래의 굴절상태가 바뀔 수 있어 부등시를 초래할 수 있다. 미숙아의 1/3에서 1D 이상의 부등시를 가지는 것으로 보고되고 있고 사시가 있거나 정신지체 등을 가진 경우 발생 빈도가 높다. 부등시로 인한 약시의 발달 위험이 있다.

3 임상적 분류

1) 부등시의 일반적인 분류

(1) 동등 부등시

두 눈이 원시성이거나 두 눈이 근시성인 부등시

(2) 이종굴절 부등시

한 눈은 근시성이고, 다른 눈은 원시성인 부등시

2) 부등시 크기에 따른 분류

(1) 저도 부등시

부등시의 크기가 2.00D 이하인 부등시

(2) 고도 부등시

부등시의 크기가 2.00D 이상인 부등시

3) 굴절이상에 따른 분류

(1) 복합 난시성 부등시

두 눈이 난시성이고 한 눈이 다른 눈보다 난시가 1D 이상 더 큰 부등시

(2) 난시성 부등시

동등하거나 비슷한 정도의 난시가 두 눈에 존재하지만 두 눈의 축이 서로 다른 부등시

(3) 복합 원시성 부등시

두 눈이 원시성이고 한 눈이 다른 눈보다 원시가 1D 이상인 부등시

(4) 복합 근시성 부등시

두 눈이 근시성이고 한 눈이 다른 눈보다 근시가 1D 이상인 부등시

(5) 혼합 부등시

한 눈은 원시성이고 다른 눈은 근시성인 부등시

(6) 단순 난시성 부등시

난시가 한 눈에만 존재하는 부등시

(7) 단순 원시성 부등시

한 눈은 원시성이고 다른 눈은 정시인 부등시

(8) 단순 근시성 부등시

한 눈은 근시성이고 다른 눈은 정시인 부등시

(9) 수직성 부등시

수직경선에서 동등하지 않은 굴절상태

4 증상과 징후

1) 증상

(1) 없음

미교정 부등시안에서도 한 눈이 정시거나 아주 적은 비정시인 경우는 증상이 없다. 단순 근시성 부등시의 경우 정시인 눈은 원거리를, 근시성인 눈은 근거리를 위해 사용되기 때문에 특별한 자각 증상이 없다. 안경이나 콘택트렌즈를 단 한 번도 착용한 경험이 없는 사람 역시 증상이 아주 조금이거나 없는 경우가 많다.

(2) 입체시 저하

부등시량이 커질수록 입체시도 저하된다. 1D 이상의 부등시가 있는 경우 입체시를 유지하기 어렵다. 대부분 운전 시 깊이지각 감소를 호소한다.

(3) 수평 또는 수직성 복시

안경으로 교정 시 보통 수직성 프리즘 불균형이 발생한다. 사위량과는 관계없고 두통, 잡아당기거나 미는 느낌 등의 안정피로를 유발한다. 때때로 방향감각 혼돈, 현기증, 간헐 복시가 동반되기도 한다. 한 눈을 차폐하는 것으로 증상을 완화시킬 수 있다.

(4) 부등상시와 부등사위

안경으로 유발된 부등상시와 부등사위는 부등시의 공통적인 문제이다. 두통, 멀미, 복시가 동반될 수 있다.

(5) 안정피로

2) 징후

(1) 두 눈의 굴절이상 차이

굴절이상 차이는 부등시의 크기를 나타낸다.

(2) 눈꺼풀이나 안와 등의 선천이상

부속기의 구조적인 이상은 부등시를 유발하는 요인이 된다.

(3) 망막신경섬유 수초화 연장과 관련된 고도 근시, 부등시성 약시, 사시

5 임상적 특성

1) 약시의 발달

부등시는 약시 발달의 주요한 원인이 되는 것으로 알려져 있다. 1D 이상의 원시성 부등시에서의 약시 발생은 뚜렷한 상관성을 가진다. 6D 이상의 고도굴절이상을 가지는 경우는 약시로 발달되는 확률이 2배 이상이 되는 것으로 보고되어 있다. 예방할 수 있는 중요한 방법 가운데 하나는 조기에 진단과 치료이다.

2) 조절부등

조절은 두 눈에서 거의 동등하게 작용한다. 미교정된 단순 또는 복합 원시성 부등시의 경우 두 눈의 부등한 조절 요구 때문에 조절의 차이를 가져온다. 약시성 부등시는 조절의 어려움이 있고, 조절이상의 60%는 원시성 부등시로 알려져 있다.

3) 융합 어려움

두 눈의 시력의 차이는 두 개의 상을 융합시켜 하나의 선명한 상으로 만드는 것을 어렵게 한다. 0.50D 정도의 부등시가 존재하는 경우에도 입체시가 감소되는 것으로 알려져 있다. 부등시는 사시나 미세사시의 원인이 되는 중요한 요인이며, 부등시에서 사시의 발생률이 40% 정도가 되는 것으로 알려져 있다. 2D 이상의 원시성 부등시는 내사시 발생과 뚜렷한 상관성이 있다.

4) 대비감도 감소

광학적으로 선명한 초점을 맺지 못하면 대비감도는 감소하기 마련이다. 단안 대비감도가 두 눈에서 동등하고 좋더라도 부등시의 경우 양안 대비감도는 감소되는 것으로 알려져 있다.

5) 시각 효율 감소

미교정한 부등시에서는 시각 효율이 감소된다. 미교정한 부등시에서 독서 능력이 감소되는데 이런 시각 효율의 감소로 인해 두통, 눈 긴장, 복시와 같은 증상이 나타난다.

6 진단과 검사

1) 문진

두 가지 중요한 사항이 확인되어야 한다.

① 부등시의 정도 검사

② 수직성 불균형 유무 검사. 만약 있다면 독서 시에 존재하는가?

2) 굴절검사

정확한 굴절검사를 통해 부등시의 정도를 측정한다. 조절이 활동적인 경우 정확한 부등시량의 측정이 어려울 수 있다. 그런 경우 TIB 방법이나 조절마비제 굴절검사를 실시하여야 한다.

3) 시력

(1) 양안 시력

두 눈의 굴절력 차이가 0.25D 날 때마다 망막상 크기는 약 0.5% 정도의 차이가 발생하며 5% 미만의 망막상 크기 차이는 극복이 가능하다. 두 눈의 굴절력 차이가 클수록 융합은 불가능하여 안정피로 증상을 유발한다.

(2) 교대성 시력

한 눈은 정시거나 저도 원시이고 다른 눈은 근시인 경우 근시성인 눈은 주로 근거리를 주시할 때 사용하고 반대쪽 눈은 원거리를 주시할 때 주로 사용하여 두 눈이 같이 발달한다. 이런 경우에는 약시 발생이 드물고, 두 눈 모두 양호한 시력을 갖는다.

V. 부등상시

Aniseikonia

1 정의

부등상시(aniseikonia)는 두 눈의 상의 크기와 모양의 차이로 정의된다. 두 눈의 상의 크기와 모양의 차이는 두 눈의 동등하지 않은 굴절이상의 교정이나 두 눈의 망막상이 뇌로 이동하는 과정에서 발생되는 신경적 그리고 생리적 요소의 차이에 의해 나타난다.

1) 해부학적 부등상시

두 눈 망막의 광수용체세포의 밀도가 다르기 때문에 발생되거나 시각 경로의 기능적 조직의 차이 때문에 발생한다.

2) 광학적 부등상시

두 눈의 교정렌즈의 배율 차이로 발생한다.

2 원인

1) 구면 부등시

두 눈이 서로 다른 굴절력의 구면렌즈로 교정되었을 때 서로 다른 크기의 망막상이 형성된다. 예를 들어, 단안 무수정체안과 같이 양안의 굴절력 차이가 많을 경우, 두 눈의 근시량이 다른 경우 등이 있다.

2) 난시

안경렌즈로 교정된 난시는 경선성 부등상시의 주요한 원인이다. 여러 경선에서 서로 다른 크기의 상이 형성되기 때문에 단안 왜곡을 만들고 선이 기울어지거나 뒤바뀐 모양 등으로 나타난다. 수직선의 기울어진 정도는 교정 안경렌즈의 원주축이 45° 또는 135° 일 때 가장 크다. 안경렌즈의 전면부가 구면일 때는 상의 크기 변화가 모든 경선에서 동일하게 나타나지만 렌즈 전면부가 토릭일 때는 상의 크기가 경선마다 달라서 상의 왜곡을 가져온다. 일반적으로 (+)원주렌즈에서 상의 확대가 발생하기 때문에 주로 (-)원주렌즈를 사용한다. 또한 렌즈와 눈 사이의 정점간거리가 상 크기에 영향을 미치는데 정점간거리가 짧을수록 상 크기 변화는 최소화된다. 플라스틱 토릭렌즈가 금속테 내에서 뒤틀림이 발생하여 경선성 부등상시를 유발할 수도 있다(그림 2-15).

3) 안경렌즈 디자인 변화

렌즈의 곡률반경이나 중심 두께와 같은 디자인의 변화도 부등상시 증상을 유발한다. 특히 노안이 토릭 이중초점을 처음 착용하는 경우에 더 뚜렷하게 나타난다.

4) 부등한 안경테 거리

부등시량이 큰 경우 안경테 조정이 잘못되면 부등상시가 유발되며, 굴절이상이 클수록 그리고 부등시량이 클수록 유발량은 크다.

5) 단안 무수정체

부등상시의 대표적인 예에 해당된다. 단안 무수정체의 경우에는 안경교정으로 심한 부등상시를 유발하기 때문에 보통 콘택트렌즈로 교정한다. 경우에 따라 반대쪽 눈이 심한 근시일 경우 콘택트렌즈 교정으로도 확대의 차이가 심하기 때문에 시력이 불량하기도 하다.

6) 안질환

각막, 유리체, 망막과 관련된 질환에 의해 발생한다. 원추각막에서 각막의 불규칙은 망막상 왜곡을 유발하고 심한 각막염과 같은 각막의 질환에 의해서도 상 크기의 차이를 가져온다. 증식당뇨병성망막증이나 미숙아 망막병증과 같은 망막질환도 망막 구조를 왜곡하여 상 왜곡을 가져올 수 있다.

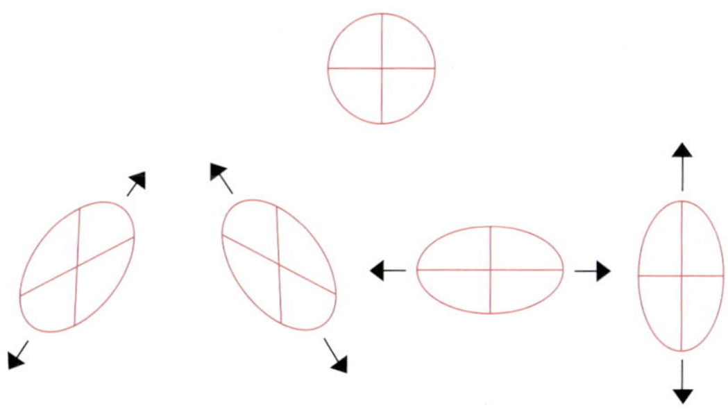

그림 2-15 망막상이 다른 방향보다 한 방향에서 더 확대되었을 때 경선성 확대에 의해 단안 왜곡의 원인이 된다. 수평과 수직선은 기울어지고 물체는 더 짧거나 더 길어 보인다.

3 분류

부등시가 있는 눈을 안경렌즈로 교정하면 두 눈의 망막에는 각각 서로 다른 크기의 망막상이 형성된다. 교정된 안경렌즈로 인해 유발되는 경우를 임상적으로 더 중요하게 다룬다.

1) 종합적 부등상시

두 눈의 구면렌즈 굴절력의 차이로 발생된다. 한 눈의 망막상의 크기는 다른 눈의 망막상 크기와 비교하였을 때 모든 경선에서 증가하거나 감소한다.

2) 경선성 부등상시

두 눈의 원주렌즈 굴절력의 차이로 발생한다. 한 눈의 망막상이 다른 눈의 망막 상과 비교하였을 때 한 경선에서 증가하거나 감소한다. 증가한 경선은 수직, 수평, 또는 사방향일 수 있다.

3) 비대칭 부등상시

대칭 부등상시보다 훨씬 덜 일반적으로 나타난다. 비대칭 부등상시는 술통모양(barrel) 왜곡이나 바늘겨레(pin-cushion) 변형 또는 불규칙 왜곡을 포함하는데, 대개 원추각막과 같은 각막질환 또는 당뇨망막증과 같은 유리체-망막질환이 원인이 된다(그림 2-16).

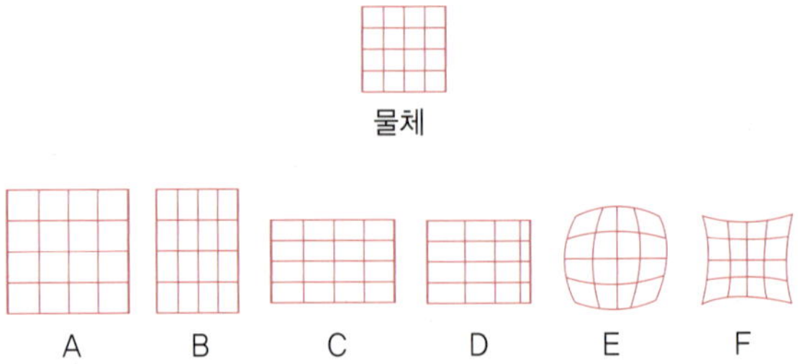

그림 2-16 부등상시의 시각적 영향
Ⓐ 한 눈의 상이 다른 눈의 것보다 대칭적으로 더 크다. Ⓑ, Ⓒ 한 눈의 상이 한 경선에서만 더 크다. Ⓓ 한 눈의 상이 한 경선에서 점진적으로 더 크다. Ⓔ 술통형 왜곡 Ⓕ 바늘겨레 변형

4 증상

대부분의 증상은 새로운 안경을 착용하면서 시작되는 경우가 많다. 예전 안경과 비교하여 렌즈 디자인이 바뀐 경우 등에 의해 유발된다. 더러는 어떤 안경도 만족스러웠던 적이 없다고 하는 경우도 있다. 증상을 호소하는 경우는 아주 예민하고 까다로운 성향의 사람에서 나타난다.

1) 두통

부등상시의 일반적인 증상이다.

2) 공간 위치감 어려움

(1) 단안 단서

형태, 겹침, 불빛과 그림자, 크기, 시차 등 경험적 단안 단서들은 경험에 의해 알게 되고 양안 시력에 의존하지 않는다. 대부분은 바뀐 공간 위치감에 대한 적응을 할 수 있다.

(2) 양안시(입체시) 단서

두 눈에 의해 받아들여진 상의 차이이다. 부등상시는 바뀐 입체시에 의해 물체의 공간 위치감에 영향을 미친다.

3) 안정피로

사난시에서 발생하기 쉽다.

5 진단과 검사

1) 단안 차폐

단안 굴절이상을 완전교정한 상태에서 각 눈을 단안씩 3~7일 정도 완전차폐시킨다. 한 눈을 가리고 생활을 할 때 발생하는 위험들에 대해 미리 인지시켜야 한다.

2) 상 교대

교대로 눈을 차폐시켜 각 눈이 단안으로 보이는 상을 자각적으로 비교하게 한다. 교대 차폐는 융합을 방해하기 위해 빠르게 움직여야 하지만 각 눈이 상 크기를 비교할 수 있을 정도의 시간은 주어야 한다.

3) 마독스 간(Maddox rod)검사

원거리에서 두 개의 광원을 이용하여 마독스 간(Maddox rod) 검사를 한다. 선과 광원의 위치와 거리를 비교하여 평가한다. 정상적인 양안시 상태에서는 두 개의 선과 두 개의 광원을 보게 될 것이고 선과 광원은 일치할 것이다. 상 크기의 차이가 있다면 선과 광원이 일치하고 같은 거리에 위치하도록 size렌즈로 교정한다. 마독스 간을 돌려서 다른 경선에서도 측정할 수 있다. 근거리에서도 동일한 방법으로 검사 가능한데, 이때 두 개의 광원 사이의 거리를 감소시켜 두 눈 사이의 시각이 4° 보다 크지 않도록 한다(그림 2-17, 2-18).

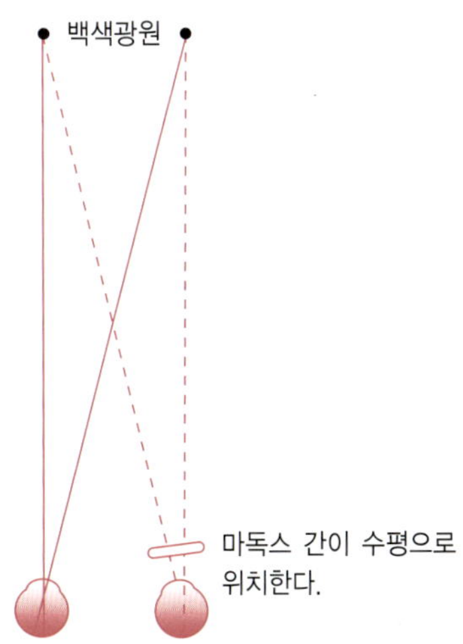

그림 2-17 부등상시를 측정하기 위한 마독스 간(Maddox rod) 가입 상태

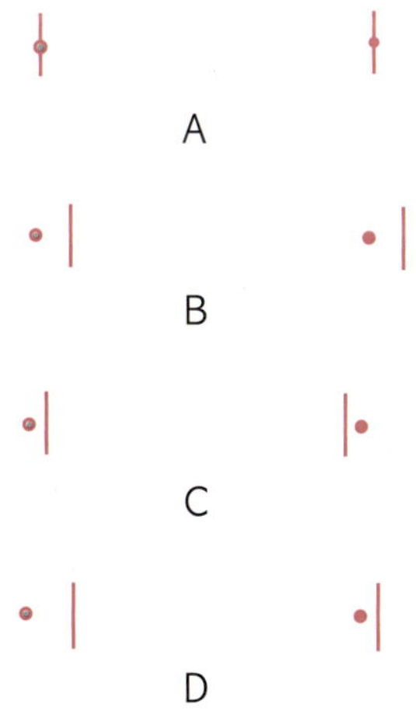

그림 2-18 부등상시를 위한 마독스 간(Maddox rod) 검사를 하는 동안 가능한 피검사자의 지각
Ⓐ 정위가 동반된 양안등상, Ⓑ 사위가 동반된 양안등상, Ⓒ 정위가 동반된 부등상시, Ⓓ 사위가 동반된 부등상시

4) Clip-on size렌즈

size렌즈(사이즈렌즈)로 알려진 clip-on 무초점 확대렌즈를 이용하여 피검사자의 증상을 완화시키는지 악화시키는지 평가한다. clip-on렌즈를 바꿔서 증상을 평가한다.

(+)size렌즈는 상을 축소시키고 (-)size렌즈는 상을 확대시킨다. 확대의 양은 다음과 같다.

① F1=+1.00D F2=−1.00D 0.8% 확대

② F1=+2.00D F2=−2.00D 1.5% 확대

③ F1=+3.00D F2=−3.00D 2.3% 확대

④ F1=+4.00D F2=−4.00D 3.0% 확대

VI. 약시

Amblyopia

1 정의

약시(amblyopia)는 단안 또는 양안에서 눈알의 기질적인 이상이나 시각 기관의 손상이 없는데도 중심시력이 저하되어 안경으로 시력교정이 더 이상 불가능하여 정상 교정시력을 얻을 수 없는 상태이다. 대부분 굴절이상의 미교정으로 발생하고 예방이 가능하다. 다른 특별한 증상을 보이지 않기 때문에 발견이 어렵다.

2 약시의 원인

미교정 굴절이상으로 유발된 약시는 두 눈이 선명한 망막상을 얻지 못하기 때문에 흐린 상으로 인해 시각 기관을 충분히 자극하지 못하여 발생된다. 시각차단으로 인해 발생되는 약시는 구조적인 문제로 인해 망막을 자극하고 시로를 따라 시각전도가 이루어지기에 광선이 충분하지 못하여 유발된다. 약시가 발달되는 시기는 시력 발달이 이루어지는 시기에 영향을 받아 나타나는데, 비평적 시기와 유연성 시기에 대한 개념을 이해하는 것이 필요하다.

1) 굴절성 약시의 원인

(1) 비정상 양안성 경쟁 abnormal binocular competition

사시가 존재하거나 두 눈의 굴절상태가 다른 경우에 굴절이상이 완전교정이 되지 않았을 경우 두 눈은 불균형 상태의 서로 다른 망막상의 시각 정보를 뇌에 전달하게 된다. 좋은 눈의 정보는 비정상적인 양안성 경쟁적 관계에서 나쁜 눈의 정보보다 우월한 위치에 놓이고 결국 나쁜 눈의 정보는 경쟁 관계에서 밀리면서 눈의 기능이 저하되는 결과를 가져온다. 더 나쁜 눈이 제대로 교정되지 못해서 발생되는 문제의 경우 두 눈이 완전교정 된다면 충분히 예방 가능하다.

(2) 비평적 시기 critical period

비평적 시기는 시력과 양안시 기능에 관련된 시각 기관의 발달 기간인데, 출생 후 처음 1년 정도에 시작되어 3세까지 이루어진다. 이 시기에 굴절이상에 대한 교정이 이루어진다면 정상적인 시력 발달과 양안시가 성립될 수 있다. 그렇지 못하면 시력도 정상적인 발달을 하지 못하고 정상 양안시가 이루어질 수 없다. 이 시기를 놓치면 다시 회복할 수 없고 약시로 발달되는 주요 원인이다.

(3) 시각 형성 결핍

광학적인 문제라기보다 신경계와 관련된 문제로 시각 형성은 심리적, 물리적 그리고 전기·생리적 작용에 의해 선명한 상이 형성되는 경선에서 시력이 더 좋아진다고 보고되어 있다. 사축의 시력은 수평이나 수직 축에서 보다 더 느리게 발달한다는 보고도 있다.

2) 부등시성 약시의 원인

굴절이상이 교정되지 않은 부등시의 경우 양안 망막상의 크기가 서로 다르다. 예를 들어, 한 눈은 원시이고 다른 눈이 정시일 때 원시성 눈에서는 더 작고 흐린 상이 만들어진다. 이런 경우 원시성 눈은 사시성으로 발달하고 이차적으로 약시가 발달한다. 굴절이상이 교정되지 않았을 경우 굴절이상도가 높은 눈이 굴절이상도가 낮은 눈보다 더 억제가 되고 억제는 약시로 발달된다.

3) 동등 비정시성 약시의 원인

동등 비정시성 약시는 부등시성 약시와는 다른 원리로 약시가 되는데 아직 정확하게 알려져 있지 않다. 대부분 양안의 고도굴절이상이 있는 경우이고 망막상이 비슷한 상태에서 양안이 동등하게 약시로 발달된다. 억제가 존재하지 않고 충분한 시각자극의 부족으로 약시가 되는 것으로 추측한다.

3 임상적 분류

1) 히스테리성 약시

양안성으로 나타나고 중심시야 수축이 동반된다. 심리적 반응의 결과로 나타나는 것으로 원리는 잘 설명되지 않는다.

2) 폐용성 약시

광선의 자극이 차단되어 발생된 시각손상이다. 주원인으로 눈꺼풀 봉합, 선천성 백내장, 각막반흔, 선천성 및 유전성 각막영양장애, 선천성 백내장에서 이차적인 동공차단, 외상성 백내장 그리고 장기간 눈의 차폐 등과 관련이 있다.

3) 굴절성 약시

안질환이 존재하지 않으나 단안이나 양안에서 굴절이상 미교정으로 인해 안경으로 시력 교정이 불가능한 경우이다. 즉, 정상 교정시력 1.0 이상을 얻지 못하거나 양안의 교정시력 차이가 한 줄 이상 보이는 경우이다. 특히 고도 원시나 고도 난시로 인해 유발되어 고도 원시성 약시와 고도 난시성 약시로도 구분된다.

(1) 경선성 약시

고도 난시의 미교정으로 발생된다. 미교정 난시의 방향에 따라 시력이 좌우된다. 보통 양측성으로 나타난다.

(2) 동등 비정시성 약시

양안의 굴절이상이 크고 선명한 망막상이 형성되지 못했을 때 발생한다. 양안에서 시력이 저하되며, 대개 고도 원시안에서 볼 수 있다. 미교정 원시는 내사시의 원인이 되기도 한다.

(3) 부등시성 약시

한 눈은 정상이나 굴절이상도가 큰 다른 눈은 교정시력이 지속적으로 감소된다. 어린이의 경우 한 눈이 정상이면 문제 인식을 하지 못하기 때문에 늦게 발견된다.

4) 사시성 약시

사시안에서 반복된 억제의 결과로 발생한다. 교대성 사시인 경우는 양안이 교대로 주시하기 때문에 대체로 시력은 양호하다.

5) 부등상시성 약시

부등시로 인해 이차적으로 발생한다. 두 눈 중에서 더 나쁜 눈이 제대로 교정되지 못하면서 항상 흐린 상이 만들어지고 이로 인해 약시로 발달된다.

4 증상과 징후

1) 증상

굴절상태와 굴절이상의 양, 피검사자의 나이, 주요 시각 활동 등에 의해 증상은 다양하게 나타난다. 증상으로 흐린 시력, 두통, 안 불편함을 호소하기도 하지만 증상이 없기도 하다.

2) 징후

특별한 징후는 없다.

5 임상적 특성

1) 굴절이상에 따른 특성

(1) 부등시성 약시

1 원시

동등한 양의 근시보다 약시의 발달 가능성이 더 높다. 이는 상의 선명도 차이 때문이고 조절성 반응의 결과이다. 원시량과 부등시량이 증가할수록 약시도 증가한다. 조절 시 두 눈에서 동등한 반응을 하도록 되어 있어 원시도가 낮은 눈의 상을 선명하게 하는 정도의 조절 반응이 일어나 원시도가 높은 눈은 흐린 상이 만들어진다.

2 난시

동등한 양의 원시나 근시보다 더 부등시의 원인이 된다. 원시성 부등시가 동반되면 융합에 더 방해받는 경향을 보인다. 1D 정도의 미교정된 난시는 약시를 유발한다.

3 근시

6D 이상의 고도 근시가 존재하는 경우 굴절성 약시로 발달된다. 단순 근시의 경우 약시로 발달되는 확률이 높지는 않다.

(2) 동등 비정시성 약시

부등시성 약시보다 발생 빈도는 낮다. 두 눈의 상의 질적 차이가 크지 않고 억제(suppression)가 존재하지 않기 때문에 약시 유발 원인은 비평적 시기 동안 시각 기관의 충분한 자극의 부족으로 추측한다.

2) 주시 특성

(1) 부등시성과 동등 비정시성 약시

거의 모든 부등시성과 동등 비정시성 약시의 주시는 중심성이고 안정적이다. 만약 안구 편위 없이 중심외주시(eccentric fixation)가 존재한다면 미세사시(microtropia)가 존재하는 것으로 추측할 수 있다.

(2) 약시와 관련된 단안 고도 근시나 부등 근시

단안 고도 근시나 단안 부등 근시에서는 근시도가 큰 눈에서 중심외주시가 나타난다. 중심외주시는 고도 근시에 대해 이차적으로 발달된 미세사시의 결과로 생각된다.

3) 억제 특성

(1) 부등시성 약시

약시안에서 일부 상대적 중심와 억제가 존재하는데, 이 억제 부위는 시력과는 상관없으며 부위의 크기, 억제 깊이, 주시거리 그리고 발생 연령에서 다양성을 보인다.

(2) 동등 비정시성 약시

억제암점이 존재하지 않기도 하고 약시가 심한 눈에서만 억제암점이 존재하기도 한다.

4) 군집현상

(1) 부등시성과 동등 비정시성 약시

원시성 부등시성 약시에서 군집현상이나 분리 어려움을 보이는데, 특히 사시성 약시인 경우 뚜렷하게 나타난다. 군집현상의 심한 정도는 주시안정성과 관련되어 나타나지만 정확한 원인은 밝혀지지 않았다.

6 진단과 검사

1) 감별진단

다음과 같은 검사로 약시의 종류를 진단한다.

① 문진
② 외안부검사
③ 검안경검사
④ 굴절검사
⑤ 선택적 검사
⑥ 시야검사계(중심시력, 주변시력 확인)가 포함된다.

7 약시의 치료와 경과

1) 약시의 차폐 치료 사례

나이: 10세

1차 방문:	OD Vsc 0.7	−0.50=0.50×120	VA 1.0	
	OS Vsc F.C/20cm	−12.50=−2.00×180	VA 0.02	차폐 시작
2차 방문(2주 후):	OD Vsc 0.6	−0.50	VA 0.9~1.0	
	OS Vsc 0.02	−12.00=−2.00×180	VA 0.09	차폐 계속
3차 방문(4주 후):	OD Vsc 0.7	−0.50	VA 0.9~1.0	
	OS Vsc 0.03	−12.00=−2.00×180	VA 0.3	1개월(2주:1)
4차 방문(8주 후):	OD Vsc 0.7	−0.50	VA 0.9	
	OS Vsc 0.02	−12.00=−2.00×180	VA 0.3	1개월(2주:1)
5차 방문(12주 후):	OD Vsc 0.7	−0.50	VA 1.0	
	OS Vsc 0.03	−12.00=−2.50×180	VA 0.5	1개월(2주:1)
6차 방문(16주 후):	OD	−0.50	VA 0.9~1.0	
	OS	−12.00=−2.00×180	VA 0.5	1개월(2주:1)
7차 방문(20주 후):	OD	−0.50	VA 1.0	
	OS	−12.00=2.00×180	VA 0.6	1개월
8차 방문(24주 후):	OD	0.50	VA 1.0	
	OS	−12.00=−2.00×180	VA 0.6~0.7	1개월
9차 방문(25주 후):	OD	−0.50=−0.50×165	VA 0.9~1.0	
	OS	−12.00=−2.00×5	VA 0.8	1개월

10차 방문(29주 후):	OD	−0.50	VA 1.0	
	OS	−12.00=−2.00×180	VA 0.8	1개월
11차 방문(34주 후):	OD Vsc 0.8	−0.50	VA 1.0	
	OS Vsc 0.02	−12.25=−2.00×180	VA 0.9~1.0	1개월
12차 방문(38주 후):	OD Vsc 0.7~0.8	−0.25=−0.75×170	VA 1.0	
	OS Vsc 0.02	−12.00=−2.00×5	VA 0.9~1.0	CL
※ RGP 콘택트렌즈 처방:	OS	−10.75D BC 8.0 Dia 9.3 Ct 0.6	VA 1.0	

VII. 저시력

Low Vision

1 정의

저시력(low vision)은 일부 시력과 시야의 감소를 의미한다. 저시력은 일반 안경이나 콘택트렌즈에 의해 교정될 수 없는 시각 손실에 의해 일상생활의 시각작업 수행에 대한 능력이 눈에 띄게 손상된다.

2 저시력의 임상적 의미

저시력을 정의하는 기준은 나라마다 조금씩 다른데, 보통 시력이 0.3 이하거나 시야가 10° 미만인 경우의 시각적 손상이 존재할 때 저시력으로 분류한다. 저시력은 꼭 시력 감소만을 의미하는 것이 아니고 시력은 일부 있어도 뚜렷한 시야 손실이나 대비감도 손실이 나타날 수 있고, 그런 손실로 인해 일상생활이나 직업에 영향을 주어 시각적 수행에 어려움을 느끼며, 수술이나 굴절교정으로 치료될 수 없는 시각 수행능력이 감소된 상태를 말한다. 시각기능 감소는 시야의 감소나 비정상 시력 등의 임상적 특징으로 나타난다. 저시력은 수치로 정의하기보다는 기능적인 상태 및 일에 대한 수행능력의 장애 정도로 구분되기 때문에 저시력의 상태를 시야의 넓이와 시력의 수치로 나타내기는 어렵다. 국내에서는 저시력을 정의하는 명확한 기준이 아직 없고 다른 선진국의 기준을 참고하고 있다. 북중미의 경우에는 좋은 눈의 원거리 교정시력이 0.1 이하 또는 좋은 눈 시야가 20° 이하이면 합법적인 맹으로 분류한다. 국내에서 저시력이라는 용어가 단지 시력 저하만을 의미하는 경향이 있어 이를 좀 더 포괄적인 눈의 기능을 내포한다는 의미에서 최근에 저시각이라고 부르기도 한다.

3 저시력의 원인

소아나 어린이에서 발생하는 시각손상은 대부분 선천성 또는 유전성으로 나타나고 성인에서 발생하는 시각손상이나 실명은 대부분 연령관련성 또는 황반변성에 의해 나타난다.

1) 어린이에서의 시각손상

① 선천성 백내장
② 선천성 망막이상
③ 다른 선천성 이상

2) 젊은 성인에서의 시각손상

20~50세 사이에 발생하는 경우로 상대적으로 적은 편이다.
① 근시성 맥락망막변성
② 유전성 이상

3) 50세 이후의 시각손상

① 연령 관련 황반변성
② 당뇨망막병증
③ 녹내장
④ 연령 관련 백내장
⑤ 근시성 맥락망막변성
⑥ 망막박리

4 진단과 검사

저시력 검사는 먼저 피검사자가 장애를 인식하고 저시력 검사를 받을 의지가 있으며 구체적인 필요성을 인식할 때 이루어져야 한다. 그렇지 않으면 검사는 어렵고 불필요하게 많은 시간을 낭비하게 되며 만족감을 느끼기 힘들다.
① 문진
② 시력
③ 굴절검사
④ 시야검사
⑤ 대비감도검사
⑥ 양안시 기능검사
⑦ 색각검사

5 저시력기구

볼록렌즈가 이용된다. 최근에는 비구면렌즈가 이용되기도 하지만 비구면렌즈는 눈으로부터 특정 거리에서만 사용할 수 있는 단점이 있다.

1) 원용 확대경-망원경

(1) 케플러식(그림 2-19)

- (+)대안렌즈, (+)대물렌즈

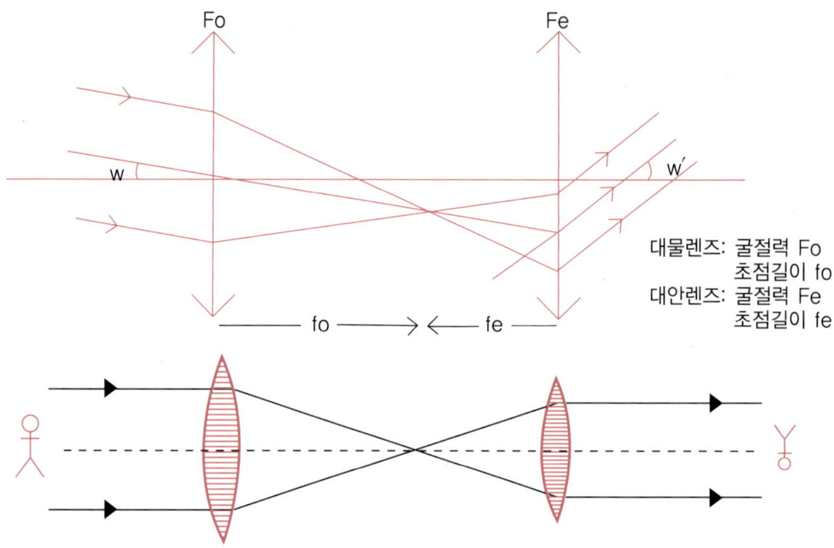

그림 2-19 케플러식 광선 도해

(2) 갈릴레오식(그림 2-20)

- (−)대안렌즈, (+)대물렌즈

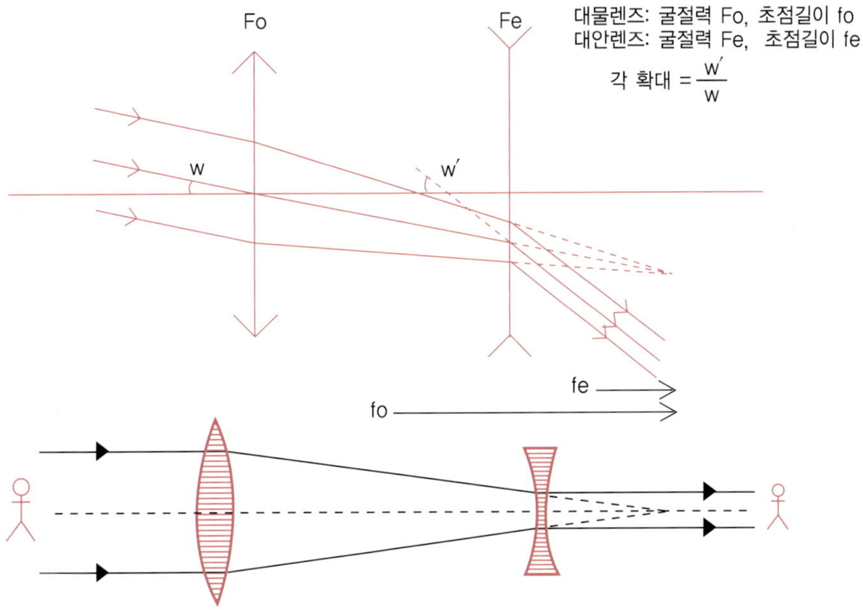

그림 2-20 갈릴레오식 광선 도해

2) 근용확대경의 종류와 특징

(1) 손잡이식 확대(루페)(그림 2-21)

- 확대율이 비교적 낮다.
- 이동이 용이하다.
- 정상적인 원거리 주시 시 양안성 주시를 한다.
- 비용이 저렴하다.
- 손의 안정이 필요하다.
- 피검사자 스스로 초점 위치를 선택하고 유지해야 한다.
- 원거리 또는 근용 안경으로 이용된다.

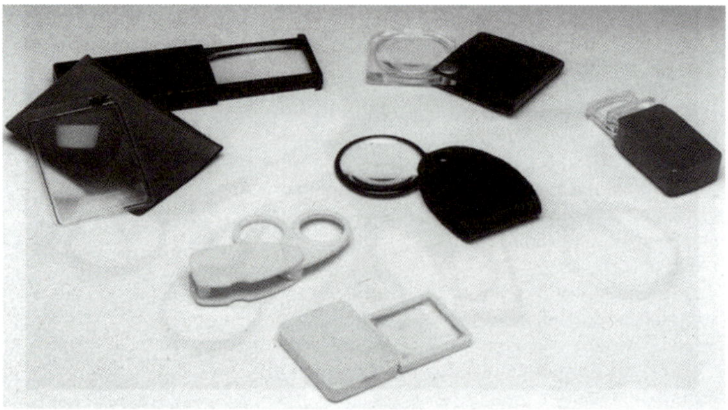

그림 2-21 비구면과 구면수차 제거 손잡이(손잡이/스탠드렌즈)

(2) 스탠드식 확대(그림 2-22)

- 넓은 범위의 확대가 가능하다.
- 무게가 꽤 가볍고 주변으로 이동하기가 좋다.
- 저도 굴절력으로 양안성 시야가 가능하다.
- 비용이 저렴하다.
- 손이 떨리는 피검사자에게 적합하다.
- 미리 초점 위치를 조정한다.
- 일반적으로 독서용으로 사용한다.

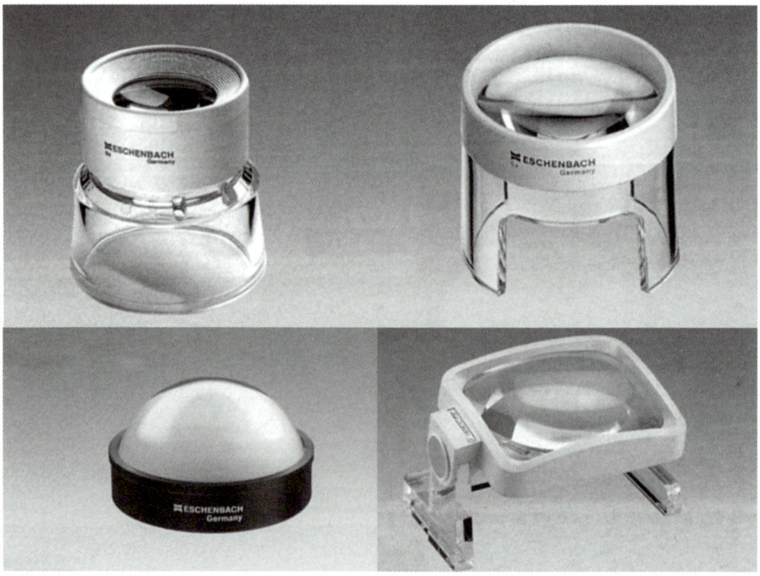

그림 2-22 고정식 스탠드

(3) 안경형 (그림 2-23~25)

- 손이 자유롭다.
- 취급이 불편하고 사용 시 눈에 띈다.
- 근거리용으로 사용한다.
- 작업거리가 더 길다.
- 시야가 좁다.
- 양안성은 5배까지 확대 가능하다.
- 가격이 비싸다.

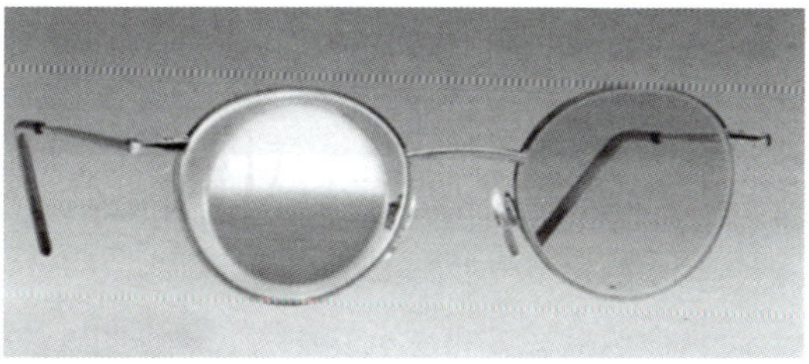

그림 2-23 고도 플러스 단일시력렌즈

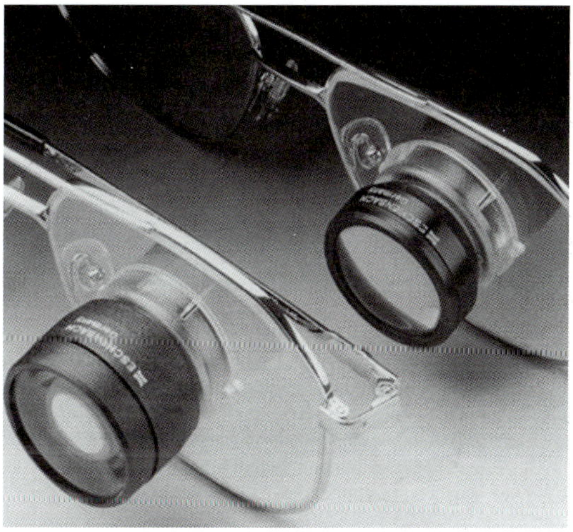

그림 2-24 복합형 안경 확대

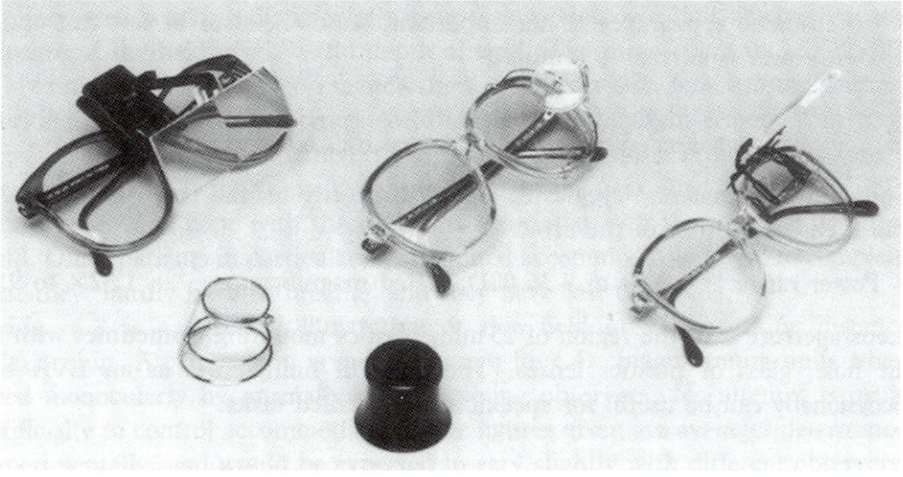

그림 2-25 Clip-on 안경 확대와 시계수리공형 안경

(4) 망원경형(그림 2-26, 27)

- 눈에 띈다.
- 무겁다.
- 이동이 가능하다.
- 손이 자유롭지 못한 피검사자는 사용이 어렵다.

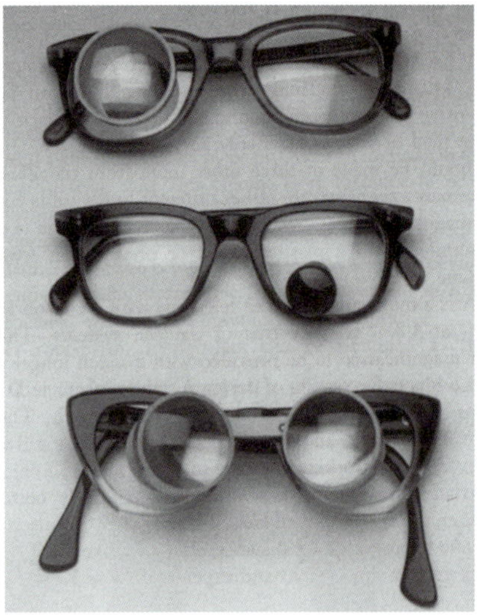

그림 2-26 초점 고정식 근거리 망원경형

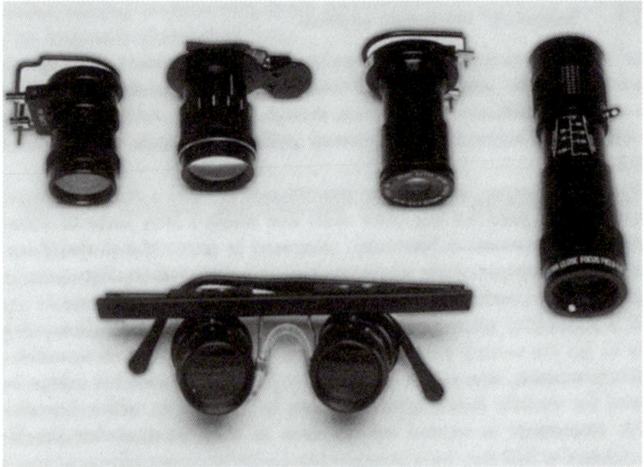

그림 2-27 망원경형 확대독서기(CCTV)

(5) 전자광학장치(그림 2-28)

- 다양한 확대가 가능하다.
- 가격이 비싸다.
- 이동이 용이하지 못하다.

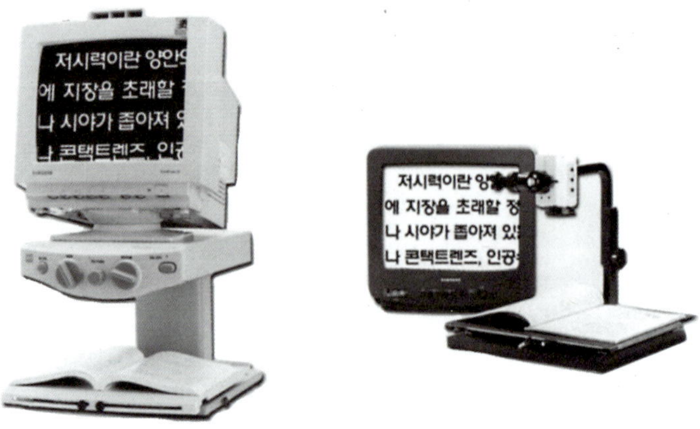

그림 2-28 전자광학장치형 확대독서기(CCTV)

조절과 노안

Accommodation and Presbyopia

3

CHAPTER

I. 조절

Accommodation

조절은 '물체의 흐림' 에서 시작된다. 망막중심와에 형성된 흐린 상은 조절을 자극하는 자극제 역할을 한다. 조절의 시작은 폭주와 동공축소의 원인이 된다. 조절과 폭주, 동공축소를 근점 3자 관계라고 한다. 3자 관계는 선명도를 향상시키는 적당한 조절을 발생시키고 양안시를 가능하게 하는 폭주, 그리고 상 깊이를 더 크게 하는 동공축소로 인해 근거리 시력을 향상시킨다. 이와 같은 조절을 담당하는 것은 수정체(lens)이다. 만약 수정체가 정확한 반응을 하지 못하면 조절계는 망막중심와에 선명한 상이 형성될 때까지 굴절상태를 자동으로 조절하는 과정을 되풀이한다.

1 조절기전

조절에 관한 대표적인 이론은 Helmholtz의 긴장감소이론과 Tscherning의 긴장증가이론이 있다.

1) Helmholtz 이론(긴장감소이론)

수정체는 조절휴지 시 수정체와 모양체를 연결하는 모양소대가 당겨져 팽팽한 상태로 있다가 조절 시 모양체섬유의 수축에 의해 맥락막과 모양체돌기의 후극부가 약간 앞쪽으로 이동하게 되고, 이때 모양소대가 이완되면서 수정체가 구형에 가까운 형태로 되어 굴절력이 커진다는 이론이다(그림 3-1).

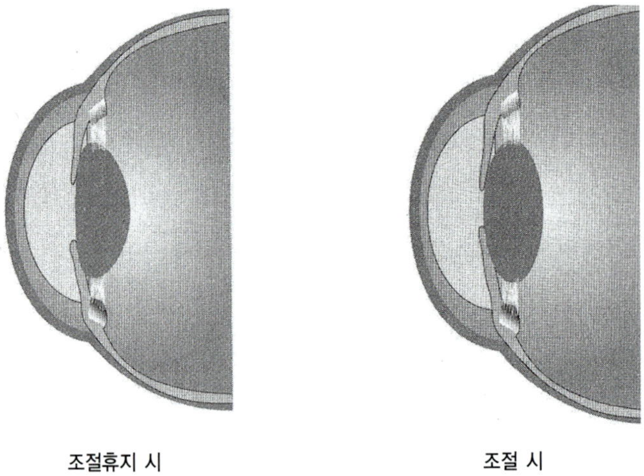

그림 3-1 조절휴지 시와 조절 시 수정체의 형태

조절휴지 시	조절 시
모양체근: 이완	모양체근: 수축
모양소대: 팽팽함	모양소대: 이완
수정체: 편평함	수정체: 두꺼워짐

2) Tscherning 이론(긴장증가이론)

수정체는 조절휴지 시 편평한 상태로 있다가 조절 시 모양체근이 수축하면서 그 힘이 맥락막에 전해지고 맥락막이 앞쪽으로 밀리면서 그 힘이 초자체에 전달되면서 모양소대가 수정체 후면의 주변부를 누르게 된다. 이에 따라 수정체 전면 중앙 부위가 부풀어 올라 곡률이 커지고 후낭에 부착된 모양소대가 당겨지면서 수정체 주변의 적도 부위를 누른다는 이론이다.

조절휴지 시	조절 시
모양체근: 이완	모양체근: 수축
모양소대: 이완	모양소대: 팽팽함
수정체: 편평함	수정체: 두꺼워짐

2 조절할 때 일어나는 생리적 변화

1) 수정체의 변화

- 수정체 두께가 증가한다.
- 수정체 적도의 직경이 감소한다.

- 수정체의 전면이 각막 쪽으로 이동한다.
- 수정체 전면의 만곡이 심해져 곡률반경이 작아진다.

2) 안압의 저하

- 모양체근육의 수축 시 방수유출 저항이 감소하여 방수유출량이 증가하면서 안압이 약간 저하된다.

3) 동공의 수축

- 조절 시 동공괄약근이 수축하면서 동공이 수축한다.

4) 눈의 굴절력 증가

3 조절의 종류

① 긴장성 조절: 자극이 없을 때 존재하는 조절로 성인의 경우 약 1.00D 정도이다.
② 폭주성 조절: 양안시에서 융합성 이향운동과 관련 있다.
③ 근접성 조절: 사물이 가까이 있다고 인식되었을 때 일어나는 조절이다.
④ 반사성 조절: 망막상이 흐린 것에 반응하여 선명한 상을 유지하기 위해 굴절상태를 자동으로 조정하는 조절이다.

4 조절기능검사

조절 문제의 임상적 진단은 1) 조절력 측정, 2) 조절 용이성 측정, 3) 조절래그 측정, 4) 조절성폭주비(AC/A비) 측정, 5) 상대조절력 측정 등에 의해 이루어진다.

II. 조절범위

Range of Accommodation

조절범위는 원점과 근점 사이의 공간 즉, 수정체가 조절휴지상태에서 최대로 조절했을 때 선명하게 볼 수 있는 범위이다(그림 3-2).

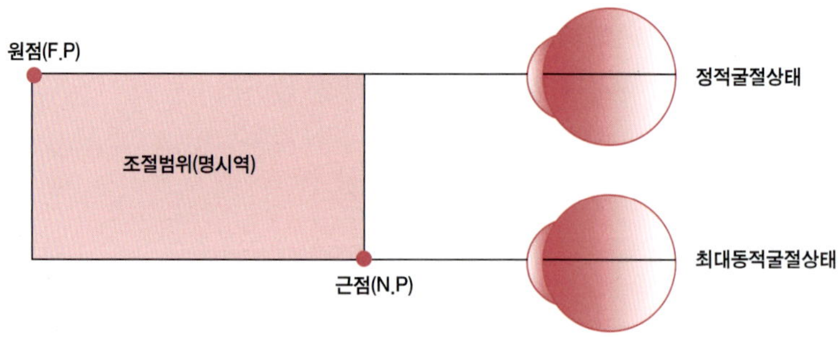

그림 3-2 조절범위

III. 조절이상

Abnormal of Accommodation

조절이상은 굴절이상, 수정체의 경화, 근육피로, 신경학적 또는 약물 등이 원인이 되어 나타난다. 조절이상에는 노안, 조절부족, 조절쇠약, 조절무력, 조절마비, 조절경련 등이 있다.

1 노안 Presbyopia

1) 정의

- 수정체낭의 유연성 감소와 수정체의 섬유수 증가로 인해 수정체의 조절능력 감소로 나타난다.

2) 증상

- 중간거리 흐림 증가, 독서의 어려움(흐린 근거리 시력)
- 안통
- 두통
- 조절력 감소

3) 처치

- 가입도 처방으로 인한 근용안경
- 훈련을 통한 처치가 불가능

2 조절부족

1) 정의

- 조절성 지속능력이 어렵거나, 조절력이 낮을 때 나타난다.

2) 증상

- 조절을 하려는 노력의 증가로 인해 동공이 축소된다.

3) 처치

- 조절용이성과 조절력 훈련으로 처치가 가능
- 훈련으로 기능이 회복되지 않으면 (+)렌즈로 조절긴장 제거

3 조절쇠약

1) 정의

- 조절쇠약은 조절부족과 동일한 상태이지만 조절부족보다는 정도가 덜 심한 상태이다.

2) 증상

- 조절력은 정상이다.
- 근거리 작업 시 안정피로가 발생한다.
- 조절시도가 되풀이될 때 조절기능이 피로하기 쉽다.
- 연속적으로 조절거리를 측정하면 근점이 멀어지나, 휴식을 취하면 원상으로 복귀된다.

3) 처치

- 조절용이성과 조절력 훈련으로 처치가 가능
- 훈련으로 기능이 회복되지 않으면 (+)렌즈로 조절긴장 제거

4 조절무력

1) 정의

- 자극변화와 조절반응 사이에 오랜 지체시간을 보이는 것으로 자극의 시작과 반응 사이의 정상 잠복시간은 약 0.7초 정도이다.
- 조절시간의 불규칙한 상태로 원점에서 근점으로 또는 근점에서 원점으로 이동시간이 오래 걸리며 조절노력이 필요하다.

2) 증상

- 독서 시 글씨의 흐림
- 원거리 주시에서 간헐적인 흐림

3) 처치

- 조절용이성 훈련 및 낮은 (+)렌즈 처치

5 조절마비

1) 정의

- 모양체근의 마비로 조절이 전제적으로 또는 부분적으로 손실된 상태를 말한다.

2) 증상

- 동공산대
- 심한 근거리 흐림(정시는 근거리 장애, 원시는 원거리와 근거리 장애가 나타난다).

3) 처치

- (+)렌즈 처치

6 조절경련

1) 정의

- 대개 간헐적이고 근거리 작업량에 의해 두드러지게 나타난다.
- 모양체근의 긴장이 계속되어 조절경련이 일어나 조절과다의 상태이다.
- 대표적인 것으로 가성 근시가 있으며, 원시는 정시 또는 근시로 되고 근시는 더욱 강한 근시로 된다.

2) 증상

- 원거리 시력의 저하
- 안정피로, 눈썹 위의 통증, 안 피로 등

3) 처치

- 독서 시 조절휴지를 위해 (+)렌즈 처방
- 좋은 시각 환경의 제공(좋은 조명, 신체적 안정, 지속적인 근거리 작업 자제 등)

Ⅳ. 노안

Presbyopia

1 정의

노안(presbyopia)은 40~45세 전후로 나타나는 나이에 따른 생리적 변화로 굴절이상이 아닌 조절이상이다. 노안의 발생 시기는 개인의 성향과 직업, 눈의 사용 정도에 따라 다를 수 있다. 원거리 시력이 정상인 정시나 원거리 완전교정안경을 착용한 비정시가 근거리 작업 시에 불편한 증상을 호소하면 임상적으로 노안으로 분류한다.

2 노안의 발생

1) 나이

나이는 노안을 정의하는 기준 가운데 가장 대표적인 요인이다. 노안의 발생 시기는 개인의 차이, 굴절이상 정도에 따라 조금씩 차이가 있지만 보통 45세 정도가 되면 노안으로 구분된다.

2) 지질학상의 환경적 요인

적도에 가까이 거주하는 인종이 상대적으로 노안이 시작되는 시기가 이르게 나타나는 경향이 있다. 이는 수정체가 자외선에 노출되는 시간과 높은 온도로 인해 신진대사가 더 빠르게 나타나 전반적인 노화가 빠르게 나타나는 것과 더불어 수정체도 더 빠르게 변히는 것으로 해석된다. 동일 나이에서 고도가 더 높은 곳에 거주하는 인종에서 노안이 더 늦게 나타난다는 보고도 있다.

3) 영양학적 요인

영양 부족은 수정체의 정상적인 신진대사를 저하시키고 모양체근의 기능을 손상시킨다. 지속적인 단백질과 필수 아미노산 결핍은 노안이 오는 시기를 앞당긴다고 알려져 있다.

4) 굴절이상

원시는 상대적으로 노안 증상이 일찍 나타난다. 근시는 원용교정을 벗은 나안상태에서는 근거리 작업을 할 수 있기 때문에 조절력이 남아 있는 시기에는 근용교정을 필요로 하지 않을 수 있다.

5) 근거리 시력 요구도

노안은 직업상 정확한 시력이 요구되거나 지속적인 근업을 해야 하는 경우에 더 빨리 증상을 호소하며 교정을 필요로 한다. 그러나 동일한 눈 상태라도 주로 원거리를 사용하는 직업이나 근업을 거의 하지 않는 경우에는 증상을 잘 느끼지 못해서 상대적으로 노안이 더디게 오는 것처럼 인식할 수 있기 때문에 특정 직업으로 인해 조절력이 더 빠르게 감소되는 것으로 잘못 해석해서는 안 된다.

6) 기타

여성이 남성보다 노안이 오는 시기가 더 이른 편이라고 알려져 있는데, 이것은 보통 노안과 폐경기의 시작이 일치한다는 보고가 있고, 여성이 상대적으로 팔 길이가 더 짧기 때문으로 생각된다.

3 노안의 발생원인

1) 나이

수정체는 일생 동안 성장하는 조직이다. 수정체의 성장은 수정체 섬유가 피질에서 계속 증가하여 수정체 핵이 점차 커지고 단단해지는 결과를 가져오게 되며, 수정체의 수분은 감소한다. 수정체의 지속적인 성장과 수정체낭의 탄력성 감소는 수정체와 모양체근의 관계에서 변화를 가져와 조절을 점진적으로 감소하게 만든다.

2) 질환

두 눈의 조절력 감소가 너무 이르게 나타나거나 손실의 정도가 크면 전신질환과의 관계를 의심해야 한다.

3) 약물

특정 약물과 화학물은 수정체의 신진대사를 방해하거나 모양체근 손상을 가져오고 일시적 또는 지속적인 조절력 감소를 가져와 노안에 이르게 한다. 인슐린 투약으로 굴절 변화가 생기고, 머리 염색제는 수정체 신진대사에 변화를 가져오며, 항불안성 약물, 진정제, 정신병약, 진경제, 항히스타민 그리고 이뇨제는 모양체근 활동을 부분적 또는 완전히 억제하는 것으로 알려져 있다. 항콜린성, 항히스타민 점안의 사용 역시 노안에서 고려되어야 한다.

4 노안의 증상 및 징후

1) 증상

(1) 근거리 흐림

가장 대표적인 증상이 근거리에서 잘 보이지 않는 흐린 시력이다. 노안이 오면 처음에는 평상시 근업 거리를 좀 더 뒤로 이동하는 경향이 있고, 그러다 언젠가부터는 그것마저 문제를 해결하지 못하게 되면 근거리가 불편하다고 호소하게 된다. 평소보다 더 멀리 책을 들고 보는 것이 더 편하다면, 이는 노안이 왔음을 알리는 신호이다. 대부분 조명이 어두워지면 시력 저하가 더 뚜렷해진다.

(2) 원거리 흐림

근거리 작업 후 원거리를 주시할 때 한동안 흐리게 보이는 것을 경험하게 된다. 이는 노안 초기에 조절이완 능력이 감소되어 나타나는 결과이다.

(3) 안(눈)긴장

미교정이나 저교정 상태의 노안은 지속적인 근거리 작업 후에 눈이 잡아당기는 느낌을 호소하게 된다. 이로 인해 근업을 회피하거나 중단하게 된다.

(4) 안통과 두통

근거리 교정이 정확하게 되지 않으면 눈 내부, 주위 또는 눈 뒤의 통증을 경험하게 되는데, 이는 조절 노력에 의한 지속적인 수축으로 인해 눈둘레근(안륜근)이나 뒤통수이마근(후두전두근)의 일부가 수축되어 나타나는 결과로 추측된다.

(5) 복시

나이가 증가함에 따라 외사외가 증가하여 근거리에서 복시가 나타날 수 있다. 이는 폭주 부족의 원인이 되는데 복시 진단을 위한 정확한 검사가 요구된다.

2) 징후

(1) 조절력 감소

조절력이 매년 0.40D 정도의 비율로 감소하여 70세 정도에는 조절력이 완전히 없어진다고 알려져 있다(그림 3-3).

(2) 굴절상태

원시량은 점차적으로 증가하게 되고 65세 이후에 일시적으로 근시가 증가하는 경향을

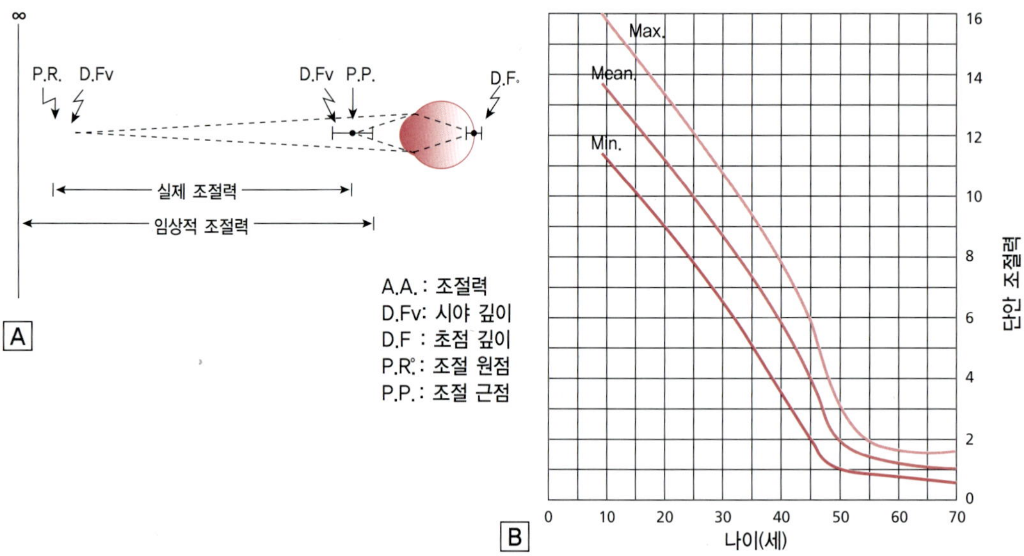

그림 3-3 나이에 따른 조절력의 변화
Ⓐ 실제 조절력과 임상적인 조절력, Ⓑ 나이에 따른 조절력의 변화

보이기도 한다. 이는 '제2의 시력'으로 불리는 수정체 핵의 굴절률 증가로 인한 결과로, 백내장 초기에 나타나는 증상이다. 노안에서는 도난시가 증가하는데 직난시를 가진 사람도 점차 도난시로 변하는 성향이 있다.

(3) 조절과 폭주

AC/A비의 자극과 반응의 관계가 불균형을 이루기 시작하므로 임상적으로 노안에서의 AC/A비는 의미가 없다.

5 노안의 분류

1) 경계선노안 Borderline Presbyopia

초기노안(incipient presbyopia)이나 예비노안(prepresbyopia)이 이에 해당된다. 실제적으로 눈은 근거리에서 추가적인 (+)굴절력을 필요로 하지만, 책을 멀리 놓고 보는 것과 같은 자체적인 노력으로 문제를 해결할 수 있다. 이런 경우는 대체로 원거리와 근거리에서 시각 수행이 잘 이루어지며, 근용교정에 잘 적응하지 못하고 거부하는 특징을 보인다.

2) 기능적 노안 Functional Presbyopia

근거리에서 작업이 어려운 노안의 뚜렷한 증상을 보이며, 근거리 교정 없이는 근거리 작업이 어려우며 근거리 교정으로 문제가 해결된다.

(1) 부분적 노안 partial presbyopia

조절능력이 일부 억제되는 경우

(2) 절대노안 absolute presbyopia

생리적으로 조절능력이 더 이상 존재하지 않는 경우

(3) 미숙노안 premature presbyopia

환경, 영양, 질환 관련 또는 약물 복용 등의 원인으로 나이에 비해 조절능력이 불충분한 경우

6 노안의 교정 Correction of Presbyopia

노안교정은 원거리 및 근거리에서 편안한 시각적 효과를 가져와야 하며, 감소하는 조절력을 보충하는 것이 목적이다. 교정은 다양한 방법으로 선택이 가능하다.

1) 안경

처음 노안교정안경을 착용할 경우 예전처럼 원용안경으로 근용부도 잘 볼 수 없다는 것을 인식시켜야 하고, 노안교정 방법에 따른 장단점을 비교해 보여 주는 것이 필요하다. 예를 들어, 근용 가입도로 원거리 시력표를 보게 해서 얼마나 흐려 보이는지 피검사자가 체험할 수 있게 한다. 보통 가입도가 2.00D 이상이 되면 이중초점 안경 착용 시 중간부의 불명시역이 존재할 수 있으므로 누진다초점안경을 착용하는 것이 바람직하다.

(1) 단초점 monofocal

주로 근거리 작업을 하기 위해 사용한다. 원용부와 근용부를 번갈아 보는 불편함을 해소할 수 있어서 이중초점 등의 다초점 안경에 적응하지 못하는 경우, 원거리 교정이 필요 없는 경우, 주로 근업을 위주로 눈을 사용하는 경우, 부등시 등의 경우에 적합하다(그림 3-4).

(2) 이중초점 bifocal

한개의 렌즈에 원용부와 근용부가 있다(그림 3-5).

그림 3-4 단초점 디자인

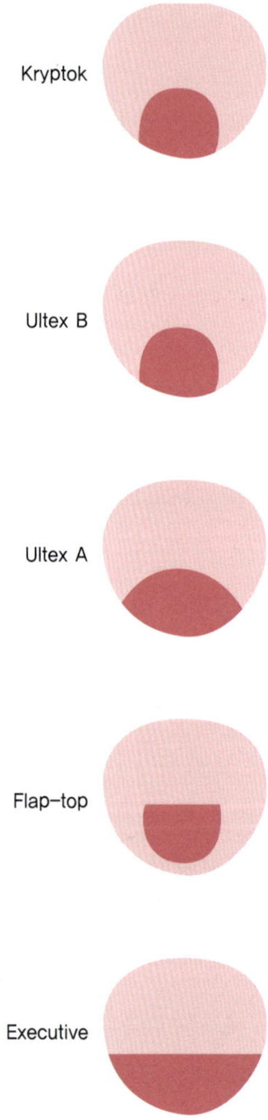

그림 3-5 이중초점 디자인

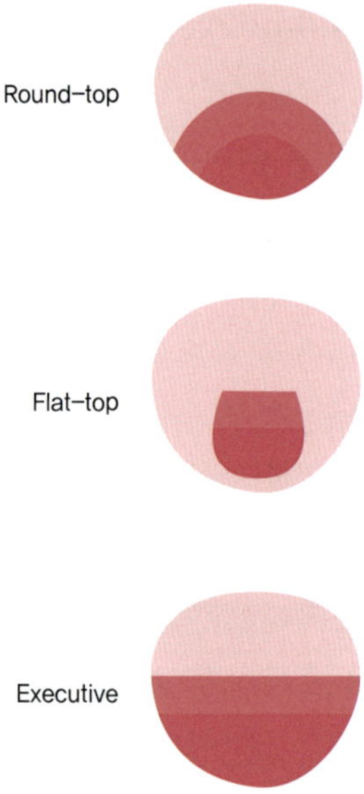

그림 3-6 삼중초점 디자인

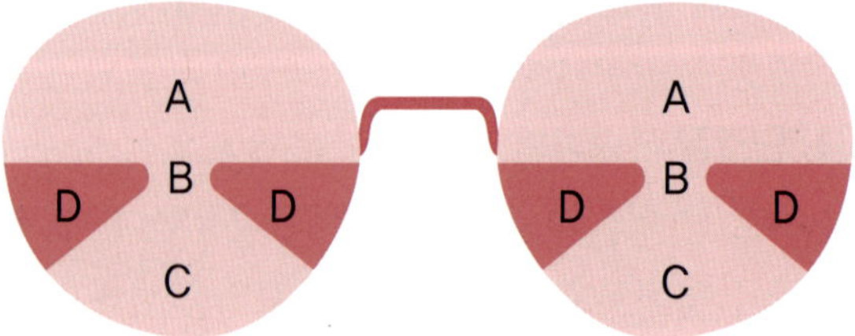

그림 3-7 다초점렌즈 디자인

(3) 삼중초점 trifocal

한 개의 렌즈로 원거리와 근거리, 중간거리를 볼 수 있다. 원용부와 근용부 외에 선명한 중간부 시력이 요구되는 경우에 적합하다. 그러나 누진다초점렌즈가 나오기 시작하면서 사라지고 있는 형태이다(그림 3-6).

(4) 누진렌즈 progressive addition lens

한 렌즈에 다양한 거리가 주시 가능한 굴절력으로 구성되어 있어 모든 거리에서 자연스럽고 연속적인 선명시가 가능하여 모든 거리에서 시각 활동이 자유롭고 외관상 근용부 분할선이 보이지 않기 때문에 외관상 만족을 줄 수 있다. 처음에 적응이 조금 힘들다는 단점이 있고 정점간거리, 동공중심간거리 등을 고려하여 정확하게 조제해야 한다. 적합한 대상은 다른 종류의 교정 방법이 시각적으로 만족스럽지 못하였거나 다양한 초점 형태의 시각 활동이 요구되는 경우이다. 누진렌즈에 적응된 사람은 다른 종류의 교정 방법에 만족하기 어렵다. 부등시가 심하거나 양안시에 문제가 있거나 너무 예민하거나 하는 경우는 부적합한 대상이다. 최근 착용 선호도가 증가하고 있다(그림 3-7).

V. 조절과 노안

Accommodation and Presbyopia

조절은 근거리 물체를 주시할 때 수정체가 볼록해지면서 눈의 굴절력이 증가되는 현상이다. 그런데 나이가 들면서 수정체낭의 탄력성이 감소하고 수정체가 딱딱해지고 모양소대는 느슨해지는 등의 생리적 변화로 인해 굴절력을 증가시키는 조절의 능력이 저하된다. 이런 조절력의 저하는 나이와 함께 서서히 진행되어 70세 정도까지 계속되며, 결국 근거리에서 물체를 명확하게 보기 힘들어지게 된다. 보통 노안이 시작되면 자체적인 노력으로 처음에는 평소 책을 보던 위치에서 책을 눈으로부터 점점 멀리 들고 보는 습관이 생기고, 결국에는 다른 해결책을 필요로 하게 된다.

VI. 무수정체안

Aphakia

무수정체안은 백내장 수술 후 인공수정체 삽입을 하지 않은 상태를 말하며, 예전에는 무수정체안이 많았지만 요즘에는 대부분 백내장 수술과 더불어 인공수정체삽입술을 동시에 하는 편이다. 단안 무수정체안은 대부분 콘택트렌즈로 교정을 하며, 이중초점 없이 근거리를 잘 보게 만들기 위해서 +1.00~+1.50D 정도 과교정 상태로 처방한다. 양안 무수정체안은 한쪽 눈이 먼저 무수정체안이 되어 콘택트렌즈로 교정하여 적응된 상태에서 다른 쪽 눈이 나중에 무수정체안이 되는 경우이다. 만약 콘택트렌즈에 잘 적응하지 못한다면 인공수정체를 고려해야 할 것이다. 무수정체안은 대개 안경이나 콘택트렌즈의 굴절력이 +12.00~+14.00D 정도의 범위에서 처방된다.

VII. 인공수정체안

Artificial Crystalline

백내장으로 인해 수정체가 제거되면 대개는 인공수정체(IOL)를 삽입하는 수술을 받게 되는데, 이런 눈을 가성수정체안(pseudophakia)이라고 한다. 만약 수술 후에 굴절이상이 무시할 만한 정도라면 원거리 시력 교정이 요구되지 않지만, 낮 동안에는 태양으로부터 자외선과 청색광의 위험에서 보호하기 위한 선글라스를 착용해야 한다. 태양 광선에 노출은 연령 관련 황반변성이나 다른 황반질환의 중요한 원인이 되는 것으로 알려져 있다.

문진과 예비검사

Case History and Preliminary Test

CHAPTER 4

I. 문진

Case History

문진은 검사자가 피검사자의 안경원 방문 목적을 정확하게 파악하기 위해 대화를 통해 피검사자로부터 필요한 정보를 수집하는 전반적인 과정으로 검안에서 가장 중요한 검사라고 할 수 있다. 문진은 피검사자의 안경원 방문과 함께 시작되어 안경원을 나가기 직전까지 이루어진다. 문진은 피검사자와 검사자 간의 개인적인 신뢰와 믿음을 갖게 함으로써 검사자와 피검사자가 좋은 관계를 성립할 수 있는 기회이다. 문진을 통해 얻어진 결과는 검사의 방향과 방법을 결정하게 되며 피검사자의 눈 상태를 정확하게 진단할 수 있는 기초자료가 된다. 또한 문진이 잘 이루어졌을 때 피검사자의 주된 불편함뿐 아니라 검사상에서 알 수 없었던 다른 여러 가지 문제들을 해결할 수 있게 된다. 그러므로 검사자는 문진을 통해 피검사자에게 좀 더 쉽게 접근하고 그들의 요구를 정확하고 신속하게 파악하기 위해서는 친절하고 짜임새 있게 질문하고 피검사자가 부담감 없이 질문에 답할 수 있도록 해야 하며 피검사자의 말을 주의 깊게 듣는 것이 필요하다. 문진 내용은 기록해 두었다가 다음 방문 시 적절하게 참고할 수 있도록 한다.

1 정의

눈에 관한 정보를 질문을 통해 얻는 것

2 목적

① 피검사자의 눈의 상태를 파악하고 검사 방향을 설정한다.

② 검사자와 피검사자의 심리적 거리를 단축하고 자연스러운 상태에서 검사를 실시한다.

③ 진단 그리고 최종 처방의 참고 데이터가 된다.

- 피검사자의 건강상태, 성격 파악
- 피검사자의 특별한 시기능 요구도 파악
- 착용안경의 상태 파악

3 종류

① 질의응답 형식

② 설문지 형식

4 문진의 내용

1) 주요 불편사항

흐림, 두통, 복시, 가려움, 타오름(작열감), 충혈, 통증, 눈물흘림, 눈부심, 달무리, 떠다님 등이 존재하는지 확인하다. 증상이 있을 경우 증상의 종류, 증상이 처음 나타난 시기, 증상의 빈도 등에 대한 추가 질문이 필요하다.

2) 눈의 과거력

- 마지막으로 시력검사를 받은 시기
- 과거의 안질환/상처/수술/기타
- 현재 착용 중인 교정(안경/콘택트렌즈)의 종류
- 현재 착용 중인 교정(안경/콘택트렌즈)의 시생활 만족도
- 특별한 시기능 요구사항
  - 직장에서 작업 형태와 조명상태
  - 취미활동 시 눈의 사용 방법

3) 건강상태

- 전반적인 건강상태
- 현재 약물 복용 여부
- 당뇨병/고혈압/갑상선질환/알레르기 존재 여부

4) 가족 안경력 및 병력

- 녹내장/백내장과 같은 안질환 존재 여부
- 당뇨병/고혈압/관절염과 같은 전신질환 존재 여부

5) 직업과 여가생활에 따른 요구도

- 직업의 종류 및 환경
- 작업거리와 작업에 따른 시력 요구도
- 여가생활에 대한 시각 요구도

5 문진의 적용

① 문진의 내용을 종합하여 각 개인에게 필요한 검사를 선택한다.
② 먼저 주요 불편사항이 무엇인지 어떤 문제 해결을 원하는지 파악한다.
③ 안경력과 건강상태가 주요 불편에 미치는 영향과의 관계를 이해한다.
④ 가족력에 의해 의심되거나 예측되는 문제를 파악한다.

6 문진 시 주의사항

① 피검사자의 말에 절대적으로 귀를 기울인다.
② 검사자에 대한 믿음과 신뢰를 갖도록 한다.
③ 공손하고 예의바른 말과 행동으로 인내심을 가지고 임한다.

II. 예비검사

Preliminary Test

1 정의

예비검사는 검사자가 피검사자의 문제를 해결하기 위해 피검사자로부터 정보를 수집해 가는 전반적인 과정으로 본 검사를 하기 전 반드시 해야 하는 중요한 검사이다.

2 종류

① 시력검사: 나안시력, 교정시력, 핀홀시력검사와 착용 안경굴절력 측정

② 기본검사: 폭주근점검사, 조절근점검사, 동공간거리검사, 가림검사, 우세안검사, 안구운동검사
③ 선택검사: 색각검사, 입체시검사, 시야검사, 암슬러 격자검사

II-1. 시력검사

1 나안시력검사 Naked Visual Acuity Test

시력(visual acuity)은 물체의 형태를 인식하는 능력으로 눈의 분해능력 또는 해상력이다. 물체의 상이 망막중심와에 형성되었을 때 물체가 가장 선명하여 시력이 가장 좋으므로 이를 '중심시력'이라 하고, 망막 주변부로 갈수록 시력이 떨어지는데 이를 '주변시력'이라고 한다. 일반적으로 시력은 중심시력을 의미하고, 이는 추체의 기능으로 이루어진다.

1) 시력의 발달

출생 시 안구는 작기 때문에 원시상태이고 시력은 0.02 정도이다. 나이가 증가함에 따라 안구가 성장하면서 시력도 점차적으로 향상하게 된다. 정상적인 시력인 1.0이 나타나는 시기는 3~4세 정도이고 6세에는 안구가 거의 성인과 유사한 형태가 되면서 굴절상태도 원시상태에서 정시상태에 도달하게 된다. 만약 6세에 시력이 1.0이 되지 않는다면 눈의 상태를 확인할 필요가 있다(표 4-1).

표 4-1. 연령별 시력

나이	시력
출생 시	0.02~0.03
3개월	0.1(양안시 가능, 조절력 성인 수준)
4개월	0.1(입체시 가능)
6개월	0.2
1세	0.4
3~4세	1.0

2) Weymouth의 시력의 세 가지 요소

(1) 최소가시력

- 배경으로부터 물체를 구별할 수 있는 최소단위이다.
- 백색 배경에서 볼 수 있는 최소 흑점의 크기로 말한다.
- 가시력은 광선의 양과 배경이 중요한 역할을 한다.

(2) 최소분리력

- 떨어져 있는 두 개의 점을 두 개로 구별하고 떨어진 거리를 알 수 있는 능력이다.
- 떨어져 있는 두 점을 두 개로 인식할 수 있는 최소의 간격을 말하며 '눈의 해상력' 이라고도 한다.
- 최소분리력을 '시력' 이라고 한다.
- 임상적인 최소시각은 30″~1′ 으로 간주한다.
- 분리최소력 측정: Landolt 'C' ring, Snellen 'E' 시표

(3) 최소가독력

- 읽고 판단할 수 있는 문자, 숫자, 혹은 형태를 인식할 수 있는 최소의 크기이다.
- 눈의 생리적 기능에 심리적 요인(주의력, 지능, 판단력 등)이 많은 영향을 미친다.
- 최소가독력 측정: Snellen 시력표, 한천석 시력표의 문자, 숫자, 그림 등

3) 시력의 단위

(1) 시력 = 1/최소시각(분)

(2) 시각

주시하는 물체의 두 점에서 안구의 절점을 향해 그은 두 직선이 만드는 각도이다. 시각이 작을수록 시력은 좋고, 시력은 시각의 역수로 나타낸다. 즉, 시력은 최소시각에 반비례한다.

(3) 최소시각

일정거리에서 외계에 있는 한 물체의 두 점이 일정한 각으로 분리되었음을 인식하고 그 이하의 각이 되면 두 점의 분리됨을 인식하지 못하는 시각이다.

(4) 시표의 크기 및 거리와 시각과의 관계

- 동일크기의 물체에서 물체와 눈과의 거리가 멀어질수록 시각은 작아지고 거리가 짧을수록 시각은 커진다.
- 동일거리에서 물체가 클수록 시각은 커지고 작을수록 시각은 작아진다.

4) 표준시력 1.0

① 일정한 밝기 기준(시력표 조도 약 500lx, 검사실 조도 50lx)에서 일정한 규격 시표의 1분각을 구분하는 시력이다.

② 5m 거리에서 표준시력 1.0은 외경 7.5mm, 폭 1.5mm인 Landolt 시표의 'C' 고리 간격 1.5mm의 뚫린 방향을 식별하고, 이보다 작은 간격을 식별하지 못할 때의 시력이다(그림 4-1).

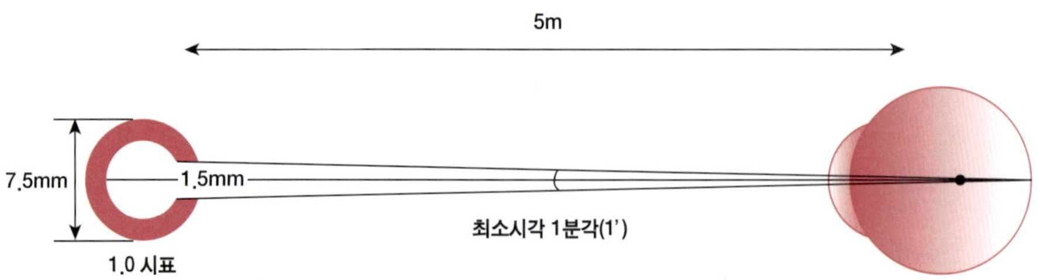

그림 4-1 시력과 시각

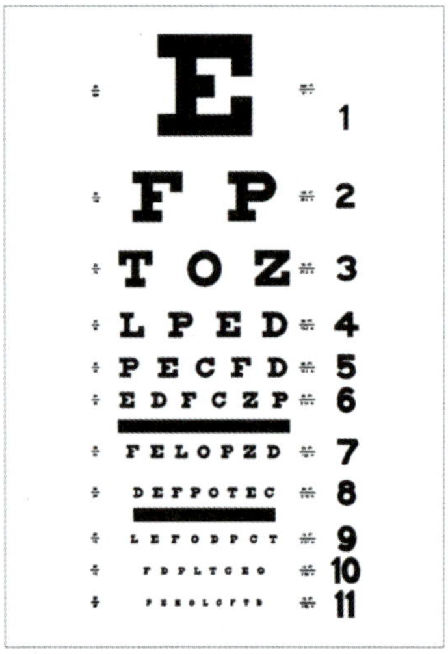

Snellen chart

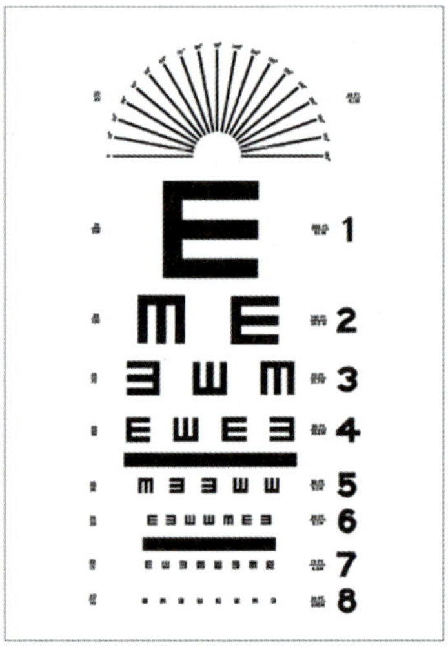

'E' 차트

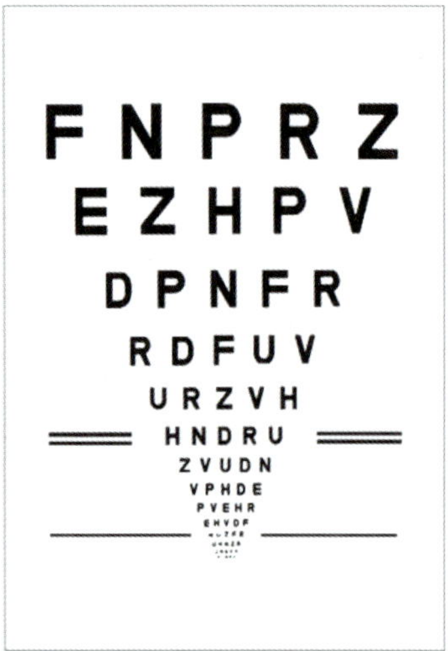

Bailey-Lovie 시표

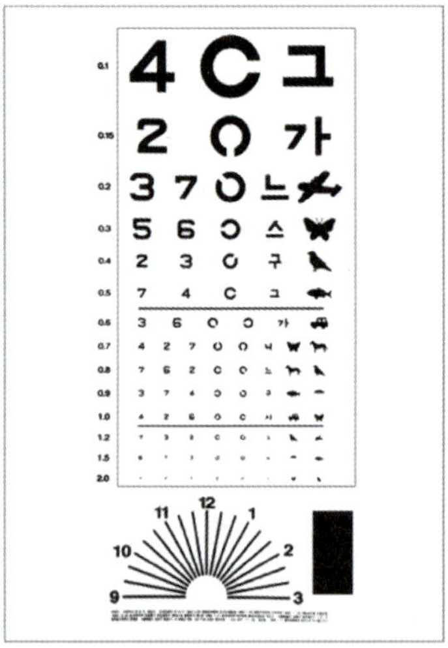

한천석 시력표

그림 4-2 원거리 시력표

5) 시력의 종류

① 중심시력: 망막황반부 중심와에 상이 형성되는 시력으로, 일반적인 '시력' 이다.

② 주변시력: 망막주변부에 상이 형성될 때의 시력으로, 중심시력보다 낮은 시력을 갖는다.

③ 원거리 시력: 일반적으로 5m 이상에서의 시력을 말한다.

④ 근거리 시력: 일반적으로 약 30cm에서의 시력을 말한다.

⑤ 나안시력: 시력보정기구의 도움이 없이 맨눈 상태의 시력이다.

⑥ 교정시력: 시력보정기구를 착용한 상태의 시력이다.

⑦ 단안시력: 한쪽 눈을 가리고 한쪽 눈만 측정한 시력이다.

⑧ 양안시력: 두 눈을 뜨고 측정한 시력이다. (양안시력은 단안시력과 같거나 5~10% 상승)

6) 시력표의 종류

시력표에는 스넬렌 시력표(Snellen chart), 'E' chart, Bailey-Lovie 시표, 한천석 시력표 등이 있다(그림 4-2, 3).

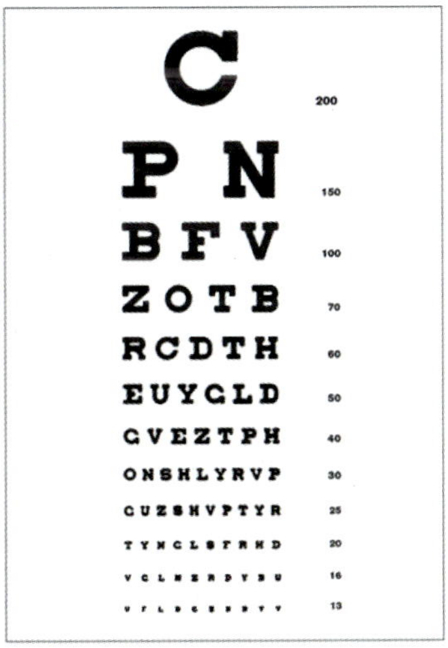

근용 스넬렌 시력

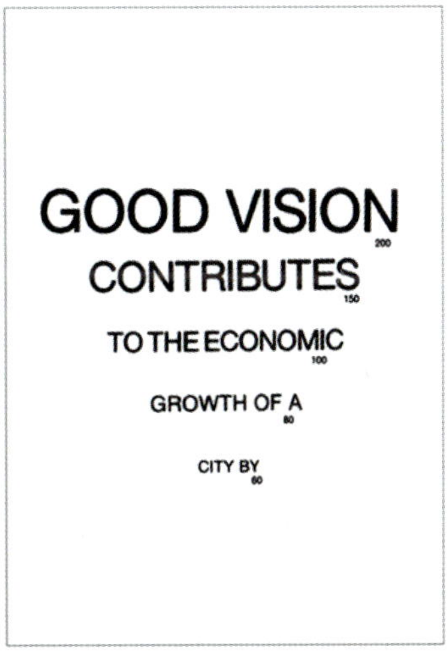

포롭터용 근용시력표

그림 4-3 근거리 시력표

7) 시력표에 따른 시력표기 방법

시력표기 방법은 크게 분수식과 소수식으로 구분할 수 있다(표 4-2).

표 4-2. 시력표에 따른 시력표기 방법

분수식		소수식	MAR (minutes of arc)
미국(20feet)	영국(6m)	한국(5m)	
20/20	6/6	1.0	1
20/30	6/10	0.67	1.5
20/40	6/12	0.5	2
20/50	6/15	0.4	2.5
20/60	6/20	0.3	3
20/100	6/30	0.2	5
20/200	6/60	0.1	10

(1) 스넬렌 분수식

- 스넬렌 분수식은 검사거리와 판독시표번호로 표현한다.
- $시력 = \frac{검사거리}{판독시표번호}$

시표번호

정상인이 각 시표의 1분각을 판별할 수 있는 거리를 m 또는 feet로 표시

(2) 소수표기

소수표기는 스넬렌 분수식을 소수식으로 표현한 것이다.

8) 시표 크기에 따른 시각과 시력

시력과 시각의 크기는 반비례하며 시력에 따른 시각과 시표의 크기 변화는 아래 표와 같다(표 4-3, 그림 4-4).

9) 시력에 따른 Landolt's 'C' ring의 외경과 폭 크기 계산 방법

- $5m\ 시표의\ Landolt's\ 'C'\ ring\ 외경\ 크기(mm) = \frac{7.5(시력\ 1.0의\ 시표\ 외경\ 크기)}{시력}$
- $5m\ 시표의\ Landolt's\ ring\ 폭\ 크기(mm) = \frac{1.5(시력\ 1.0의\ 시표\ 폭\ 크기)}{시력}$

표 4-3. 시력표에 따른 시력표기 방법

시력	시각(분, ′)	5m 시표크기(mm)	
		외경	폭
0.1	10′	75	15
0.2	5′	37.5	7.5
0.3	3.33′	25	5
0.4	2.5′	18.75	3.75
0.5	2′	15	3
0.6	1.67′	12.5	2.5
0.7	1.43′	10.7	2.1
0.8	1.25′	9.38	1.88
0.9	1.11′	8.33	1.67
1.0	1.0′	7.5	1.5
1.2	0.83′	6.25	1.25
1.5	0.67′	5	1
2.0	0.5′	3.75	0.75

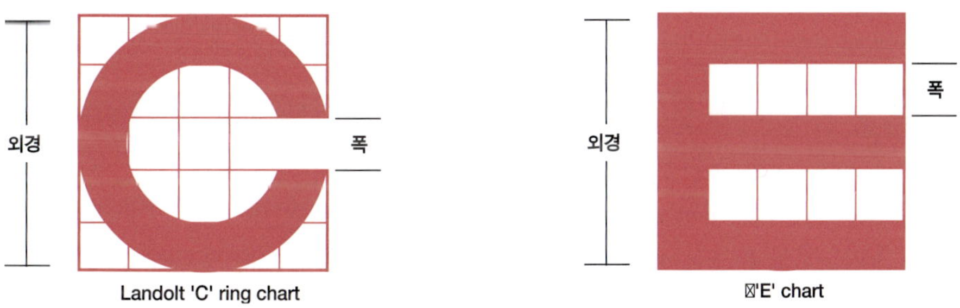

그림 4-4 시력표에서 외경과 폭

시표의 종류(3m, 6m 등)가 달라지면 시력 1.0에 해당하는 시표의 외경과 폭의 크기(1분각의 크기)도 달라진다.

(예) 3m 시표의 시력이 1.0일 때 시표 크기는 5m 시표의 시력이 1.0일 때 시표 크기의 0.6배(외경 4.5mm, 폭 0.9mm)

10) 시력검사

(1) 목적

주시거리(원, 근거리)에서 사물의 판별능력을 측정하여 눈의 굴절상태를 확인한다.

(2) 시력판별

- 피검사자가 읽을 수 있는 가장 작은 글씨가 '시력' 이다.
- 한 줄의 글씨수를 절반 이상 판독하면 해당 시력으로 간주한다.
- 한 줄을 다 읽고 그 다음 줄의 글씨를 추가로 읽었을 경우에는 '+' 로, 한 줄에서 틀린 경우에는 '−' 기호를 사용해서 정확한 시력을 표기

  (예) $20/30^{++}$: 20/30의 시표를 다 읽고, 다음 줄에서 추가로 글씨 두 개를 더 판독

  $20/30^{-2}$: 20/30 시표에서 글씨 두 개를 틀리게 판독

(3) 시력표에서 가장 큰 시표를 판독하지 못할 때 시력 측정 순서

① 시력표의 가장 큰 시표가 보일 때까지 걸어 나온다.

$$\text{시력} = \text{가장 큰 시표의 시력} \times \frac{\text{시표판독거리}}{\text{검사거리}}$$

② 안전수지시력[F.C(영어), n.d(라틴어)]: 손가락 개수를 판별(그림 4-5A)

단, 50cm도 보지 못하면 F.C(Finger Count)

표기 방법=FC/손가락 개수를 맞춘 거리

(예) 30cm에서 손가락 개수를 맞추면 → FC/30cm

③ 안전수동시력[H.M(영어), mm(라틴어)]: 손을 흔들어 판별(그림 4-5B)

손가락도 구별하지 못하면 H.M(Hand Motion)

표기 방법=OD : HM(오른쪽 안전수동)

④ 광각시력[L.P(영어), s.l(라틴어)]: 광각, 빛 감지(그림 4-5C)

손 흔드는 것도 구별하지 못하면 L.P(Light Perception)

표기 방법=+: Positive=빛을 감지할 때

−: Negative=빛을 감지하지 못할 때

⑤ 빛도 구별하지 못할 때: "맹", 안경교정불능(ins)

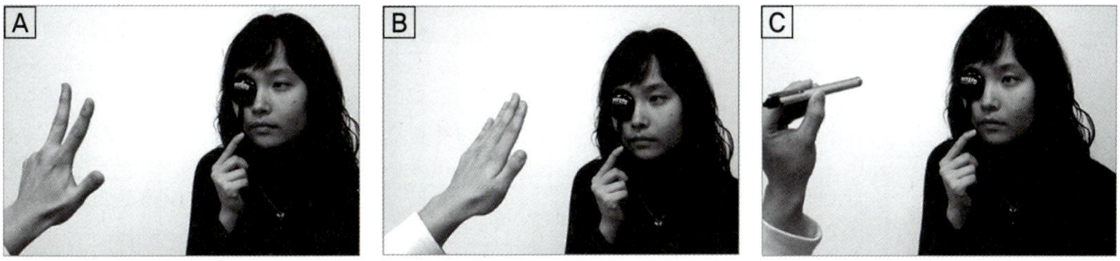

그림 4-5 시력표에서 가장 큰 시표를 판독하지 못할 때 시력 측정 방법
Ⓐ FC(안전수지), Ⓑ HM(안전수동), Ⓒ LP(광각)

11) 시력의 기록

- 피검사자가 읽을 수 있는 가장 작은 시표의 줄에서 절반 이상 읽은 경우 시력으로 인정한다.
- 간단한 약자를 사용하여 기록한다(표 4-4).
- 나안시력과 교정시력, 단안시력과 양안시력을 구분하여 기록한다.
- 사용한 시력표의 종류에 따라 분수식, 소수식 형식으로 표기할 수 있다.

표 4-4. 시력의 약자기호 표기

V.A	시력	C.L	콘택트렌즈착용시력
Vsc/sc	나안시력	Vcc/cc	교정시력
D.V.A	원거리 시력	N.V.A	근거리 시력
O.D/R.V	오른쪽 시력	O.S/L.V	왼쪽시력
O.U	양안시력	F.C	안전지수시력
H.M	안전수동시력	LP(-)/NLP	맹

(예) 소수식 VAsc: O.D HM 20cm VAcc: O.D 1.0
분수식 VAsc: O.D 20/200 VAcc: O.D 20/20

12) 시력검사 시 주의사항

- 검사하는 동안 피검사자를 주의 깊게 관찰한다.
- 눈을 찡그리거나 고개를 기울이지 않도록 한다.
- 검사하지 않은 눈은 차폐가 잘 되어 있는지 확인한다.
- 시력에 영향을 미치는 요인들이 개입되었는지 확인한다.

13) 시력에 영향을 주는 요인

(1) 망막 흐린점의 크기

- 망막 흐린점의 크기는 굴절상태와 동공크기에 의해 결정된다.
- 굴절이상도가 클수록 망막흐린점의 크기는 커져 시력 감소가 크다.
- 동공의 크기가 평균보다 작을 때(평균동공크기 2mm): 회절과 망막의 광량 감소로 시력 감소
- 동공의 크기가 평균보다 클 때: 구면수차 발생으로 시력 감소

(2) 시표의 대비(Contrast) 정도

시표 제작 시 백색바탕과 검정색 글씨가 80~100%의 대비를 갖도록 하는 것이 바람직하다. 대비가 5% 정도 감소할 때 정상인은 시력에 큰 영향이 없지만 약시 등은 현저한 시력 감소가 나타날 수 있다.

(3) 주변의 조명

(4) 주시상태: 정면주시, 측면주시

① 상이 망막중심와에 결상될 때 중심시력이 가장 좋다.
② 중심와에서 주변부로 갈 때 시력 저하(1° 편위 시 60% 정도 저하)
③ 망막주변부로의 이행에 의한 시력 저하는 망막 내의 추체의 밀도와 연관
  - 추체: 망막중심와에 밀집(중심시 관여)
  - 간체: 망막주변부에 분포하고 중심와에는 거의 없다.

(5) 나이

(6) 측정시간

(7) 시표의 재질

(8) 글씨의 배열, 크기, 간격, 형태 등

2 핀홀시력검사 Pinhole Visual Acuity Test

핀홀(pinhole)은 불투명한 검정색 원반 중심에 있는 직경 1~2mm의 구멍으로, 보통 1mm 정도의 핀홀을 가장 많이 사용한다(그림 4-6). 핀홀을 눈에 가입하면 빛의 들어가는 개구경의 크기를 작게 하는 효과가 있다. 일반적인 사람의 평균 동공의 크기가 2~4mm 정도인데 동공 앞에 1mm의 핀홀을 가입하면 동공이 축소되는 효과가 발생하여 눈에 (+)영향과 (−)영향을 주게 되어 핀홀을 가입하기 전과 가입한 후의 시력에 차이가 발생한다

(그림 4-7). 이러한 핀홀을 가입한 시력검사는 안경 또는 콘택트렌즈로 시력을 교정할 수 있는지의 여부를 판별하는 데 활용된다. 안질환이 없는 비정시안은 핀홀 가입 시 (+)효과로 인해 시력이 향상되지만, 안질환이 있는 경우 핀홀의 가입은 상이 형성되는 망막중심와 범위를 더 좁게 만들어 시력 감소를 가져오게 된다(표 4-5). 그러므로 검사자는 안경원을 방문한 비정시안의 본 검사를 실시하기 전에 핀홀시력을 측정하여 나안시력과 비교한 후 시력이 증가하면 안경(또는 콘택트렌즈)으로 교정이 가능하다고 판단하고 본 검사를 실시한다. 그러나 시력이 감소하면 안질환을 고려하여 피검사자에게 안과검사를 먼저 받도록 권유하여야 한다.

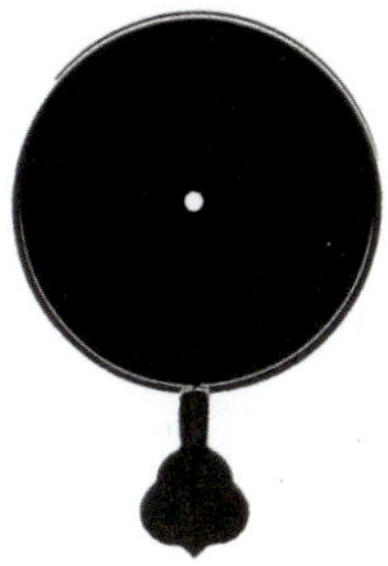

그림 4-6 핀홀(pinhole)

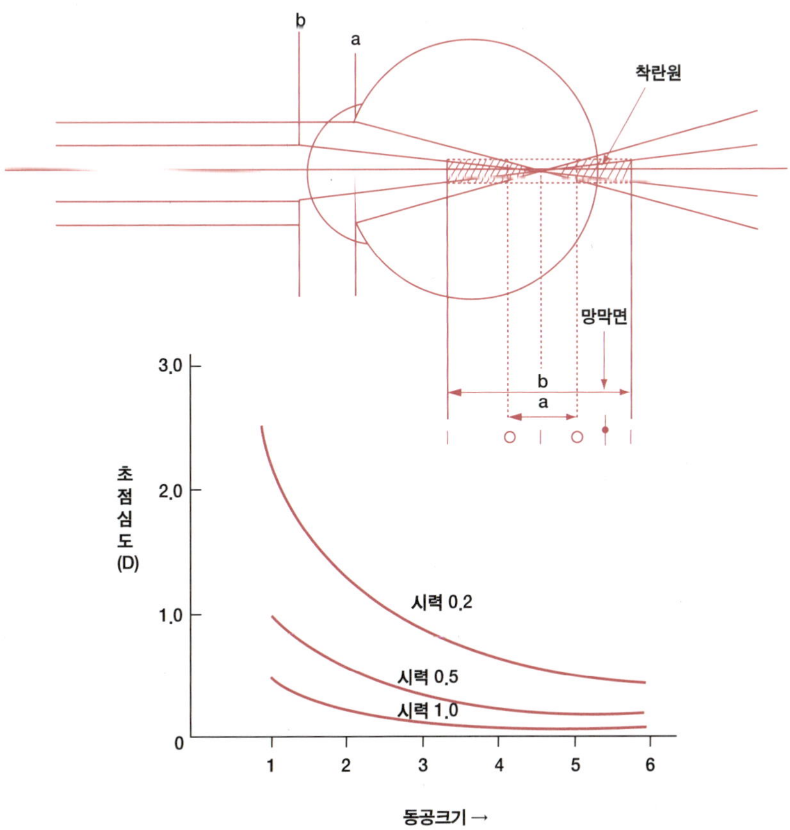

그림 4-7 핀홀(pinhole)

표 4-5. 핀홀 가입 시 발생하는 효과

(+)효과: 시력 증가	(−)효과: 시력 감소
• 초점심도 증가	• 망막조도 감소
• 구면수차 감소	• 회절현상
• 눈부심 감소	

1) 핀홀 가입 전과 후의 시력 변화

(1) 안질환이 없는 정시안과 수의성 원시안의 핀홀 가입 전과 후의 시력

정시안과 수의성 원시안은 망막중심와에 상이 형성된 눈이기 때문에 핀홀 가입으로 인한 (+)효과보다도 (−)효과가 더 크게 작용하여 핀홀 가입 후 시력이 가입하지 않았을 때보다 감소하거나 변화가 없다.

(2) 안질환 없는 비정시안(절대 원시, 근시, 난시)의 핀홀 가입 전과 후의 시력

안질환이 없는 비정시 중 근시, 난시, 절대성 원시는 정적굴절상태에서 망막중심와에 상을 형성하지 못하고 초점 또는 최소착락원의 상이 망막중심와의 앞이나 뒤에 형성되는 눈이다. 이러한 원인 가운데 하나는 구면수차이다. 이와 같은 비정시안의 구면수차를 감소하고 상이 형성되는 범위를 넓게 할 경우, 비정시안의 시력은 향상될 것이다. 비정시안의 눈앞에 핀홀을 가입하면 구면수차가 감소되고, 상이 형성되는 범위인 초점심도가 넓어지게 되므로 시력은 향상된다. 즉, 안질환이 없는 비정시 중 근시, 난시 절대성 원시안에 핀홀을 가입하면 핀홀 가입 시 발생하는 (+)효과로 인해 핀홀 가입 전보다 시력이 향상된다(표 4-6).

(3) 안질환이 있는 비정시안의 핀홀 가입 전과 후의 시력

안질환이 있는 비정시안에 핀홀을 가입하면 망막의 상이 형성되는 범위가 좁아져 핀홀 가입 전보다 시력이 감소한다(표 4-6).

표 4-6. 비정시안의 핀홀 가입 전과 후의 시력

눈의 상태	핀홀 가입 후 시력	비고
안질환이 없는 비정시 (절대 원시, 근시, 난시, 노안)	증가	
안질환이 없는 비정시 (수의성 원시)	변화가 없거나 감소	
안질환이 있는 비정시	감소	• 안과 진료 후 재방문 요청
교정안경을 착용한 비정시	증가	• 혼탁 • 부정 난시 • 굴절이상도 미교정
	감소	• 망막황반부의 이상 의심

2) 핀홀시력검사

(1) 목적

비정시안의 굴절이상도가 안경(또는 콘택트렌즈)으로 교정 가능한지 여부를 판단한다.

(2) 핀홀시력 표기

- 핀홀시력은 약자 PH로 표기하고 원용교정시력을 기록한 후 그 다음에 기록한다.
- 핀홀 가입 시 교정시력이 향상되지 않으면, 'PHNI(pinhole no improve)'로 표기한다.

(예) VAcc: OD 1.0 PH 1.2 VAcc: OD 0.5 PHNI

3 구안경검사 Habitual Glasses Test

구안경검사는 교정을 위한 최종 처방값을 결정하는 데 기초자료가 된다. 안경원을 방문한 피검사자가 착용하고 온 안경의 굴절력, 안경렌즈의 광학중심점 위치(조제가공 P.D, 광학중심점 높이), 안경착용 시 시력과 적록검사, 안경착용 기간 등을 파악한다.

1) 구안경 굴절력

구안경 굴절력 측정을 통해 다음과 같은 사항을 알 수 있다.

- 굴절이상도의 종류 및 크기(난시 유무 확인)
- 난시안의 경우 교정원주렌즈 축 방향
- 시위처방의 경우 프리즘양과 방향

2) 구안경 광학중심점의 위치

조제가공 P.D와 광학중심점의 높이(Oh)를 측정하여 안경착용 시 안정피로의 여부를 파악한다.

3) 구안경 착용시력

국제안과학회는 '시력 1.0'을 기준시력(표준시력)으로 정한 바 있다. 그러므로 모든 비정시가 시력교정기구를 착용했을 때 교정시력이 1.0 이상이 될 것이라고 예상하여 굴절검사 과정에서 '교정시력 1.0'을 만들기 위한 노력을 하는 경우가 있다. 그러나 교정시력은 개인마다 차이가 있고, 교정시력이 2.0인 경우도 있는 반면 0.7인 경우도 있다. 그러므로 구안경 착용시력을 통해 검사자는 굴절검사 시 최종교정시력을 예상할 수 있다. 구안경 착용시력이 낮을 경우 안경을 처음 착용했을 때의 시력을 물어보고, 그때도 시력이 낮았다면 굴절검사 과정에서 최종 교정시력이 '낮음' 을 예상하고 시력 '1.0' 을 맞추기 위한 노력을 하지 않아야 한다.

4) 구안경착용 시 적록검사

구안경착용 후 적록검사는 안경의 교정상태(저교정, 과교정)를 파악할 수 있다. 피검사자가 안경착용 후 원시상태가 되어서는 안 된다. 왜냐하면 원시는 원거리 주시 시 항상 조절을 하므로 조절성 안정피로가 발생하여 피로감을 유발하기 때문이다. 안경착용상태에서 적록시표 주시 시 녹색바탕의 검정색의 글씨(또는 문자)가 적색바탕의 글씨(또는 문자)보다 더 선명하다면 원시상태(근시의 경우 과교정, 원시의 경우 저교정)이므로 최종 교정굴절력을 구안경굴절력보다 근시는 낮게, 원시는 높게 처방하여야 한다는 것을 파악할 수 있다.

II-2. 기본검사

예비검사는 문진에 이어서 수행되는 첫 번째 검사이다. 굴절검사를 하기 전에 필요한 사전검사라고 할 수 있다. 이 검사의 순서는 판단력 있는 진행 과정의 선택에 의해 이루어져야 한다.

굴절검사와 처방, 그리고 안경의 피팅(Fitting)이 이루어질 수 있도록 피검사자를 관찰하고 각 피검사자에게 요구되는 검사 과정을 선별해서 정확한 진단을 내릴 수 있도록 한다.

검사자는 모든 피검사자에게 기본검사를 실시하고 검사 결과에 따라 이차적인 검사를 실시하고 결과에 따라 최종 진단을 내려 처방할 수 있도록 한다. 기본검사는 굴절, 기능, 건강상태를 확인할 수 있는 검사로 8~12단계의 과정으로 구성된다(표 4-7).

1 폭주근점검사 Near point of convergence(NPC) Test

폭주(convergence)란 의식적인 조절시의 유일한 이향운동(vergence)이다. 이는 수의성 폭주, 융합성 폭주, 그리고 조절의 자극에 의한 융합운동이다. 폭주근점은 눈이 최대로 폭주했을 때 시축(visual axis)의 교차점이다.

폭주근점거리는 폭주근점으로부터 눈의 회선 중심점까지의 거리이다.

1) 검사 목적

피검사자의 융합 유지시 눈의 폭주능력을 측정하는 검사

표 4-7. 예비검사에서 우선적으로 제시되어야 할 기본검사와 진단적 중요성을 갖는 이차적인 검사의 구분

기본검사	굴절	진단적 중요성 기능	건강
외안부검사		+	*
시력검사	*	+	*
핀홀시력검사	*	+	*
조절력검사	+	*	+
색각검사			*
차폐검사	+	*	+
입체시검사		+	*
Worth 4 Dot		*	+
폭주근점검사		*	
각막 반사법		*	+
외안근 검사		+	*
동공기능검사			*
시야검사			*
대면법			*
동공간거리검사	*		

* 기본적인 검사
+ 이차적인 검사

2) 임상적 이용

폭주근점은 피검사자의 최대 폭주능력을 측정하는 것이다. 양안시가 정상인 피검사자가 가장 편안한 상태에서 근업을 할 때 눈의 폭주능력을 검사하는 것이다. 폭주능력은 근육 긴장에 따라 반응하는데 근거리 물체를 바라볼 때와 조절의 연합운동으로 이루어진다. 피검사자의 폭주근점이 감소했다면 근업시 시각과 눈이 불편할 것이다. 피검사자들이 적당한 폭주를 할 수 없어 증상(symptom)을 경험한다.

3) 도구

- 펜라이트 또는 트랜스일루미네이터(Penlight or Transilluminator)
- 적색렌즈
- 근용 조절성 시력표
- 근용 lamp
- mm자(PD자) (그림 4-8)

※ 주의: Penlight나 투시도는 예비검사의 시표로 사용된다. 정상적인 양안시가 이루어지거나 NPC가 6~10cm보다 큰 경우에 Penlight와 적색렌즈, 그리고 조절성 시력표가 사용된다.

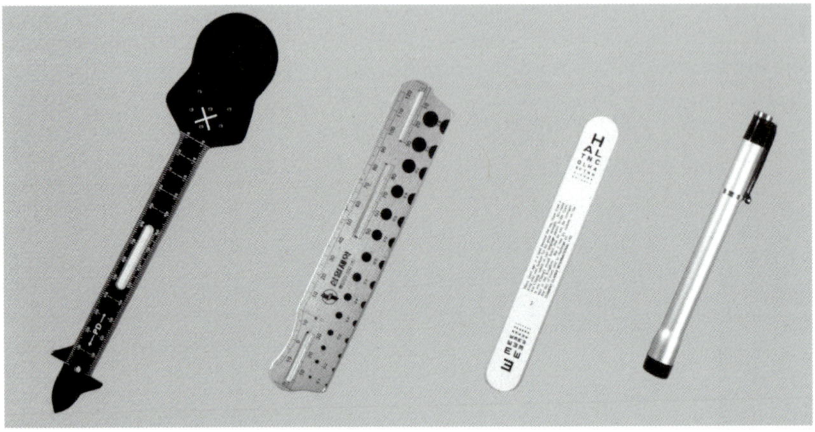

그림 4-8 PD자, 조절성 시력표, Penlight

4) 준비

- 검사실 조명은 밝게 한다.
- 근용조명을 그늘이 생기지 않도록 시표에 직접적으로 비춘다.
- 피검사자는 똑바로 앉아 머리를 세우고 눈은 약간 아래로 내려 시표를 본다.
- 근용안경이 필요한 경우 근용안경을 착용한다.
- 검사자는 피검사자의 정면에서 한손에는 Penlight나 조절성 근거리 시력표를, 다른 손에는 mm자를 든다(그림 4-9, 4-10).

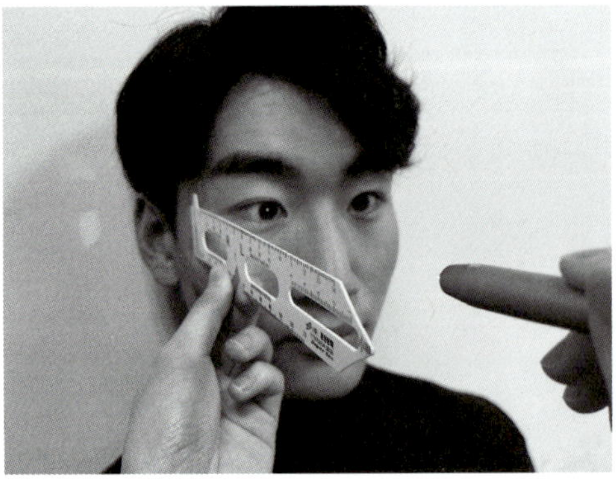

그림 4-9 불빛을 이용한 폭주근점검사

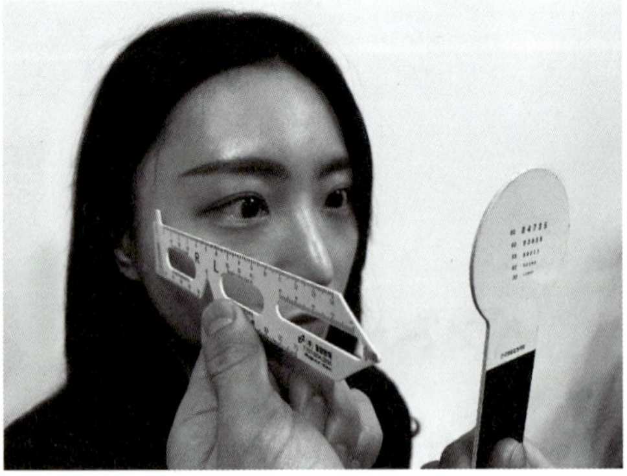

그림 4-10 조절성 시력표를 이용한 폭주근점검사

5) 검사 방법

① 피검사자에게 양안으로 시표를 정면에서 약간 아래를 보도록 하고 시표를 피검사자의 중심선 앞 40~50cm 정도에 위치시킨다.

② mm자(P.D자)의 제로('0') 눈금이 눈의 회선점을 지나가는 선과 일치하도록 시축 아래로 든다.

③ 피검사자에게 시표를 주시하도록 하고 몇 개의 시표가 보이는지 질문한다. 만약 시표가 두 개로 보인다면 시표가 한 개로 보일 때까지 시표를 피검사자로부터 멀어지게 한다.

④ 피검사자의 코 방향으로 중심선을 따라 시표를 아주 천천히 이동한다. 코 방향으로 가져오는 시간은 약 5cm/sec 정도 소요될 수 있게 한다.

⑤ 피검사자가 물체가 다시 두 개로 보인다고 하거나, 피검사자의 한쪽 눈이 시표를 주시하지 못하게 될 때까지 피검사자를 관찰하며 시표를 피검사자 가까이 가져온다. 계속 주시하는 눈이 우세안이다.

⑥ 피검사자가 시표를 두 개로 본(복시) 지점이나 양안주시를 잃어버린 지점으로부터 피검사자 눈의 회선점까지의 거리를 측정한다. 이것을 폭주근점이나 깨진점(break point)이라고 한다.

⑦ 피검사자가 12~15cm 이상에서 복시를 호소한다면 좀 더 노력해서 시표를 하나로 볼 수 있도록 한다.

⑧ 천천히 중심선을 따라 시표를 피검사자의 눈에서 멀어지게 하면서 시표가 한 개로 보인다고 말하는 지점을 회복점 (recovery point)이라 한다.

⑨ 결과를 기록한다. NPC가 10cm 이상이면 우안에 적색안경을 착용하고 Penlight를 이용하여 다시 검사를 한다.

적색렌즈를 이용한 폭주근점검사

① 피검사자는 습관적 교정을 착용한다.

② PD자를 시축 아래로 들고 제로점이 눈의 회선 중심을 통과하도록 일치시킨다.

③ Penlight를 피검사자로부터 40cm 거리에서 들고 코와 평행하도록 한다. Transilluminator가 더 적합하다. 적색렌즈를 피검사자의 한쪽 눈 앞에 위치시킨다.

④ 불빛을 피검사자 방향으로 1초당 5cm 정도의 속도로 이동한다.

⑤ 피검사자는 지속적으로 불빛을 주시하면서 적색 불빛과 흰 불빛을 보게 되면 검사자에게 말하도록 한다.

⑥ 피검사자가 적색과 흰 불빛이 보인다고 말하거나 검사자가 보기에 피검사자의 한쪽 눈이 밖으로 나갔을 때는 주시거리를 기록한다. 이것이 폭주근점이다.

⑦ 피검사자로부터 불빛이 천천히 멀어지게 하고 피검사자가 적색과 흰 불빛을 같이 보게 될 때 검사자에게 말하도록 한다. 이것이 회복점이다.

⑧ 검사결과를 기록한다.

* 폭주근점거리 = 폭주근점 + 안구회선점까지 거리

* 안구회선점거리: 각막정점 기준으로 후방 13mm

6) 기록

- 폭주근점은 "NPC"라 하고 "sc"와 "cc"로 표기하고 사용된 시표는 약자로 기록한다.
- Penlight: lite
- 적색렌즈: RL
- 조절성 시력표: accomm

① 피검사자가 복시를 호소하거나 눈이 편위된 지점의 직선거리를 cm/mm로 표기(파괴점)

② 피검사자가 다시 주시할 수 있었거나 하나로 보이게 된 지점의 거리를 cm/mm로 표기(회복점)

③ 편위된 눈과 편위된 방향을 표기

④ 피검사자가 두 개의 시표를 본다면 "복시"로 표기하고 피검사자가 복시를 호소하지 않으나 눈의 해리가 뚜렷하게 나타나면 우안이나 좌안에 억제(suppression)가 가능하다. 이때는 "억제"라고 표기한다.

⑤ 피검사자가 시표의 주시에 실패하지 않고 시표를 피검사자의 코까지 가져간다면 "TTN"(to the nose)

⑥ 결과를 기록한다.

7) 예

- NPC sc lite TTN
- NPC sc lite 10cm/12cm OS out, 억제
- NPC cc lite 4cm/7cm
- NPC SC accomm 8cm/13cm OD out

8) 기대치

- 파괴점(break): 3cm ±4cm
- 회복점(recovery): 5cm±5cm
- 파괴점이 7cm 이상이면 비정상
- 회복점은 10cm 이내가 정상
- 파괴점에서 복시는 정상
- 초기 노안은 거의 코까지도 폭주를 할 수 있다.

9) 해석

피검사자가 적어도 12~15cm까지 폭주를 할 수 없다면 피검사자의 눈은 폭주능력이 낮다. 이를 폭주부족증(convergence insufficiency)이라 한다. 이 피검사자는 폭주가 약할 때의 증상(symptom)을 호소한다. 눈은 해리되었는데 복시는 느끼지 못한다면 눈은 억제된 것이다.

10) 주의사항

- 적당한 시표를 사용한다.
- 약간 아래쪽 방향에서 검사하는 대신 위나 다른 주변부를 검사하지 않는다.
- 시표를 너무 빨리 움직이지 않도록 한다.
- 피검사자가 시표를 집중해서 주시할 수 있도록 한다.
- 피검사자로 하여금 시표가 흐려지는 것과 이중으로 보이는 복시를 구별할 수 있도록 한다.

2 조절력검사 Amplitude of Accommodation Test

조절(accommodation)은 선명한 근거리 시력을 얻기 위해 눈의 굴절력을 변화시키는 수정체의 굴절력 조정기능이고 조절력(amplitude of accommodation)은 최대 조절상태일 때 수정체의 굴절력 변화량이며 디옵터(Diopter, D)로 나타낸다. 조절근점(near point of accommodation, NPA)은 조절을 최대한으로 하여 물체를 선명하게 볼 수 있는 눈에서 가장 가까운 거리로 조절력을 대신하기도 한다. 이러한 조절력은 나이가 증가함에 따라 점점 감소하며(표 4-8), 나이에 따른 대략적인 조절력은 계산에 의해 산출할 수 있다(표 4-9).

표 4-8. 나이와 조절력(Donder's table)

나이(세)	조절력(D)	나이	조절력(D)
10	14.00	45	3.50
15	12.00	50	2.50
20	10.00	55	1.75
25	8.50	60	1.00
30	7.00	65	0.50
35	5.50	70	0.25
40	4.50	75	0.00

표 4-9. Hofstetter's formular

- 조절의 최소 기대치=15-(0.25×나이)
- 조절의 평균 기대치=18.5-(0.30×나이)
- 조절의 최대 기대치=25-(0.40×나이)

1) 조절력검사 방법

- Push-up
- Push-away
- 렌즈부가법(spherical addition)
- Prince rule

(1) Push-up 방법: 검사거리 이동

- 착용렌즈: 원용교정렌즈
- 사용시표: 1.0시표
- 근용 P.D setting
- 근용시표에 근거리 조명을 비춘다(피검사자의 눈에 빛이 들어가지 않도록 주의).
- 피검사자에게 시표가 선명하게 보이는지 확인한 후 흐리게 보일 때까지 시표를 피검사자 앞으로 이동한 후 흐려진 지점에서 시표로부터 각막정점까지의 거리를 측정한다(안경착용자는 안경렌즈 후면까지의 직선거리를 측정)(그림 4-11).
- 조절력=1/m(판독거리)

조절력검사는 단안검사 후 양안검사를 한다.

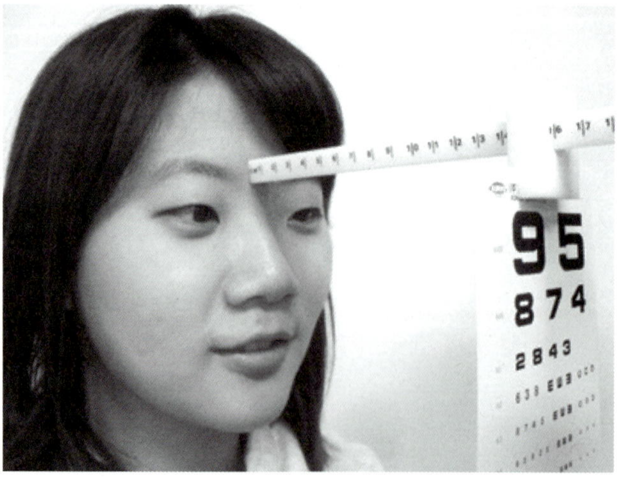

그림 4-11 Push-up에 의한 조절력검사

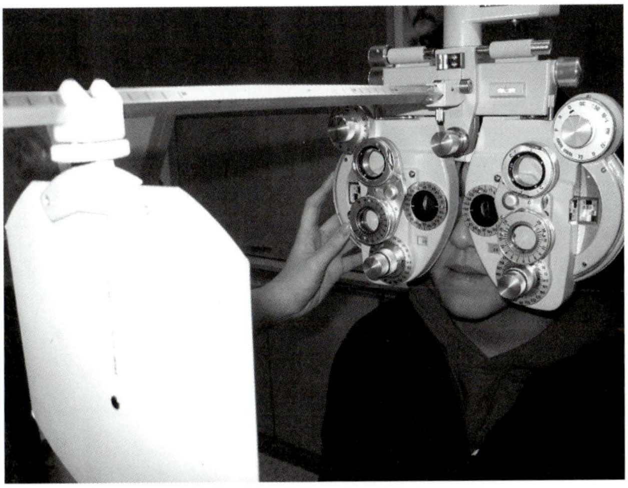

그림 4-12 포롭터를 이용한 렌즈부가법의 조절력 측정

(2) 렌즈부가법(spherical addition): 검사거리 고정(그림 4-12)

1 노안

- 착용렌즈: 원용교정 굴절력
- 사용시표: 신문글자크기(시력 0.5~0.6 시표)
- P.D: 근용 P.D
- 근용시표에 근거리 조명을 비춘다(피검사자의 눈에 빛이 들어가지 않도록 주의).
- 노안의 경우 시표가 흐려 보이므로 S+0.25D를 가입하면서 피검사자에게 5~10초의 시간을 주어 글씨를 선명하게 보려고 노력하도록 한다.
- 최초로 선명하게 보인다고 할 때까지 (+)구면렌즈를 가입한다.
- 조절력=2.5D - 원용교정 굴절력에 추가로 가입한 구면렌즈 굴절력
  (2.5D: 검사거리 40cm일 경우 눈의 조절량, 이 수치는 검사거리에 따라 다르다.)

2 비노안

- 착용렌즈: 원용교정 굴절력
- 사용시표: 신문글자크기(시력 0.5~0.6 시표)
- P.D: 근용 P.D
- 근용시표에 근거리 조명을 비춘다(피검사자의 눈에 빛이 들어가지 않도록 주의).
- 비노안의 경우 시표가 선명하게 보이므로 S−0.25D를 가입하면서 피검사자에게 5~10초의 시간을 주어 글씨를 선명하게 보려고 노력하도록 한다.
- 최초로 흐리게 보인다고 할 때까지 (−)구면렌즈를 가입한다.

- 조절력=2.5D−원용교정 굴절력에 추가로 가입한 (−)구면렌즈 굴절력
  (2.5D: 검사거리 40cm일 경우 눈의 조절량, 이 수치는 검사거리에 따라 다르다.)

2) 조절력의 해석

- 최대조절력은 양안조절력이 단안조절력보다 크다.
  (양안시상태에서 가까운 곳을 주시할 때 조절, 폭주, 축동이 서로 연관되어 관여하는 협동 안운동이 일어나므로 초점심도가 깊어진다.)
- 조절력에 영향을 미치는 요소: 시표 크기, 시표 조도, 시표 접근 속도, 환경 등
- 푸시업(push-up) 방법으로 측정한 두 눈의 조절력 차이는 1D를 넘지 않는 것이 정상이다.
- 두 눈의 조절력이 기준 이상의 차이가 생기는 원인
  - 원거리 양안굴절이상의 교정이 부정확할 때
  - 모양체근의 비정상적인 운동(병적 원인 등)
  - 수정체의 부푸는 곳이 제한되어 있는 경우(안압 상승)
- 방법에 따른 조절력 크기: 푸시업 > 렌즈부가법
  ⇔ 푸시업의 경우, 검사거리가 가까워지면서 배율이 커지고, 이에 따른 망막상도 커져서 최대조절력이 렌즈부가법보다 약간 크게 측정된다.

3 동공간거리검사 Interpupillary Distance Test (IPD, PD)

동공간거리는 두 동공중심 사이의 거리로 양안 PD(IPD)이고, 동공거리는 코 중앙에서 한쪽 눈의 동공중심까지의 거리인 단안 PD(PD)를 말한다. 동공거리는 굴절검사나 양안시검사 후 편안하고 정확한 안경처방을 위해 필요한 데이터이며 안경착용 시 발생하는 자각 증상에 직접적인 영향을 미치므로 정확한 검사가 요구된다.

1) 검사목적

① 안경조제가공을 위한 교정렌즈의 처방을 하기 위함
② 굴절검사나 양안시검사 시 정확한 검사에 필요한 PD 조정을 하기 위함

2) 검사도구

① PD 자
② 펜라이트
③ 동공거리계(pupillometer)(그림 4-13)

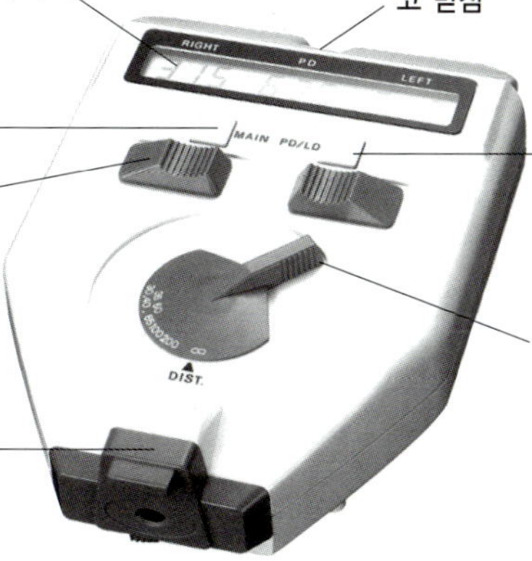

그림 4-13 동공거리계의 구조와 명칭

3) 검사도구에 따른 주시시표

① Anatomical method

- 원용 P.D: 검사자의 뜨고 있는 눈(OD/OS)
- 근용 PD: 검사자의 코끝

② Cathoptric method: 펜라이트

③ Pupillometer: 기계 내부의 주시점

4) 검사 방법

(1) Anatomical method

1 근거리 양안 PD

① 검사자는 한 손에 PD자를 들고 피검사자의 콧등이나 상안검에 PD자를 고정시킨다.

② 검사자의 뜨고 있는 왼쪽 눈/코끝을 주시하도록 한다.

③ 검사자는 피검사자의 정확한 주시를 유도하기 위해 뜨고 있는 눈을 손가락으로 가리켜 준다(그림 4-14A, B).

④ 검사자는 오른쪽 눈을 감고 왼쪽 눈으로만 PD자의 '0' 눈금을 피검사자의 오른쪽 눈의 귀 쪽 동공가장자리에 일치시킨다.

⑤ 검사자는 왼쪽 눈을 감고 오른쪽 눈으로만 피검사자의 왼쪽 눈의 코 쪽 동공가장자리와 일치하는 PD자의 눈금을 읽는다. 즉, 피검사자의 오른쪽 눈의 귀 쪽 동공가장자리에서 왼쪽 눈의 코 쪽 동공가장자리까지의 거리를 측정하는 것이다(경우에 따라서는 동공가장자리 대신 각막가장자리를 측정하기도 한다)(그림 4-14C).

⑥ 반대로 피검사자의 오른쪽 눈의 코 쪽 동공가장자리에서 왼쪽 눈의 귀 쪽 동공가장자리까지의 거리를 측정할 수도 있다(그림 4-14D).

⑦ 검사자는 정확한 측정을 위해 단안으로 PD자 눈금을 읽어야 한다.

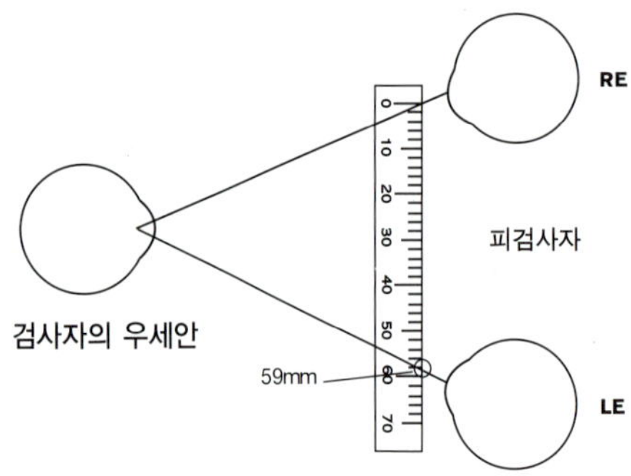

A 근거리 PD 측정: 검사자의 우세안으로 측정

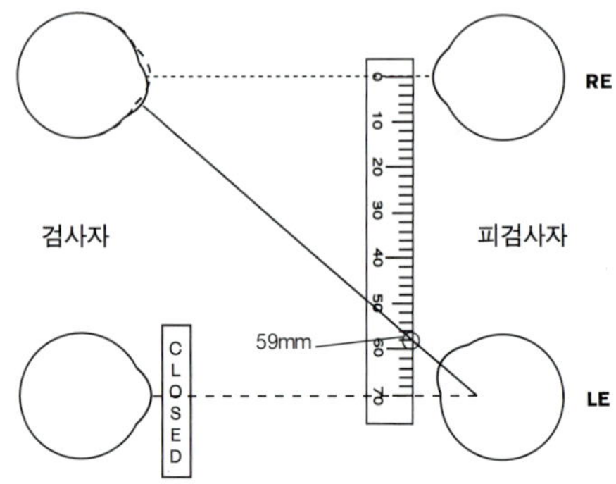

B 근거리 PD 측정: 검사자의 왼쪽 눈으로 측정

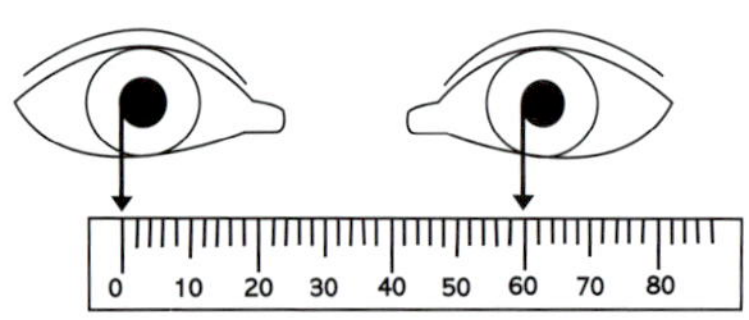

C 피검사자의 오른쪽 눈 귀 쪽 동공가장자리로부터 왼쪽 눈 코 쪽 동공가장자리까지의 길이 측정법

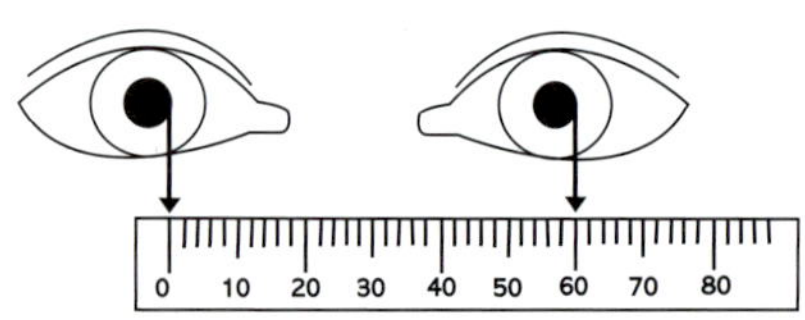

D 피검사자의 오른쪽 눈 코 쪽 동공가장자리로부터 왼쪽 눈 귀 쪽 동공가장자리까지의 길이 측정법

그림 4-14 근거리 양안 PD

2 원거리 양안 PD

① 검사자는 한 손에 PD자를 들고 피검사자의 콧등이나 상안검에 PD자를 고정시킨다.

② 피검사자에게 검사자의 뜨고 있는 눈을 주시하도록 한다. 검사자는 손가락으로 뜨고 있는 눈을 가리킨다.

③ 검사자는 오른쪽 눈을 감고 왼쪽 눈으로만 PD자의 '0' 눈금을 피검사자의 오른쪽 눈의 귀 쪽 동공가장자리에 일치시킨다(그림 4-15A).

④ 검사자는 왼쪽 눈을 감고 오른쪽 눈으로만 피검사자의 왼쪽 눈의 코 쪽 동공가장자리와 일치하는 PD자의 눈금을 읽는다. 즉, 피검사자의 오른쪽 눈의 귀 쪽 동공가장자리에서 왼쪽 눈의 코 쪽 동공가장자리까지의 거리를 측정하는 것이다(경우에 따라서는 동공가장자리 대신 각막가장자리를 측정하기도 한다)(그림 4-15B).

⑤ 반대로 피검사자의 오른쪽 눈의 코 쪽 동공가장자리에서 왼쪽 눈 귀 쪽 동공가장자리까지의 거리를 측정할 수도 있다.

⑥ 검사자는 정확한 측정을 위해 단안으로 PD자 눈금을 읽어야 한다(그림 4-15).

Anatomical method에 의한 단안 PD는 PD자의 '0' 눈금을 코 중앙에 위치시키고 측정한다.

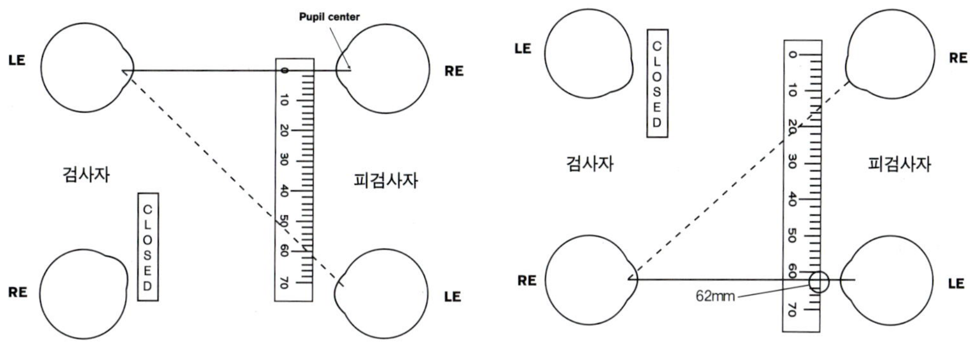

A 검사자의 왼쪽 눈으로 zero 눈금을 피검사자의 오른쪽 눈 동공 중심에 맞춘다.

B 검사자의 오른쪽 눈으로 피검사자의 왼쪽 눈 중심에서 위치하는 눈금의 수치를 읽는다.

그림 4-15 원거리 양안 PD

(2) Cathoptric method

1 근거리 양안 PD

① 검사자는 한 손에 PD자를 들고 피검사자의 콧등이나 상안검에 PD자를 고정시킨다.

② 검사자는 펜라이트를 검사자의 코 위치에 들고 피검사자에게 펜라이트 불빛을 주시하도록 한다.

③ 검사자는 오른쪽 눈을 감고 왼쪽 눈으로만 PD자의 '0' 눈금을 피검사자의 오른쪽 눈의 동공반사점에 일치시킨다.

④ 검사자는 왼쪽 눈을 감고 오른쪽 눈으로만 피검사자의 왼쪽 눈의 동공반사점과 일치하는 PD자의 눈금을 읽는다. 즉, 피검사자의 오른쪽 눈의 동공반사점에서 왼쪽 눈의 동공반사점까지의 거리를 측정하는 것이다.

⑤ 정확한 측정을 위해 단안으로 PD자 눈금을 읽어야 한다.

2 원거리 양안 PD

① 검사자는 한 손에 PD자를 들고 피검사자의 콧등이나 상안검에 PD자를 고정시킨다.
② 검사자는 펜라이트를 오른쪽이나 왼쪽 귀 방향에 위치시키고 피검사자에게 펜라이트 불빛을 주시하도록 한다.
③ 검사자는 오른쪽 눈을 감고 왼쪽 눈으로만 PD자의 '0' 눈금을 피검사자의 오른쪽 눈의 동공반사점을 일치시킨다.
④ 검사자는 왼쪽 눈을 감고 오른쪽 눈으로만 피검사자의 왼쪽 눈의 동공반사점과 일치하는 PD자의 눈금을 읽는다.
⑤ 검사자는 정확한 측정을 위해 단안으로 PD자 눈금을 읽어야 한다.

Cathoptric method에 의한 단안 PD는 PD자의 '0' 눈금을 코 중앙에 위치시키고 측정한다.

(3) Pupillometer method

① 검사자는 pupillometer를 들고 피검사자와 수평선상에서 서로 마주 앉는다(그림 4-16).
② 근거리 PD: 주시거리를 근거리로 조정한 후 피검사자에게 내부 주시점을 주시하도록 하고 PD를 측정한다.
③ 원거리 PD: 주시거리를 원거리로 조정한 후 피검사자에게 내부 주시점을 주시하도록 하고 PD를 측정한다.
④ 1~3번까지의 방법으로 주시거리별 양안과 단안 PD를 측정할 수 있다.

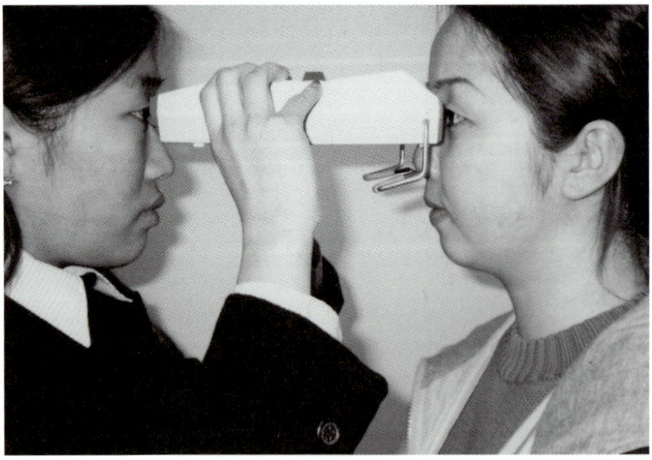

그림 4-16 동공거리계(pupillometer)를 이용한 PD 측정

4 가림검사 Cover test

사위(heterophoria)는 시축의 잠복편위이다. 사위가 있는 사람은 융합(fusion)이 방해받을 때를 제외하고 양안의 시선이 주시점에서 일치되며(그림 4-17B, D), 융합은 비주시안(non fixating eye)이 편위되는 것을 방해한다.

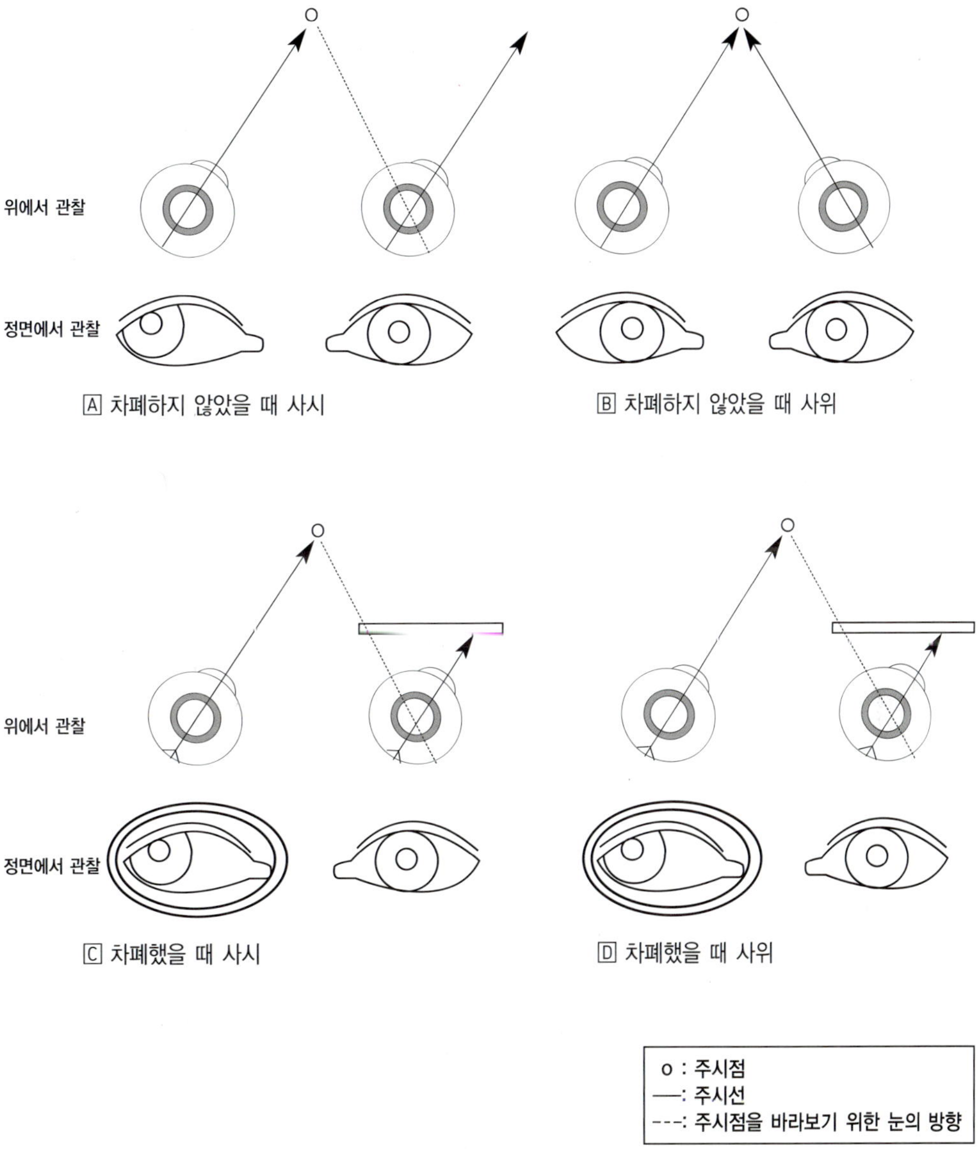

그림 4-17 사시와 사위

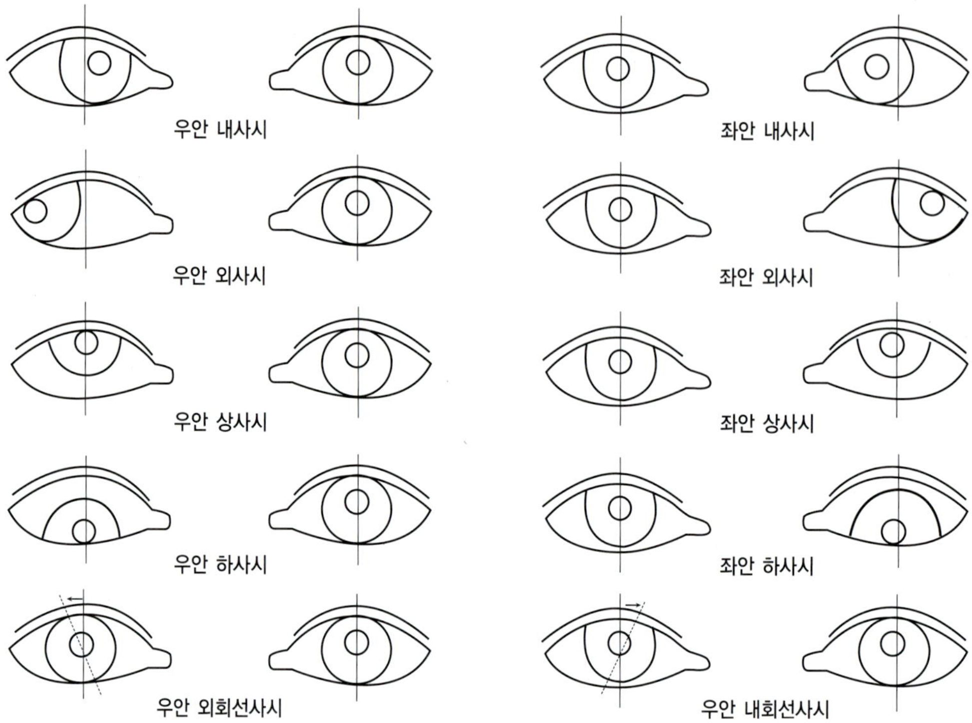

그림 4-18 **편위 방향에 의한 사시 분류**

사시(heterotropia)는 한쪽 눈의 시축의 현성편위(manifest deviation)이다. 한쪽 눈의 시축은 물체를 향하고, 다른쪽 눈의 시축은 물체를 향하지 않는다(그림 4-17A, C). 사시는 Strabismus 또는 Squint라고도 불린다. 사시는 많은 형태로 나타나는데 상태의 정확한 설명은 진단을 위해 중요하다(그림 4-18). 사시는 편위방향, 크기, 좌우차, 그리고 공동성을 가지고 있으며(그림 4-19, 4-20), 교정방법 및 검사과정 등이 다르다.

1) 검사 목적

- 사위나 사시의 존재 여부와 크기를 평가하기 위함
- 운동성 융합(motor fusion)의 존재 여부를 평가
- 운동성 융합의 존재 시(즉, 사시가 없는 경우) 차폐검사로 피검사자의 융합성 이향운동계의 크기를 측정한다.

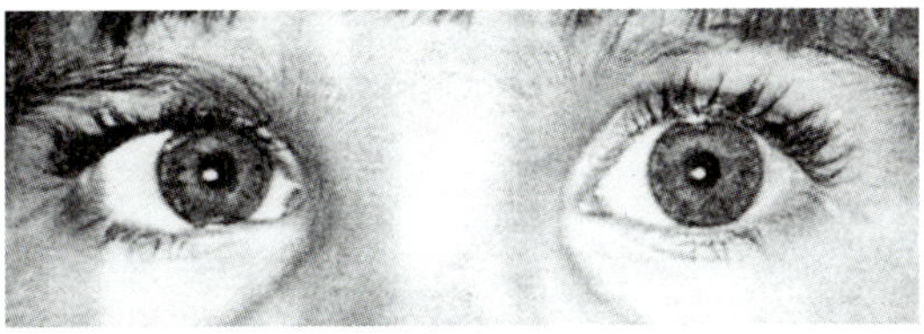
Ⓐ 우안 내사시

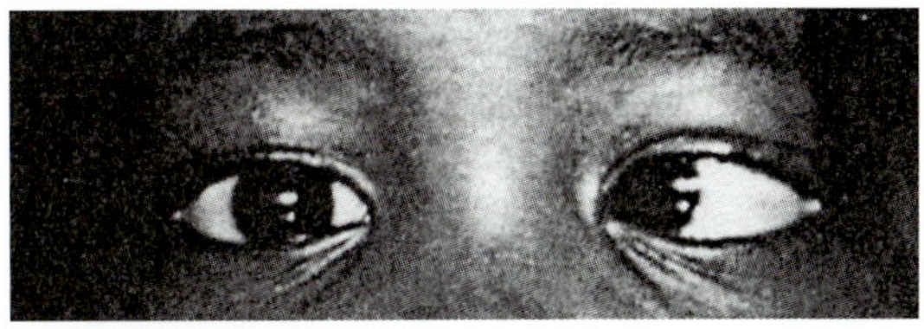
Ⓑ 좌안 내사시

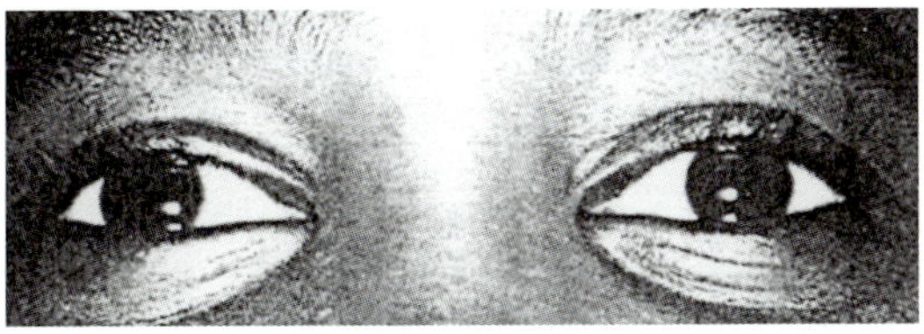
Ⓒ 우안 외사시

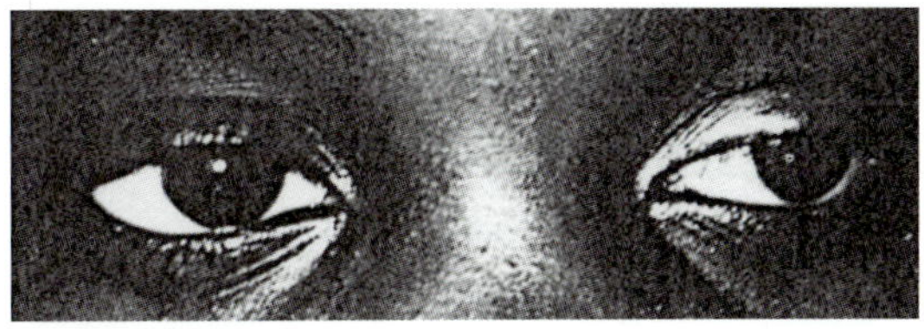
Ⓓ 좌안 외사시

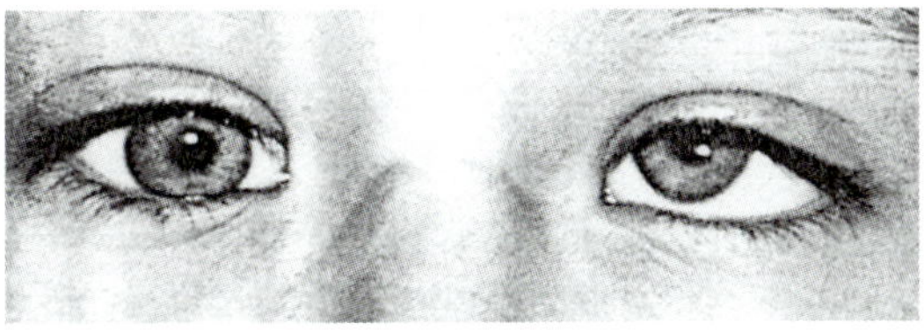
Ⓔ 좌안 상사시

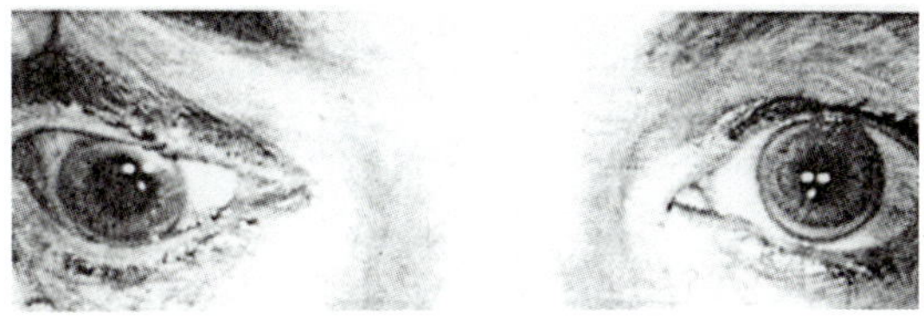
Ⓕ 우안 하사시

그림 4-19 사시성 편위의 방향

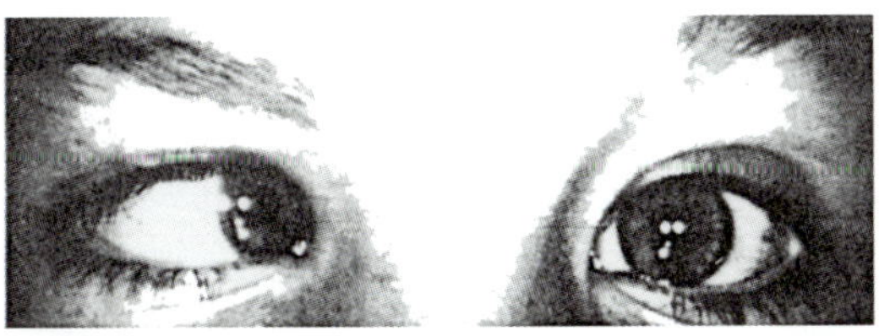
Ⓐ 우안 지속사시

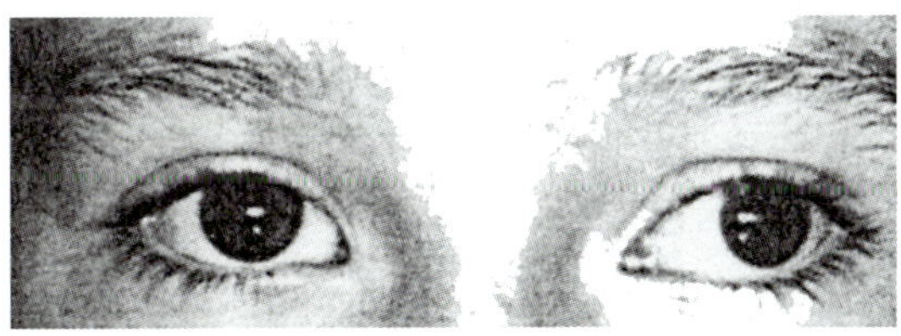
Ⓑ 교대성 외사시(우안 주시)

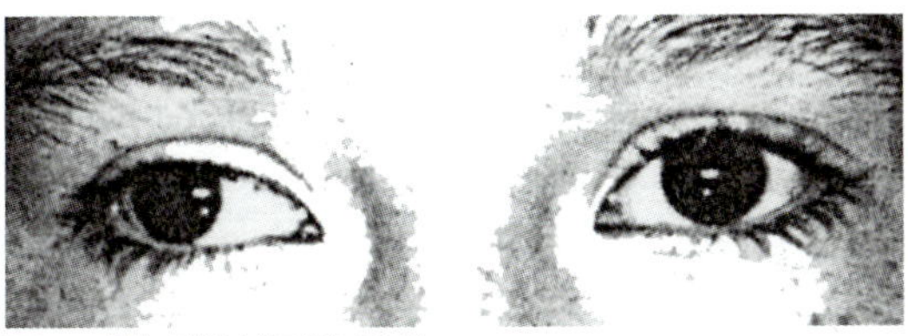
Ⓒ 교대성 외사시(좌안 주시)

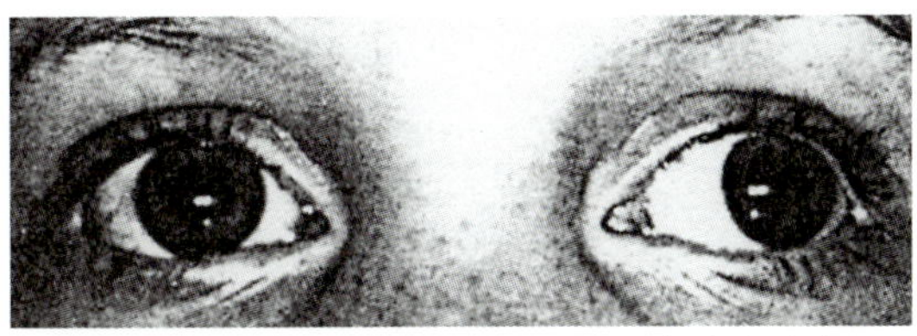
Ⓓ 외사시에서의 다른 방향에 따른 비공동성 편위 변화

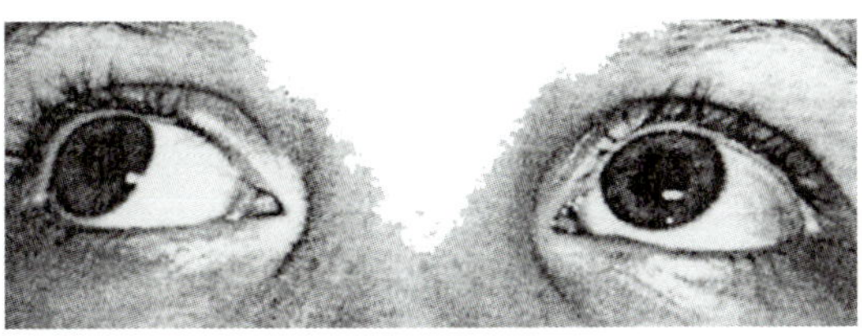
Ⓔ 외사시에서의 다른 방향에 따른 비공동성 편위 변화

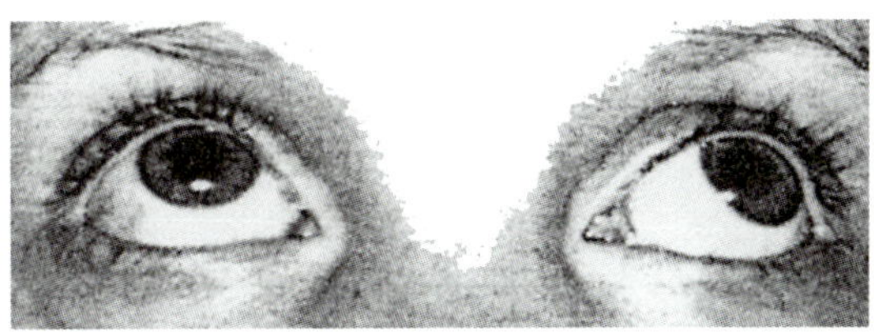
Ⓕ 외사시에서의 다른 방향에 따른 비공동성 편위 변화

그림 4-20 사시성 편위의 다른 종류

2) 도구

- 원용시력표
- 근용 차폐검사시표
- 차폐기
- 근용 lamp
- 수평, 수직프리즘 막대(prism bar)(그림 4-21)

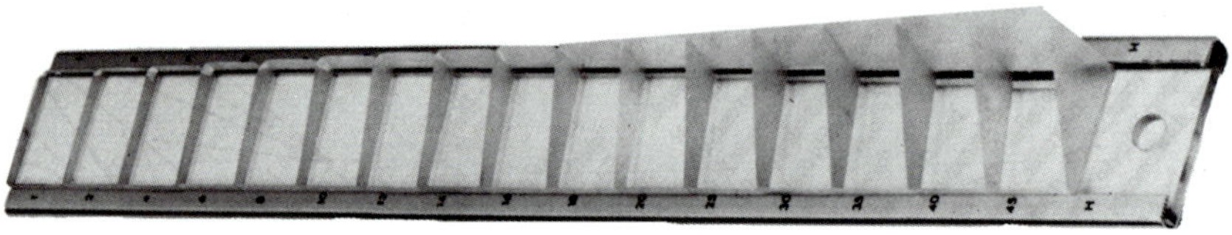

그림 4-21 프리즘 막대

3) 준비

- 피검사자는 원용교정안경을 착용한다. 시표를 원거리와 근거리에 위치시킨다.
  ㉠ 원거리
  최대교정을 한 상태에서 피검사자의 시력이 좋지 않은 눈이 읽을 수 있는 글씨보다 한 줄 위의 글씨를 보도록 한다.
  ㉡ 근거리
  시표를 40cm 정도에 위치시키고 피검사자의 시력이 좋지 않은 눈으로 읽을 수 있는 글씨보다 한 줄 위의 글씨를 보도록 한다. 피검사자에게 시표를 들도록 한다.
- 검사자는 한 손에 차폐기를 들고 다른 손을 이용하거나 피검사자에게 프리즘 막대를 들도록 한다.
- 검사실 조명은 검사자가 피검사자의 눈의 이동을 충분히 관찰할 수 있도록 조절한다.
- 차폐검사는 약간 어두운 상태에서 실시한다.
- 검사자는 피검사자의 눈의 이동과 시표를 주시하는데 방해되지 않으면서 피검사자를 관찰할 수 있는 위치를 유지한다.

4) 검사 방법

(1) 교대가림검사

사위나 사시의 방향과 크기를 측정할 수 있고 사위와 사시를 구별할 수는 없다.

① 피검사자가 계속해서 시표를 명확히 주시할 수 있도록 설명한다.

② 차폐기를 피검사자의 우안 앞에 2~3초간 위치시킨다.

③ 재빨리 피검사자의 우안에서 좌안으로 차폐기를 옮긴다. 그리고 차폐되지 않은 피검사자의 우안이 이동되는 방향을 관찰한다.

④ 좌안 앞에서 2~3초간 차폐기를 멈춘다.

⑤ 다시 재빨리 피검사자의 좌안에서 우안으로 차폐기를 옮기고 차폐되지 않은 좌안의 이동하는 방향을 관찰한다(교대차폐시 양안시가 이루어지지 않도록 신속히 이동시킨다).

⑥ 2~5회 이 과정을 반복한다(교대차폐를 반복할수록 편위의 크기와 방향이 뚜렷하게 나타난다).

⑦ 차폐되지 않을 때 눈의 움직이는 방향에 따라 편위된 방향을 확인하도록 한다(표 4-10).

⑧ 편위량은 프리즘 막대를 사용해 측정할 수 있다. 편위 방향을 확인하고 프리즘 막대를 눈에서 최대한 가깝게 위치시키다(표 4-11). 눈의 이동이 없어질 때까지 프리즘량을 늘려가면서 교대 차폐를 반복한다(그림 4-22).

표 4-10. 교대가림검사에서 눈의 이동 방향과 편위 방향과의 관계

비가림시 눈의 이동 방향	편위된 방향
코 방향	Exo(바깥쪽)
귀 방향	Eso(안쪽)
윗쪽 방향	Hypo(아래)
아랫쪽 방향	Hyper(위)

표 4-11. 교대가림검사에서 편위 방향을 중화시키기 위해 필요한 프리즘과의 관계

편위된 방향	중화시키기 위한 프리즘 기저 방향
Exo	기저내방(Base In)
Eso	기저외방(Base Out)
Hypo	기저상방(Base Up)
Hyper	기저하방(Base Down)

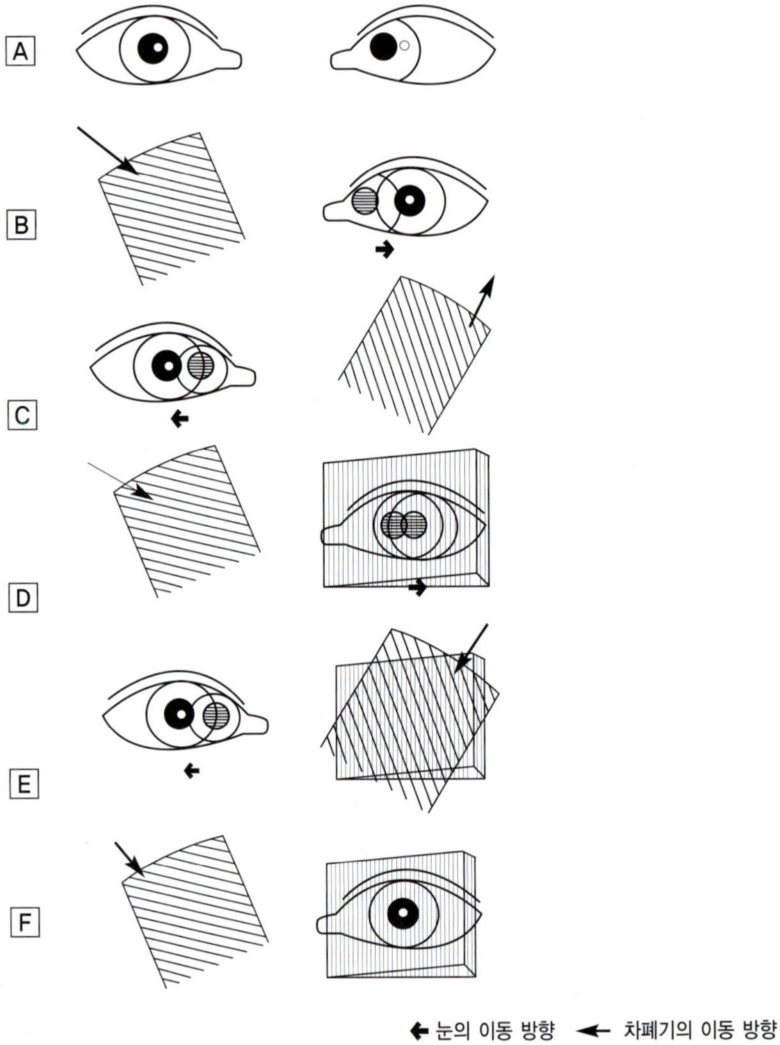

그림 4-22 **프리즘 가림검사**

Ⓐ 좌안의 내사시, Ⓑ 우안 가림–좌안이 귀 쪽으로 이동하여 주시, Ⓒ 좌안 가림–우안이 귀 쪽으로 이동하여 주시, Ⓓ 좌안에 프리즘 기저를 BO 방향으로 놓고 우안 가림–좌안이 귀 쪽으로 이동, Ⓔ 좌안에 프리즘량을 증가시키고 좌안 차폐, Ⓕ 우안차폐–좌안의 이동 없음. 이때의 프리즘량이 편위량

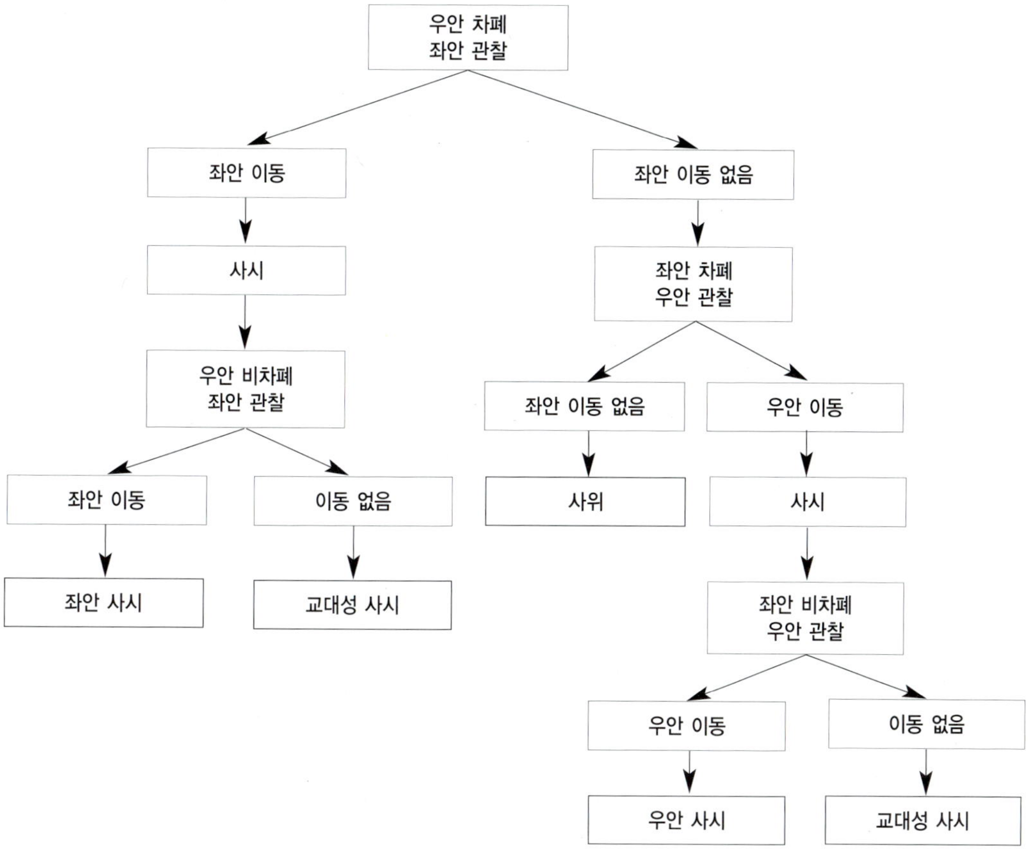

그림 4-23 가림/비가림검사에서 사위와 사시의 진단을 보여주는 흐름

(2) 가림/비가림검사

사위와 사시를 구별할 수 있는 유일한 검사이다. 사시에서 교대성과 단안 사시를 측정한다(그림 4-23).

가림/비가림검사에서 차폐는 사위와 사시를 구별하기 위해 양안으로 시표를 주시하고 있을 때 양안의 시축 위치를 측정한다. 만약 피검사자가 사위라면 양안의 비차폐시 각 시축은 시표와 일치한다. 사시일 경우 양안을 차폐하지 않았을 때 피검사자의 시축은 한쪽은 시표와 일치하고 다른 한쪽은 일치하지 않는다.

가림/비가림검사 시 비차폐된 눈의 시축의 위치를 관찰한다.

- 가림/비가림검사에서 비가림은 교대성 사시와 단안 사시를 구별한다.
- 피검사자가 교대성 사시라면 양안의 비차폐시 오른쪽이나 왼쪽의 시축이 시표와 일치할 것이다.

- 피검사자가 단안 사시라면 양안의 비차폐시 한쪽 눈만 주시점을 향하고, 주시안 차폐시에만 사시안이 주시하기 위해 이동한다.

① 좌안검사 시 먼저 양안이 차폐되지 않은 상태에서 우안을 차폐한다. 우안을 차폐함과 동시에 좌안의 이동을 관찰한다. 좌안에 이동이 없으면 좌안이 양안을 차폐하지 않았을 때 주시하고 있었음을 알 수 있다. 2~3초간 양안이 평소 상태로 회복하도록 차폐기를 제거한 후 반복한다.

② 우안검사 시 먼저 양안이 차폐되지 않은 상태에서 좌안을 차폐한다. 좌안을 차폐함과 동시에 우안의 이동을 관찰한다. 이동이 없으면 우안은 양안을 차폐하지 않았을 때 주시하고 있었음을 알 수 있다. 2~3초간 양안이 평소의 상태로 회복하도록 차폐기를 제거한 후 반복한다.

③ 만약 ①, ②번에서 이동이 없다면 피검사자는 사위이다(그림 4-24). 사위는 양안시 상태에서 시축이 시표와 일치한다.

④ ①번이나 ②번에서 이동이 있다면 피검사자는 사시이다. 교대성과 단안 사시를 구별하기 위해 한쪽 눈을 차폐시키고 차폐기가 제거됨과 동시에 비차폐되었던 눈의 이동을 관찰한다.

㉠ ①번에서 우안 차폐시 좌안의 이동이 있었다면 우안을 비차폐시키고 좌안을 관찰한다.
- 만약 우안의 비차폐시 좌안의 이동이 없다면 피검사자는 교대성 사시이다.
- 만약 우안의 비차폐시 좌안이 이동한다면 피검사자는 좌안 사시이다(즉, 양안의 비차폐시 우안은 시표와 일치하고 좌안은 그렇지 못하다).

㉡ ①번에서 우안의 차폐시 좌안의 이동이 없거나, ②번 과정에서 좌안의 차폐시 우안의 이동이 있으면 좌안을 비차폐시키고 우안을 관찰한다.
- 좌안의 비차폐시 우안의 이동이 없다면 피검사자는 교대성 사시이다.
- 좌안의 비차폐시 우안의 이동이 있다면 우안 사시이다(즉, 양안의 비차폐시 좌안은 시표와 일치하고 우안은 일치하지 않는다)(그림 4-25, 4-26).

⑤ 교대차폐검사와 차폐/비차폐검사는 원거리와 근거리에서 시행한다. 근거리검사는 적당한 조명에서 피검사자가 시표를 눈높이에 맞게 든다.

※ 주의: 차폐검사 시 발견된 편위는 공동성(comitant)이거나 비공동성(non comitant)이다. 만약 비공동성이면 9가지 기본 축 방향에서 편위를 측정한다. 한 가지 결과만 기록되었다면 공동성 편위라고 추측할 수 있다.

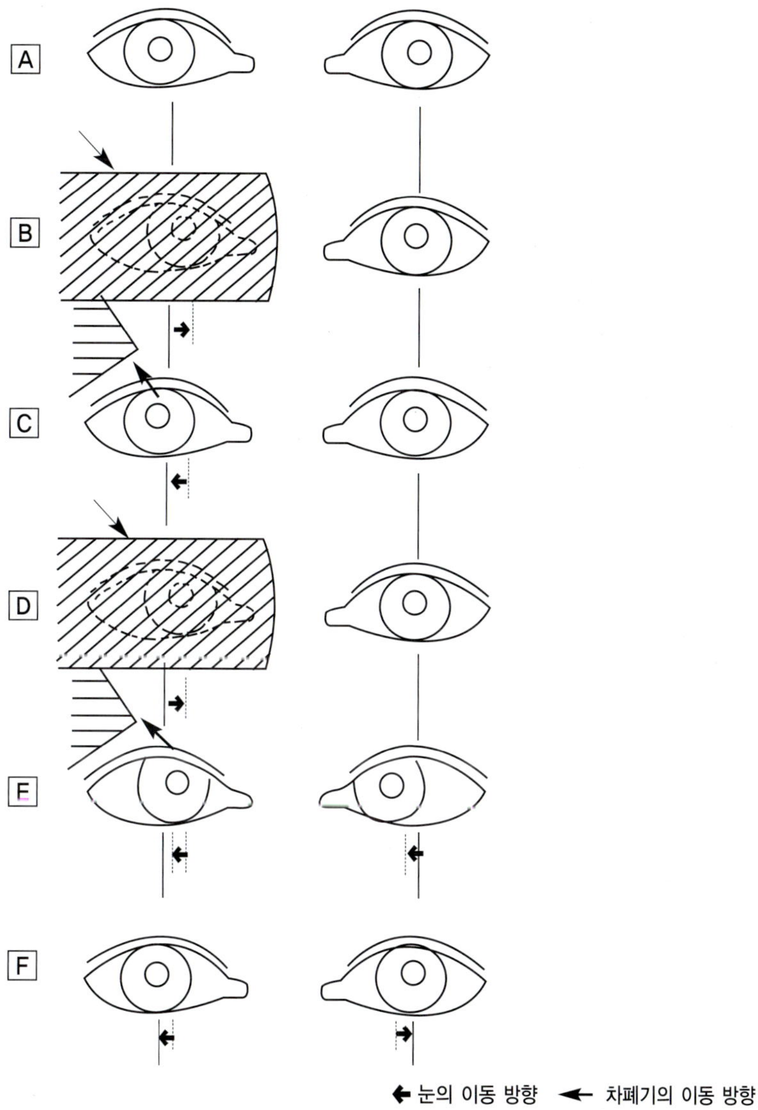

그림 4-24 가림/비가림검사에서 나타난 내사위

Ⓐ 양안의 시선이 정렬된 상태, Ⓑ 우안 가림-우안이 코 쪽으로 이동, Ⓒ 우안 비가림-우안이 자연스럽게 귀 쪽으로 이동하여 좌안이 재 주시를 유지, Ⓓ 우안 가림-우안이 코 쪽으로 이동, Ⓔ 우안 비가림-양안이 왼쪽으로 같은 양으로 이동, Ⓕ 양안의 시선 정렬을 위해 개산

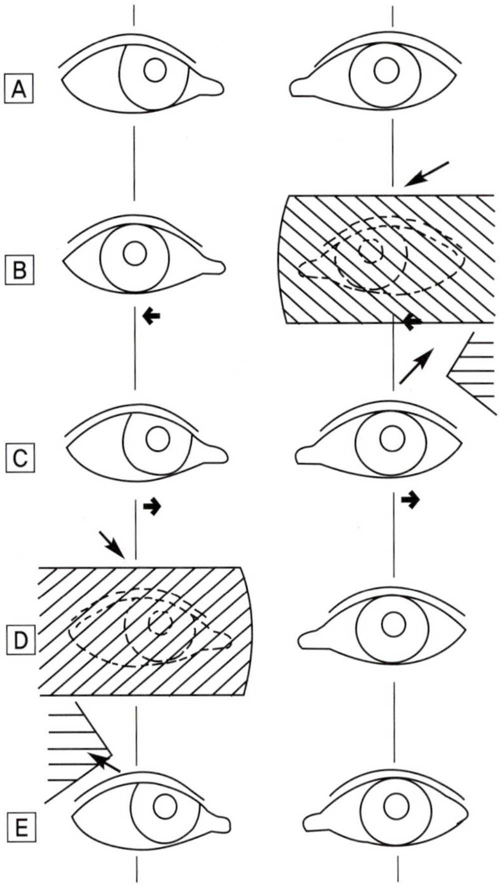

그림 4-25 가림/비가림검사에서 나타난 우안 내사시
Ⓐ 우안이 편위됨, Ⓑ 좌안 가림-양안이 왼쪽으로 이동하여 우안이 주시하게 됨, Ⓒ 좌안 비가림-양안이 오른쪽으로 이동하여 좌안이 다시 주시하게 됨, Ⓓ 우안 가림-양안의 이동 없음, Ⓔ 우안 비가림-이동 없음

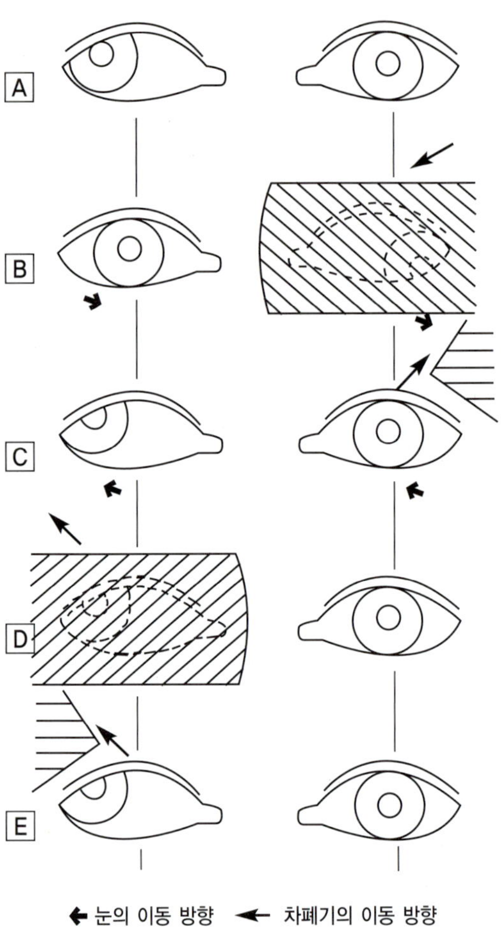

그림 4-26 가림/비가림검사에서 나타난 우안 외사시와 상사시
Ⓐ 우안이 귀 쪽과 상측으로 편위됨, Ⓑ 좌안 가림-양안이 오른쪽과 아래 방향으로 이동하여 우안이 주시하게 됨, Ⓒ 좌안 비가림-양안이 왼쪽 위 방향으로 이동하여 좌안이 다시 주시하게 됨, Ⓓ 우안가림-양안의 이동 없음, Ⓔ 우안 비가림-양안의 이동 없음

5) 기록

① 가림검사는 “CT”로 표기한다.

② 나안에서는 “sc” (w/o Rx), 교정시에는 “cc” (w/ Rx)로 표기

③ 원거리는 “D”, 근거리는 “N”으로 표기

④ 중화된 편위 프리즘량을 기록, 약자 사용

내사위/내사시 – E/Eso(esophoria/esotropia)

외사위/외사시 – X/Exo(exophoria/exotropia)

우안 상사위/상사시 – RH(right hyperphoria/hypertropia)

좌안 상사위/상사시 – LH(left hyperphoria/hypertropia)

수평편위 없음 – Φ

수직편위 없음 – ⊖

정위/편위 없음 – ⊕ , Ortho

⑤ 편위 종류를 기록, 약자 사용

사위 – P(phoria)

사시 – T(tropia)

⑥ 편위가 사시이면 우안일 때 "R", 좌안일 때 "L", 교대성일 때는 "ALT"로 표기

※ 주의

- 수평사위는 양안시가 가능한 융합으로 좌안, 우안, 또는 교대성으로 표기할 필요는 없다.
- 수직사위는 좌안, 우안, 교대성을 반드시 표기해야 한다.
- Hypo는 단안 사시에서 편위를 나타내는데 Hypo라고 하지 않고 우안 Hyper, 좌안 Hyper라고 표기한다.
- 우안 Hyper 또는 좌안 Hyper는 사위나 교대성 시시를 표기하는데 사용한다.

6) 예

- CT cc ⊕ at D and N
  (교정 후 차폐검사: 원거리와 근거리에서 정위)
- CT sc 20△ RXT: 10△ XP'
  (미교정 상태 차폐검사: 20△ 우안 외사시: 10△ 외사위)
- CT cc at D, 25△ alt E(T)' (75%T)
  (교정 후 차폐검사: 원거리에서 정위, 25△ 교대성 내사위(사시))(75% 사시)
- CT sc 25△ RET with 10△ RHT at D and N
  (미교정 상태 차폐검사: 원거리와 근거리에서 25△ 우안 내사시와 10△ 우안 상사시)

7) 기대치

- 1△ exophoria (±1△) at D
- 3△ exophoria (±3△) at N

※ 주의: Von graefe 방법에 의한 사위 측정 연구에서 노안이 비노안보다 근거리에서 더 큰 외사위를 가진 것으로 나타난다. 차폐검사에서도 그 결과가 기대될 수 있다.

5 우세안검사 Dominant Eye Test

우위안은 우세안 또는 이안이라고도 하며 양안으로 물체를 볼 때 두 눈 가운데 주도적 역할을 하는 눈으로 독일의 로젠바하(O. Rosenbach)가 처음으로 명명하였다. 일상생활에서 오른손잡이와 왼손잡이가 있듯이 두 눈으로 물체를 보지만 두 눈 가운데 주도적으로 보는 역할을 하는 눈을 우세안이라고 한다. 즉, 우세안은 두 눈 가운데 양안시 방향과 같은 시 방향을 갖고 있는 눈이라고 할 수 있다. 우세안은 개인마다 다르며 우세안의 시력이 비우세안의 시력보다 반드시 좋은 것은 아니다.

1) 우세안의 활용

- 굴절검사 결과 좌안과 우안의 교정시력이 같지 않을 때 우세안의 시력이 좋은 상태로 처방값을 결정한다.
- prism 처방 시 비우세안에 1/2 이상의 prism을 처방한다.
- 독서 시 우세안 쪽으로 책을 끌어당기는 습관이 있는 노안의 경우 이중초점 안경처방 시 근용부 중심을 우세안 우선으로 설계한다.

2) 우세안 측정 방법

(1) 로젠바하법(Rosenbach법)

① 눈 앞 3~5m에 약간 큰 단일시표(또는 작은 물체)를 양안으로 주시하도록 한다.

② 양쪽 손을 뻗어 깍지를 낀 다음 좌우의 두 번째 손가락을 겹쳐서 곧게 펴고 시표(또는 작은 물체)에 일치시키도록 한다.

③ 좌안과 우안을 번갈아 감았다 뜨면서 손가락과 시표(또는 작은 물체)의 벗어난 정도를 관찰하도록 한다.

④ 손가락과 시표가 적게 벗어나 보이는 눈이 우세안이다. 양손을 사용하지 않고 한쪽 손의 두 번째 손가락을 사용해도 된다.

(2) 원형구멍카드법(Hole-in card)

① 두 팔을 앞으로 곧게 편 상태에서 양손의 첫 번째와 두 번째의 손가락을 이용하여 삼각형을 만들도록 한다.

② 피검사자는 두 눈을 뜬 상태에서 팔을 곧게 펴고 정면에 있는 약간 큰 시표를 삼각형의 중앙에 오도록 한다.

③ 좌안과 우안을 번갈아 감았다 뜨면서 두 눈으로 보았을 때 삼각형 안에 시표가 있는지 관찰하도록 한다.

④ 두 눈으로 보는 시표와 동일한 시표가 삼각형 안에 있는 것을 확인한 눈이 우세안이다(그림 4-27).

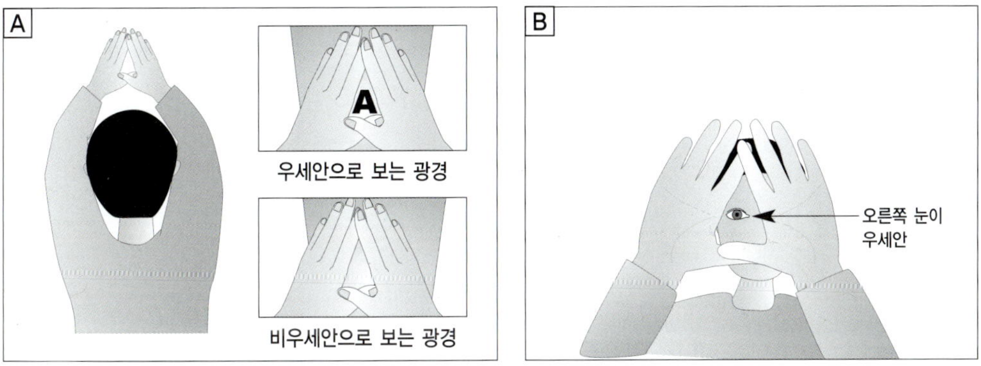

그림 4-27 원형구멍카드법(Hole-in card)에 의한 우세안검사

원형구멍카드법의 또 다른 방법

가로 세로, 약 15cm 정도의 두꺼운 정사각형의 종이 중앙에 2~3cm 가량의 구멍을 뚫는다. 종이의 양끝을 양손으로 잡고 쭉 뻗어 3~5m 전방의 시표를 중앙의 구멍을 통하여 보도록 한다. 종이를 서서히 눈앞으로 가져왔을 때 마지막으로 구멍으로 가져간 눈을 우세안으로 판정한다.

6 안구운동검사 Ocular Movement Test

양안시 검사의 기본적인 검사중 하나인 안구운동검사는 동향운동과 이향운동검사로 나눌 수 있으며, 동향운동에는 추종운동(따라보기)와 충동운동(홱보기)검사가 있고, 이향운동에는 폭주와 개산능력검사가 있다. 안구운동검사는 모든 운동 영역으로 피검사자가 눈을 움직일 수 있는 상태를 확인하기 위한 검사로 피검사자는 검사가 진행되는 동안 머리를 움직이지 않아야 한다.

안구운동검사는 일반적으로 양안으로 실시하고, 비정상이 의심되는 경우 단안으로 반복하여 실행한다.

6-1. 안구운동검사 I: 동향운동(추종과 충동 안구운동)

동향운동(version)은 시축이 같은 방향으로 움직일 수 있는 눈의 양안성 공동안구운동(그림 4-28)으로 동향안구운동의 한계를 주시의 기본자세에서 검사하는 것이다. 우전(dextroversion), 좌전(levoversion), 상전(supraversion), 하전(infraversion)은 동향운동의 기본 명칭으로 수평과 수직 운동이 합쳐진 형태로 일어난다.

외안근 운동계의 결함은 일반적인 시로의 신경적 손상이나 핵상 조절 중심부 손상의 결과이다. 안구운동의 문제의 원인이 무엇인지를 진단하는 것이 필요하다.

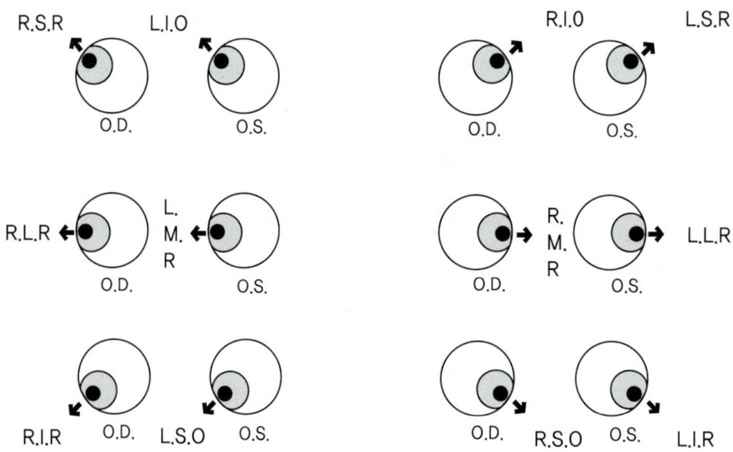

그림 4-28 동향운동 시 공액근의 검사와 운동의 방향

1) 추종(따라보기)안구운동검사 Test of pursuit eye movements

추종안구운동은 머리를 고정하고 이동하는 물체를 주시하기 위하여 두 눈이 따라 움직이는 공동성 안구운동으로, 외안근의 운동능력과 부전상태 등을 진단하기 위해 필요한 검사이다.

(1) 검사 목적

피검사자의 동향안구운동의 능력을 평가하는 검사이다. 동향운동은 외안근의 과도한 활동이나 활동 저하를 측정하는 검사이다.

(2) 검사의 배경

임상에서 공동성(comitant)과 비공동성(noncomitant) 편위를 구별할 수 있는 것은 기본이다. 비공동성 편위는 종종 병리학적인 원인이 있을 수 있으므로 의사에게 진료를 받도록 해야 한다. 비공동성 편위는 각 방향에서 편위각의 크기가 다양하고, 공동성 편위는 편위각이 모든 방향에서 일정하다. 많은 피검사자들이 원거리에서는 편위가 없지만 근거리에서 외사시가 존재한다. 이것은 비공동성 사시는 아니고 이향운동의 구조에 이상이 있는 결과이다. 피검사자를 적절하게 처치하기 위해서는 사시가 공동성인지 비공동성인지를 분류하는 것이 중요하다. 또한, 비공동성사시의 경우 진단과 더불어 사시가 최근에 발생했는지 오래 지속된 상태인지를 판별 할 수 있어야 한다. 오래된 비공동성 사시는 과거에 이미 진단이나 치료를 받아 보았으므로 의사의 진단은 불필요하다. 그러나 최근에 발생한 경우에는 심각한 원인이 있을 수 있으므로 의사의 진단이 필요하며, 복시(diplopia)가 유발되거나, 머리 기울임(head tilting)이 있을 수 있고 최근에 머리를 다쳤을 가능성이 있다.

(3) 도구

- 펜라이트(Penlight)

(4) 준비

- 검사실 조명은 보통으로 하고 눈 앞에 그늘이 없도록 한다.
- 피검사자는 착용한 안경을 벗는다.
- 검사자는 피검사자의 양안 관찰이 용이하도록 피검사자의 바로 정면에 앉아서 Penlight를 든다.
- 검사거리는 50cm를 유지한다.

(5) 검사 방법

① 먼저 허쉬버그(Hirschberg) 검사를 실시한다.

② Penlight를 피검사자의 눈 앞에 똑바로 위치하고 피검사자의 머리가 고정되어 검사가 진행될 수 있도록 한다.

③ 피검사자의 머리가 중심이 된 상태로 Penlight를 각 방향으로 움직인다.

④ 피검사자 정면에서 불빛을 움직이기 시작하는데 이것은 기본자세에 해당한다.

⑤ 불빛을 아래와 같이 9개의 위치로 움직인다. 번호에 따른 순서가 중요한 것은 아니다. 9개의 위치를 다 검사하는 것이 필요하고 전체적으로 H자를 만들면서 검사한다고 생각하면 된다(그림 4-29, Broad H Test)

⑥ 피검사자에게 머리를 움직이지 않고 눈으로만 Penlight의 움직임을 따라오도록 한다. 피검사자에게 불빛이 두 개로 보이는지 물어본다. 눈의 이동 중 복시나 두통, 긴장, 불편함을 느끼는지 확인한다(그림 4-30).

⑦ 만약 복시를 호소하면 수평과 수직선상 중 어느 방향인지 확인한다. 그리고 복시가 어느 곳에서 가장 심하게 나타나는지 그 위치를 확인한다(그림 4-31).

⑧ ⑥번 과정에서 각 위치에 따라 피검사자의 눈이 Penlight를 잘 따라오는지 확인한다. Hirschberg 검사에서 나타난 각막 반사와 비교해 변화가 있는지 확인한다. Penlight를 너무 멀리서 움직이지 않도록 한다.

⑨ 관찰 과정: a. 양안의 움직임이 자연스러운지, b. Penlight의 이동 방향에 따라 정확하게 움직이는지, c. 일정한 위치에서의 움직임이 크다(한계를 초과).

⑩ 만약 피검사자가 어디에선가 복시를 호소한다면 추가적인 검사가 필요하다.

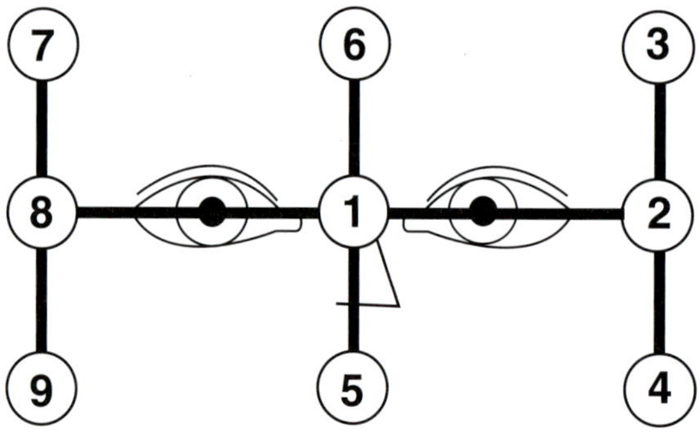

그림 4-29 외안근검사 과정의 흐름, Broad H Test

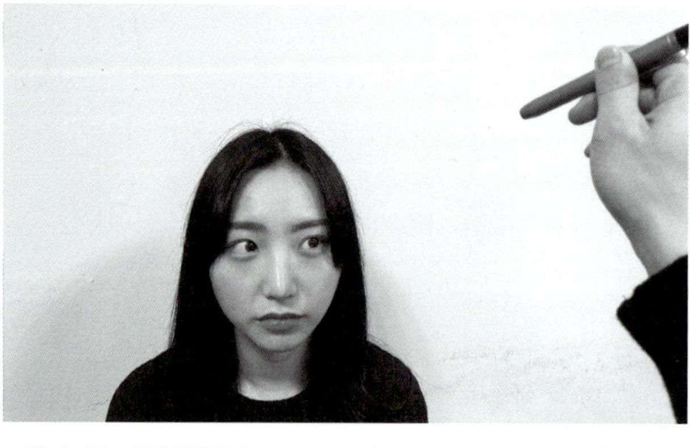

그림 4-30 외안근검사(Motility test)

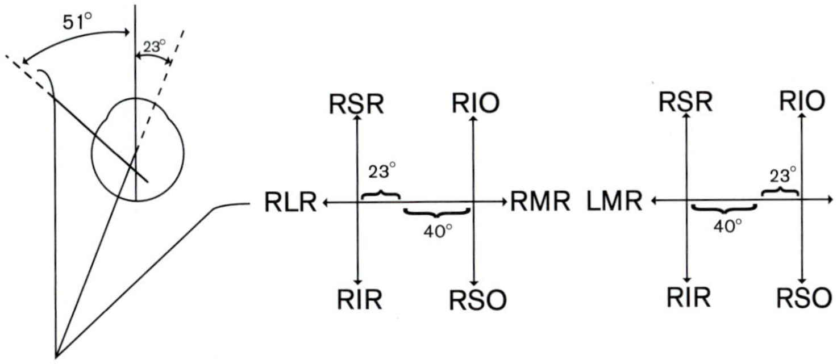

그림 4-31 외안근의 주작용을 위한 위치

(6) 기록

피검사자의 양안움직임이 자연스럽게 모든 방향에서 이루어지고 복시나 불편을 느끼지 않는다면 SAFE로 표기한다(S: Smooth, A: Accurate, F: Full, E: Extensive). 피검사자가 안구진탕, 경련, 지체, 제한 등이 나타나거나 복시나 불편함을 호소하면 증상이 나타나는 위치와 방향 등을 확인한다. 결과는 영문약자와 함께 표기한다.

(7) 예

- 상 우측 방향에서 복시 호소: diplopia on up-right gaze.
- 우안의 이동 처짐: OD lagging
- 모든 방향에서 자연스러운 완전한 이동: FESA
- 우안의 좌측 방향에서 통증: OD pain on left gaze

(8) 해석

만약 모든 방향에서 눈이 물체를 잘 따라오지 못한다면 외안근의 기능 저하나 저항이 존재하는 것이다. 복시가 수평에서인지 수직에서인지를 확인하고 가장 심한 복시가 있는 곳과 멀리 보이는 상이 어느 눈에 의한 것인지를 확인한다. 외안근의 작용에 따라 어느 근이 영향을 주는지 확인할 수 있다. 마비상태의 근육은 기능 저하가 나타나고 반대측 협력근은 기능항진이 나타난다. 동측 길항근은 수축할 것이고, 반대측 협력근의 억제가 이차적으로 나타날 것이다. 기능 저하나 저항의 진단을 돕고 확실히 하기 위해 편위의 크기를 측정하고 헤스스크린검사(Hess screen test) 또는 랑카스터검사(Lancaster test)와 같은 추가적인 검사가 요구된다.

(9) 주의사항

- 검사를 너무 빨리 진행시키지 않도록 한다.
- 한쪽으로 치우친 방향에서 오랫동안 머물지 않도록 한다.
- 큰 공동성 사시를 비공동성 사시로 잘못 해석하는 경우가 있다.
- 피검사자가 복시의 반응을 잘 표현하지 못하는 경우가 있다.

(10) 기대치

- FESA
- 통증이나 복시가 없음
- 이동 방향의 끝에서 정상 안에서도 미세한 안구진탕을 관찰할 수 있는데 이는 정상이다.

2) 충동(홱보기)안구운동검사 Test of saccadic eye movements

충동(홱보기)안구운동을 평가하기 위한 타각적 도구들에 대해서 설명하고자 한다. 자극이 가해진 독서 업무에서의 홱보기 안구운동을 평가할 수 있는 임상시험들이 있다. 이런 류의 초기 실험은 New York State Optometric Association King-Devick Test이다. 이것은 수평으로 랜덤하게 간격을 둔 숫자를 사용하고 이 작업을 잘 수행하기 위해서는 안구 움직임 통제가 필요하다는 논란이 있어왔다. 혼란스러운 변이를 통제하기 위해, 통제요소로서 수직열에 숫자를 기록해 둔 Developmental Eye Movement(DEM) test가 개발되었다. 하지만, 개선된 방법임에도 불구하고, 숫자인식, 주의, 지능과 같은 변수들에 의해 영향을 받게 된다.

충동안구운동은 머리를 고정하고 눈을 빠르게 주시하여 중심와에 주심점을 맞추어 결상할 수 있도록 하는 공동성 안구운동으로 걸을 때, 운전할 때, 구기운동할 때(ball sport), TV를 볼 때, 독서할 때, 시각과 청각 및 촉각에 대한 반응으로 일어난다. 안구운동 가운데 속도가 가장 빠르다.

■ 충동안구운동 장애가 있을 때 나타나는 현상

① 독서할 때 문제: 문장 내에서 단어를 빼고 읽기, 한 줄 씩 건너뛰고 읽기, 읽는 위치 알지 못함, 머리 움직임

② 구기운동 할 때: 눈과 손이 협조가 되지 않아 공을 잡지 못함

■ 충동안구운동 장애 원인

① 충동안구운동 전달경로에 영향을 주는 신경이상(근무력증, 뇌질환, 뇌종양 등)

② 굴절이상 미교정으로 인한 시력 저하, 주의력 부족 등

(1) 충동운동(홱보기): SCCO 검사

1 검사목적

타각적 충동 안구운동검사로 홱보기 기능의 질과 정확도를 평가하고자 함

2 검사준비

① 작은 알파벳(0.2~0.3정도 시표)이 새겨진 긴 연필 또는 막대시표 2자루 준비

② 검사자는 글자가 새겨진 두 개의 연필(또는 막대시표)을 좌우 25cm 간격으로 벌려서 피검사자의 눈앞 40cm(또는 작업거리)에 위치시킨다.

3 검사 방법

① 글자가 새겨진 연필 또는 막대는 25cm 간격으로 좌우로 벌린 상태에서 한쪽 타겟을 본 다음 반대 타겟을 보는 방식으로 좌우를 번갈아 보도록 한다.

② 이 과정을 10회 반복한다.

③ 이 과정에서 검사자는 피검사자의 눈동자가 원활히 돌아가는지(너무 작거나 과도하게 돌리는지) 확인하도록 한다.

④ 주시 방향을 바꾸어 수직 방향으로 번갈아 보게한다.

⑤ 다음으로 경사방향(사선방향)으로 번갈아 보게 한다.

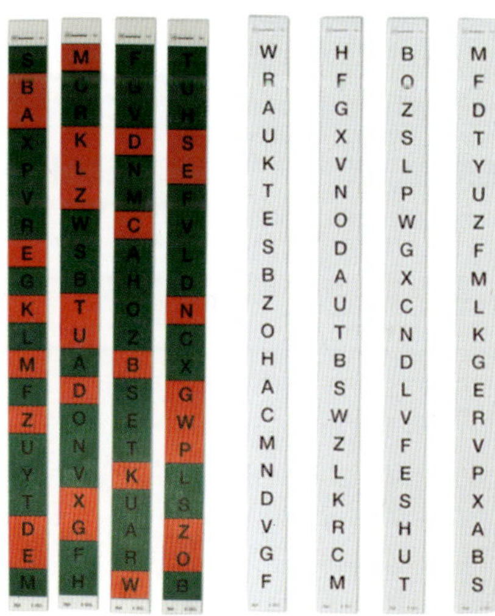

그림 4-32 SCCO 막대

4 검사기록

① 정확히 돌리면 +4점

② 약간 작게 돌리면 +3점

③ 전체적으로 너무 작게 또는 크게 돌리면 +2점
④ 주시에 장애가 있거나 충동안구운동장애가 증가하면 +1점
※ 점수가 2점이하 이면 충동성 안구운동에 문제가 있다.

(2) 충동운동(홱보기): DEM 검사 Developement Eye Movement test

1 검사목적

① 자각적 충동안구운동으로 홱보기 기능의 질과 정확성 및 속도를 평가(시각-언어 검사법)
② 눈으로 보고 바로 말할 수 있는 능력을 평가
③ 수직 독서 시간을 수평독서 시간과 비교하는 방식

2 검사준비

① DEM 검사시표를 일상적인 피검사자의 근거리 작업거리에 위치시킨다.

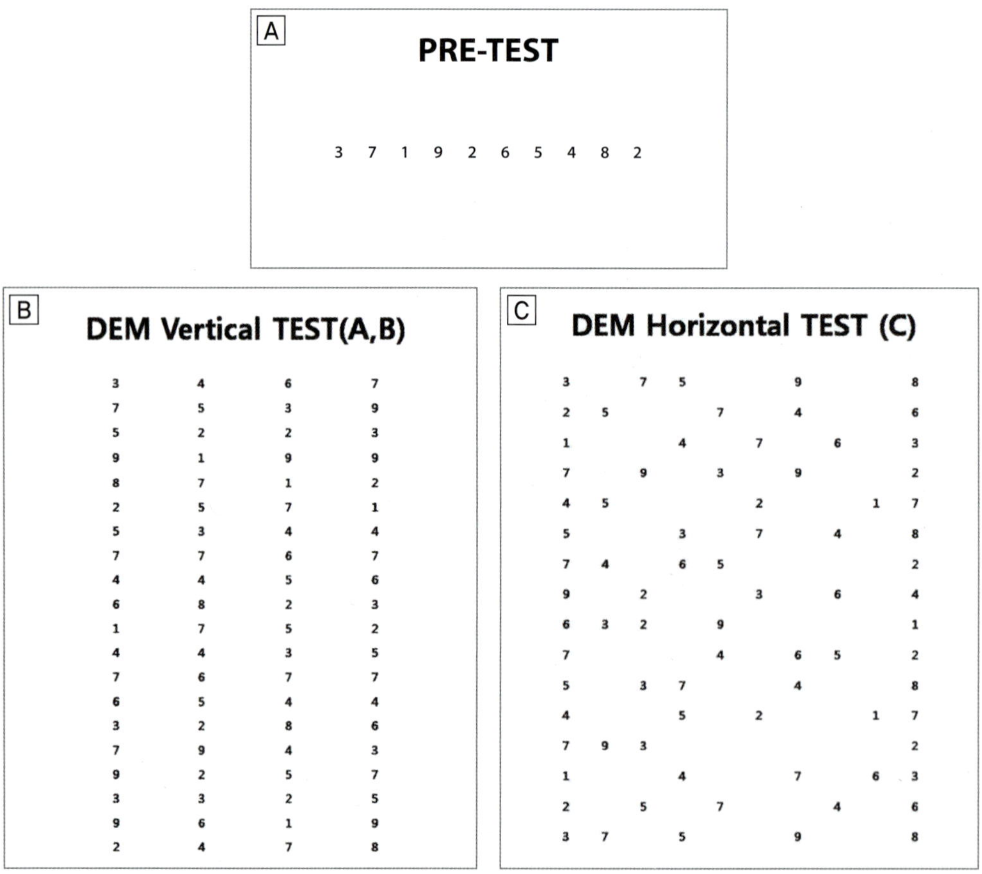

그림 4-33 DEM 검사시표
A DEM 예비검사시표, B DEM 수직검사시표, C DEM 수평검사시표

3 검사 방법

① 예비검사 - DEM TEST 카드의 수평열에 10개의 숫자가 있는데 피검사자가 이 숫자를 12초 이하에 읽어야 한다. 만약 12초 이상이 걸린다면 DEM 검사에 적합하지 않다.

㉠ 수직검사

- TEST A를 피검사자에게 보이고, 가능한 한 빨리, 손을 대지않고, 숫자를 내려 읽게 한다.
- TEST B를 피검사자에게 보이고, 가능한 한 빨리, 손을 대지않고, 숫자를 내려 읽게 한다.

㉡ 수평검사

- TEST C를 피검사자에게 보이고, 가능한 한 빨리, 손을 대지않고, 숫자를 수평 방향으로 읽게 한다.

4 검사기록

① 다르게 읽을 때[Substitution errors(S errors)]
숫자 위에 슬래시(/)를 하며, 다르게 읽었으나 바로 고쳐 읽으면 판독한 것으로 간주한다.

② 빠트리고 읽을 때[Omission errors(O errors)]
숫자 위에 원을 그려넣고, 줄 하나를 빠트리고 읽으면 5개 숫자 모두 원을 그린다.

③ 두 번 읽을 때[Addition errors(A errors)]
숫자에 밑줄(__)을 긋고 줄 하나를 다시 읽으면 5개 숫자 모두 밑줄을 긋는다.

④ 바꿔 읽을 때[Transposition error(T errors)]
순서가 바뀐 숫자들 위에 (or) 표시를 해 둔다.

$$비율 = \frac{수평\ 조절\ 시간}{수직\ 조절\ 시간}$$

$$수평조정\ 시간 = \frac{측정시간 \times 80}{(80 - o + a)}$$

틀린 개수: s
추가(반복) 개수: a
빼먹은 개수: o
순서 바꾼 개수: t

5 검사결과 해석

① Type I

- 정상적인 기능 상태
- 수직 시간과 조정된 수평시간 모두 정상, 비율 정상

② Type II

- 안구운동 장애 - 수평 미세 충동안구운동 부족
- 수직시간은 정상이지만 수평시간이 비정상적으로 증가, 비율은 비정상 증가

③ Type III

- 자동적으로 숫자를 표현하는데 문제
- 수직 및 수평 시간이 비정상적으로 증가, 비율도 비정상적 증가

④ Type IV

- 충동안구운동장애와 숫자를 자동으로 표현하는데 문제 (Type II+Type III)
- 수직 및 수평시간 증가와 수평시간이 길고 비율은 비정상적인 증가

6-2. 안구운동검사 II: 이향운동(개산 및 폭주운동)

이향운동(vergence)은 두 눈을 안쪽(코 쪽)으로 모으는 폭주운동(convergence)과 바깥쪽(귀 쪽)으로 벌리는 개산운동(divergence)이 있다. 폭주능력을 검사하기 위해서는 B.O 프리즘을, 개산능력을 검사하기 위해서는 B.I 프리즘을 사용한다. 양안에 B.O 프리즘을 가입하면 프리즘을 통과한 상은 중심와를 기준으로 귀 쪽(바깥쪽)으로 편위되어 복시를 느끼게 되고, 단일시를 하기 위해 눈은 코 쪽(안쪽)으로 돌아가게 된다. 즉, B.O 프리즘을 가입하면 눈은 코 쪽(안쪽)으로 모아지게 되므로 피검사자의 폭주능력을 알수 있다.

양안에 B.I 프리즘을 가입하면 프리즘을 통과한 상은 중심와를 기준으로 코 쪽(안쪽)으로 편위되어 복시를 느끼게 되고, 단일시를 하기 위해 눈은 귀 쪽(바깥쪽)으로 돌아가게 된다. 즉, B.I 프리즘을 가입하면 눈은 귀 쪽(바깥쪽)으로 벌어지게 되므로 피검사자의 개산능력을 알 수 있다.

(1) 원거리 수평이향운동 Horizontal vergence at distance

1 검사 의의

프리즘을 적용하여 피검사자의 양안시(binocular vision) 유지 때의 수평이향운동의 능력을 측정하는 검사이다. 망막시차(retinal disparity)를 유발시키는 프리즘의 굴절력을 점진적으로 증가시켜 시차를 보상(compensate)할 수 있는 피검사자의 이향운동계를 끌어낸다.

수평이향운동(BI, BO이향운동)

B.I과 B.O 프리즘을 이용한 이향운동 검사 시 검사자는 다음과 같은 세가지 지점을 확인하여야 한다.

① 흐린점(blur point)

흐려졌다는 것은 피검사자가 안정된 조절을 유지하는 동안 망막시차의 유발프리즘(induced prism)으로 인해 더 이상 보상할 수 없게된 것을 의미한다.

② 파괴점(break point)

두 개로 보이는 것(복시)은 피검사자가 모든 이향운동의 힘을 사용해도 더 이상 단일시를 유지할 수 없게 된 것을 의미한다.

③ 회복섬(recovery point)

다시 하나로 보이는 것은 망막시차의 유발이 감소하여 피검사자가 이향운동계를 가동할 수 있게되어 단일시를 찾게된 것을 의미한다.

---

2 도구

- 포롭터
- 하나의 글씨가 독립이 가능한 원거리력표

3 준비

- 포롭터에는 피검사자의 원용 교정렌즈를 가입하고 PD는 피검사자의 원용 PD에 맞춘다.
- 피검사자의 약세안의 최대 교정시력보다 한 줄 더 위의 원용시력표의 독립된 글씨가 보여지도록 한다.
- 양안에 로타리프리즘의 숫자 '0'을 수직에 위치시키고, 기준점(▲)을 숫자 '0'에 일치시킨다(그림 4-34).

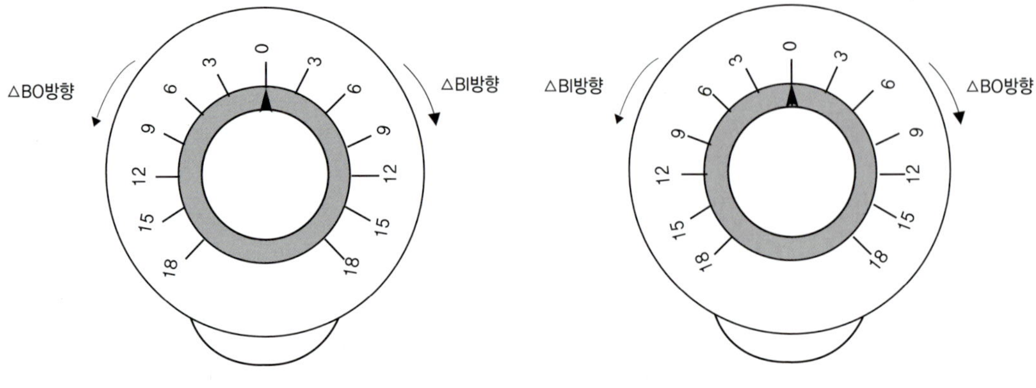

그림 4-34 원거리 수평이향운동을 측정하기 위한 포롭터 구경 앞에 위치한 로터리프리즘

4 검사 방법

① 피검사자에게 양안을 뜨도록 하고 몇 개의 시표가 보이는지 물어본다. 정상적인 피검사자는 하나의 선명한 시표를 보게 된다. 만약 피검사자가 두 개의 시표를 본다면 검사는 끝난 것이고 "복시"라고 기록한다.

② 피검사자가 시표를 하나만 보는 경우는 피검사자는 시표를 주시하면서 계속 선명하게 보도록 노력한다.

피검사자가 아래의 경우에는 말하도록 한다.

㉠ 시표 흐림(blur point)

㉡ 시표가 두 개로 보임(break point)

㉢ 시표가 왼쪽이나 오른쪽으로 이동, 이것은 눈이 억제되었음을 나타낸다. 만약 이런 경우가 되면 검사는 무의미해지는 것으로 중단해야 한다. "억제(suppression)"라고 기록하고 어느쪽 눈인지 표기한다. 억제된 눈은 피검사자에게 시표가 이동한 방향을 물어보면 알 수 있다. 시표는 억제되지 않은 눈앞의 프리즘 꼭지 방향(정각방향)으로 이동하게 된다. 예를 들어 만약 BO이향운동이 검사되고 있을 때 피검사자는 '시표가 왼쪽으로 이동한다' 고 말하면 피검사자는 우안으로 보고 있는 것이고, 좌안은 억제된 것이다. 이는 우안의 프리즘 꼭지(정각)는 왼쪽을 향하고 있기 때문에 시표가 이동하는 방향이 된다

③ 양안에 동등한 BI프리즘을 위치시키고 1초에 1△ 정도의 속도로 프리즘을 증가한다. BI은 항상 BO이전에 검사되어져야 한다. BO검사가 BI 검사결과에 영향을 미치기 때문이다.

④ 피검사자에게 프리즘을 증가함에 따라 흐린점, 파괴점, 회복점을 말하도록 한다. 피검사자가 호소하는 각 지점에 해당하는 양안프리즘량을 기록한다. 첫째, 처음으로

시표가 흐려진다고 할 때가 흐린점(blur point). 둘째, 글씨가 두 개로 보인다고 할 때가 파괴점(break point). 예를 들어 피검사자가 우안 앞에 3△과 좌안 앞에 3△이 위치할 때 두 개로 보인다고 말했다면 파괴점은 6△이다.

⑤ 파괴점을 지나서 같은 방향으로 약간의 프리즘을 양안에 더 추가해준다.

⑥ 프리즘을 양안 동일하게 감소하면서 피검사자에게 시표가 하나로 보이면 말하도록 한다. 이 지점이 회복점(recovery point)이다. 양안의 총 프리즘량을 기록한다.

⑦ 양안에 BO으로 ②부터 ⑥까지 반복한다.

5 기록

- 원거리에서 실시됨을 명시하고 프리즘 종류(BI, BO)를 기록한다.
- 각 결과에는 Blur, Break, Recovery point에 해당하는 각각의 프리즘 굴절력을 기록한다.
- 흐린점(blur point)이 나타나지 않았다면 'X' 라고 기록한다.
- 회복점이 기대치의 반대 방향(예, BO검사 시 회복점이 BI 방향에서 나타남)일 경우에는 (–)값으로 기록한다.

6 예

- 원거리 이향운동 BI: X/7/4 BO: 12/18/8
- 원거리 이향운동 BI: 우안 억제 BO: 4/6/−2

7 기대치

Morgan(성인, 임상 피검사자)

원거리 BI : ×/7/4 표준편차 ×/3/2

원거리 BO: 9/19/10 표준편차 4/8/4

Saladin & Sheedy(성인, 비임상 피검사자)

원거리 BI : ×/8/5 표준편차 ×/3/3

원거리 BO: 15/28/20 표준편차 7/10/11

- 이향운동 결과는 다른 기능검사와 관련이 있기 때문에 정확한 해석이 필요하다.
- 원거리 BI이향운동 검사에서는 Blur point가 없다. BI검사에서의 흐림은 조절의 휴지상태를 나타내는 것이고, 피검사자의 굴절 교정상태에서는 나타날 수 없다.

II-3. 선택검사

1 색각검사 Color Vision Test

사람은 방대한 수(아마도 20만 이상)의 다른 색의 감각을 경험할 수 있다. 두드러지는 색감의 시력은 망막에 존재하는 세 가지 다른 종류의 추체(광수용체)에 의해서이다. 망막의 삼색(적, 녹, 청) 수용체의 종류는 각기 다른 색소를 포함한다. 이들 광색소는 다른 파장의 빛을 각기 다르게 흡수한다.

색각은 망막에 자극된 빛에 대한 파장의 물리적 구성의 차이를 표현할 수 있게 하는 시각이다. 다양한 색각검사가 가능하지만 피검사자의 필요와 검사 결과가 충족될 수 있는 검사를 선택해야 한다. 한 가지 색각검사로는 색각이상에 대한 충분한 정보를 제공할 수는 없다. 임상에서 피검사자의 색각이상의 정밀한 분석이 요구되는 것은 드물지만 색각검사는 정확하고 완전한 진단을 제공할 수 있어야 한다.

1) 검사 목적

후천적 또는 선천적(유전적) 색각이상 장애를 판별하기 위한 검사이다(표 4-12). 색각이상의 진단과 색의 식별능력의 평가에 사용하며, 이와 같은 임상적인 검사는 특히 황반부의 추체와 시신경의 기능을 평가하는 중요한 의미가 있다.

표 4-12. 선천성과 후천성 색각이상의 구별 가능한 임상적 차이점

선천성	후천성
• 항상 양안성이고 동등 • 다른 기능은 영향 받지 않음 • 색명의 착오를 명확하게 범함 • 생애를 통해 안정적 • 색각검사에서 분명한 색각혼동	• 일반적으로 한 눈에서 더 심하다. 종종 단안성 • 시력, 시야, 그리고 다른 시기능에 영향을 미침 선천적 이상과 동반 가능 • 보는대로 색 이름을 말함, 최근에 색명의 착오 • 색각시가 환경의 상태에 따라 다양 저속된 경우일수록 안정적 • 종종 분명한 이상의 종류 구분없다.

2) 도구

- 차폐기
- 특정한 검사 책자를 사용하기 위한 적당한 색의 조명(그림 4-35)
- 이시하라(Ishihara) 색각검사 책자(그림 4-36), 또는 다른 종류의 색각 검사표와 점수표(표 4-13)

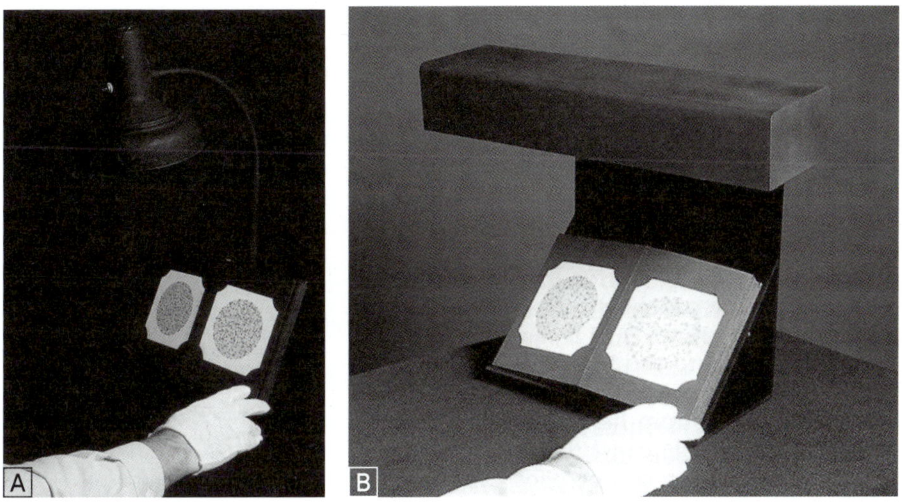

그림 4-35 특수조명

Ⓐ Macbeth easel lamp, Ⓑ 일반조명

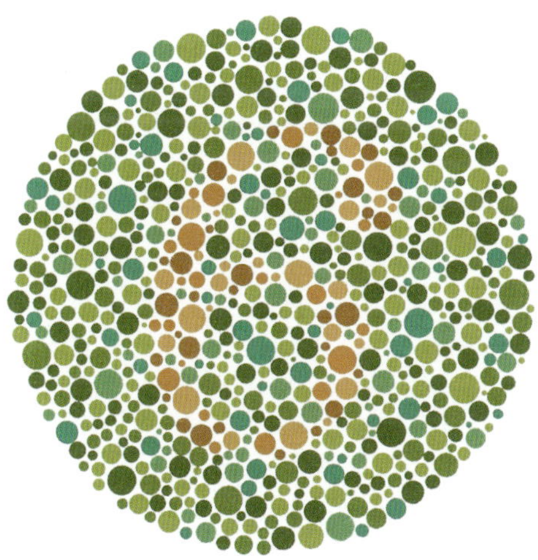

그림 4-36 이시하라(Ishihara)색각 시력표

표 4-13. 점수표

Plate	Normal Person	Person with Red-green Deficincise				Person with Total Colour Blindness
1	12	12				12
2	8	3				×
3	29	70				×
4	5	2				×
5	3	5				×
6	15	17				×
7	74	21				×
8	6	×				×
9	45	×				×
10	5	×				×
11	7	×				×
12	16	×				×
13	73	×				×
14	×	5				×
15	×	45				×
		Protan		Deutan		
		Strong	Mild	Strong	Mild	
16	26	6	(2)6	2	(2)6	
17	42	2	(4)2	4	4(2)	

3) 준비

- 피검사자는 습관적인 근용교정안경을 착용한다.
- 피검사자는 차폐기를 들고 검사자는 검사 책자를 피검사자로부터 50cm 정도에 위치시킨다.

4) 검사 방법

① 피검사자에게 좌안을 차폐시키도록 하고 우안을 검사한다.

② 검사자는 피검사자가 단안으로 검사 책자를 보는지 확실히 관찰한다.

③ 검사 책자는 순서대로 한 페이지씩만 넘기고 검사자는 피검사자가 각 페이지의 숫자나 모양을 구별하는지 물어본다.

④ 피검사자에게 우안을 차폐시키도록 한다.

⑤ 좌안에서 순서 ②번과 ③번을 되풀이한다.

5) 기록

양안이 검사 책자에서 정확하게 식별한 전체 페이지 수를 적고 '/'(슬래시) 표를 하고 나서 검사한 전체 페이지의 수를 기록한다. 대다수의 가성동색표(PIP) 책자의 처음 페이지는 연습용이므로 실질적으로 피검사자의 색각능력을 검사하는 것은 아니다. 그러므로 검사 페이지의 수를 기록할 때 연습용 페이지는 기록에 포함되지 않도록 한다. 사용한 검사의 종류를 기록한다.

6) 예

- Color: OD 12/13 OS 11/13 Ishihara
- Color: OD 13/14 OS 8/14 AO(American Optical)

7) 기대치

각 가성동색표 검사 책자에는 안내서가 있다. 특정한 검사시 정상으로 간주되는 것은 정확히 어떤 것인지 읽어봐야 한다. 어떤 검사에서는 전체 13개 페이지 중에서 4개의 오답을 낸 경우라도 정상으로 간주한다. 일반적으로 색각이상의 발생률은 남자에게 더 높게 나타난다(표 4-14).

표 4-14. 색각이상의 전문적인 분류와 색각 종류의 남(여) 발생률

종류	Percentage
삼원색형	
정상	92 (99.6)
이상	
적색약	1 (0.01)
녹색약	5 (0.25)
청색약	추적 중
이원색형	
적색맹	1 (0.01)
녹색맹	1 (0.01)
청색맹	0.002
단원색형	
적, 녹, 청 추체(불완전, 또는 불규칙 무색소)	0.000001
간체(전형적 무색소)	0.003

청(단파장), 녹(중파장), 적(장파장)

2 입체시검사 Stereo Acuity Test

입체시(stereopsis)는 망막 시차(retinal disparity)로 인한 상대적 깊이의 인식이다. 입체시검사는 양안시의 감각기능검사를 대표하는 검사 방법으로 사시, 약시, 그리고 안질환과 관련성을 가지고 있기 때문에 중요하다.

1) 검사 목적

입체시 시표를 융합시키는 능력을 통해 피검사자의 미세한 지각능력을 측정한다.

2) 도구

- 사용되는 검사에 따라서 편광렌즈나 적록안경
- 입체시검사 책자(예: Randot, Titmus, Bernell, TNO test 등)
- 입체시검사에는 편광렌즈나 적록안경이 불필요한 검사도 가능하다(예: Frisby stereo test, Lang stereo test). 이 검사들은 검사용 안경 착용을 견디지 못하는 어린아이를 검사할 때 주로 이용된다.

3) 검사의 종류

① 프리스비 입체시검사(Frisby stereo test): 이 검사는 두께가 6mm, 3mm, 그리고 1mm의 다른 세 개의 선명한 플라스틱 판을 제시하는데 각 판은 작은 곡선진 무작위 모양으로 구성된 네 개의 네모를 포함한다. 네 개의 네모 중에서 한 네모 안에 숨겨진 원형을 포함하는데 각 판의 뒷면에 적혀 있는 것이다. 이 검사는 입체시를 검사하는 것이고 편광렌즈나 적록안경이 필요없다(그림 4-37).

② 티트무스검사(Fly test, titmus test): 이 검사는 다이아몬드 형태로 정렬된 네 개의 원형이 포함된 등급이 있는 아홉 개의 그림을 포함한다. 각 그룹의 한 원은 양안시로 볼 때 앞으로 드러나 보이게 디자인되어 있다. 편광렌즈를 착용한다(그림 4-38).

③ 난점입체시검사(Random dot E test): 이 검사는 세 개의 판으로 구성되어 있는데 이들은 입체 "E" 난수점, 편평한 난수점, 그리고 입체 모형이다. 이 검사는 다양한 주시거리의 입체시를 측정할 수 있다. 편광렌즈를 착용한다(그림 4-39).

④ 랑검사(Lang stereo test): 이 검사는 작고 평행한 원주형의 조각으로 구성된 세 개의 입체 난수점 형태의 고양이, 별, 그리고 자동차가 있다. 특별한 교정이 필요하지 않아서 안경 쓰기를 거부하는 어린아이들에게 적합하다(그림 4-40).

⑤ 티엔오검사(TNO test): 이 검사는 적록안경을 사용한다. 나비와 기하적 모양의 판으로 이루어져 있다. 단안으로 무작위의 점들이 퍼져 있는 것처럼 나타나고 적록안경을 통한 양안시에서만 모양이 드러난다(그림 4-41).

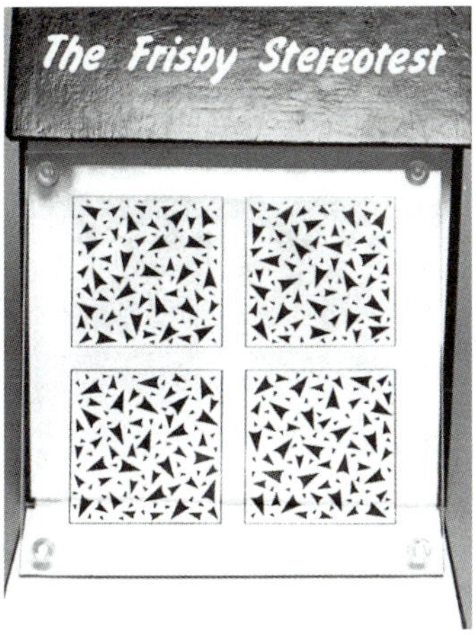

그림 4-37 Frisby test

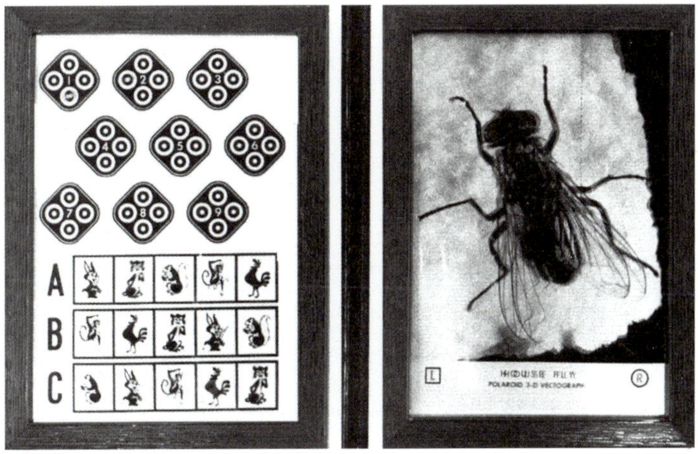

그림 4-38 Fly test, titmus test

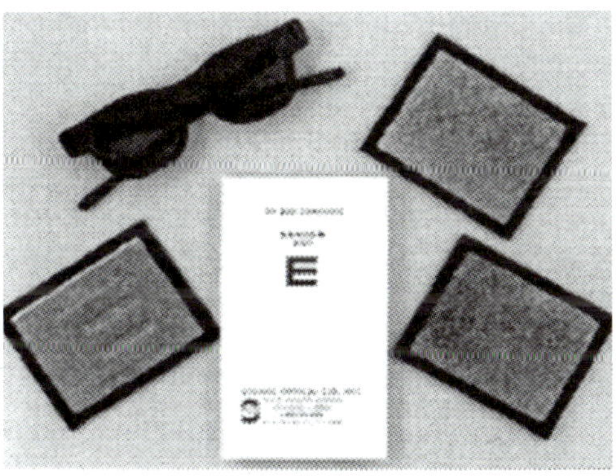

그림 4-39 Random dot E test

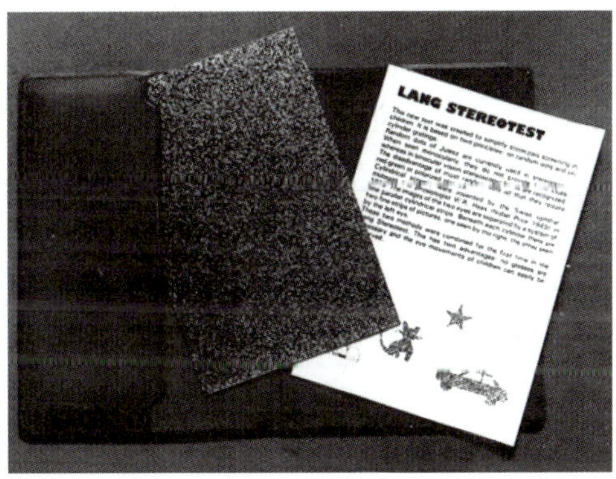

그림 4-40 Lang stereo test

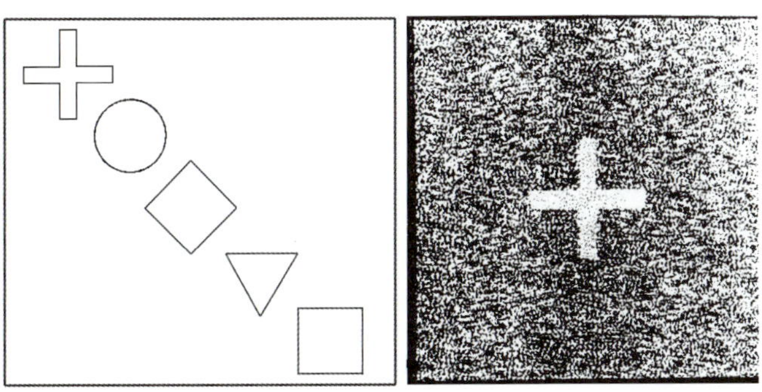

그림 4-41 TNO

4) 준비

- 피검사자는 근용교정 위에 편광렌즈나 적록안경을 착용한다.
- 피검사자는 입체시 검사시표를 40cm 정도에서 든다. 머리 뒤에서 조명을 시표에 직선으로 비춘다.

5) 검사 방법(Fly test, 피검사자는 편광렌즈 착용)

- 이 검사는 Fly test 방법이다. 피검사자는 편광렌즈를 착용한다.

① 피검사자에게 시표의 가장 작은 세트를 주의깊게 보도록 한다. 이 검사세트는 주로 세 개나 네 개의 원으로 이루어져 있다. 피검사자가 무엇을 보고 있는지 검사자에게 말하도록 한다. 만약 피검사자의 반응이 없다면 검사세트의 원 중에서 어느 번호의 한 원이 더 가까워 보이거나 표면 위에 떠 있는 듯한 느낌을 주는 것처럼 보이는지 구별하도록 한다.

② 피검사자가 입체시 검사의 첫 번째 그림을 식별했다면 다음 그림으로 넘어가도록 한다. 피검사자가 입체시를 식별하지 못하면 아래의 번호 ④번 다음으로 넘어간다.

③ 피검사자가 연속해서 틀린 답을 두 번 이상 말할 때까지 계속해서 검사를 진행한다.

④ 피검사자가 가장 작은 시표세트에 떠 있는 듯한 물체를 정확하게 구별하지 못한다면 중간크기의 시표를 이용해서 순서 ①번과 ②번을 되풀이하도록 한다. 다시 피검사자가 떠 있는 듯한 물체를 구별할 수 있는지 물어본다. 만약 피검사자가 모두 정확히 구별한다면 되돌아가서 가장 작은 시표로 다시 시도한다.

⑤ 피검사자가 중간크기의 시표 어느 것도 정확히 구별하지 못한다면 피검사자에게 큰 시표를 보이고, 피검사자가 보고 있는 것을 구별하는지 물어본다. 정확한 반응을 증명하기 위해 피검사자가 시표를 보는 공간이 어디인지 검사자에게 보이도록 한다. 만약 피검사자가 큰 시표를 모두 정확히 구별하면 되돌아가서 중간 크기와 작은 세트의 시표를 다시 시도하도록 한다.

6) 기록

- "Stereo at N"(근거리에서의 입체)이라고 기록한다.
- 교정을 하지 않은 상태에서는 "sc"라고 기록하고 만약 교정을 하면 "cc"라고 기록한다.
- 두 번의 연속적인 오답 이전에 피검사자가 마지막으로 정확한 반응을 보인 시간을 초(sec of arc) 단위로 입체시의 크기를 기록한다(표 4-15).
- 만약 피검사자가 작은 시표의 어느 것 하나라도 정확하게 구별하지 못하면 피검사자가 정확히 지각한 가장 작은 시표의 초단위로 입체시의 크기를 기록한다.

- 만약 피검사자가 입체시 그림의 어느 것도 지각하지 못한다면 "No stereo"라고 기록한다.
- 사용된 검사의 이름(시력표의 종류)을 기록한다.

표 4-15. 초(′)단위로 표현된 Shepard에 의한 입체시의 백분율

%Stereopsis	Sec of Arc	%Stereopsis	Sec of Arc
1	1300	60	75
5	870	70	55
10	600	80	40
20	360	90	26
30	210	100	20
40	140	110	10
50	85		

7) 예

- Stereo at N sc 40 sec, Titmus
- Stereo at N sc 20 sec, Random
- Stereo at N sc 3000 sec, Stereo Fly
- Stereo at N cc none, TNO

8) 기대치

- 근거리 정상 입체시는 40초이거나 그 이상이다.

3 시야검사: 대면법 Confrontation Visual Fields Test

시야(visual field)는 한 방향으로 주시(fixation)를 유지하고 있는 동안 사물을 볼 수 있는 공간의 일부이다. 시야는 넓은 표면의 특정 사물을 볼 수 있는 전체 크기로 실제적인 범위이다. 시야는 자극의 크기나 강도가 증가할수록 더 넓어지므로 시야를 표기할 때는 검사시표의 크기와 강도가 기록되어야 한다. 아이솝터란 시야상에서 시력이 같은 점들을 연결한 선을 말한다.

시야검사는 두 가지 방법이 있는데 첫째, 검사시표를 피검사자가 보인다고 말할 때까지 주시점 방향으로 이동되는 것을 동적(kinetic)이라 하고 둘째, 검사시표를 시야 범위 내의 특정한 지점에 위치시켜 피검사자가 보인다고 말할 때까지 시표의 크기나 강도가 증가되

는 것을 정적(static)이라고 한다.

시야는 모든 시각 기능과 긴밀한 관계가 있으므로 시야검사는 시기능을 평가하는데 필수적인 검사이다.

1) 검사 목적

시야 이상을 예방하기 위한 시야검사로 보다 정확한 시야의 이상을 확인하기 전 단계인 예비검사 과정에서 빠르고 간단하게 시야 이상을 확인 할 수 있다.

2) 검사 배경

이 검사는 어느 피검사자에게나 최소 시야상태를 검사할 수 있다. 역치(threshold) 시야검사를 시행하지 않을 경우에는 이 검사를 수행해야 한다. 큰 시야 손상만 검사가 가능하므로 피검사자의 일상생활에 피해를 주지 않는 한도의 암점(scotoma)은 발견되지 않는다.

3) 검사 도구

- 시야의 각 네 방향에서 검사자의 손
- 차폐기

4) 준비

- 검사자와 피검사자의 시야가 평행이 되도록 하고 실내조명은 보통으로 유지한다.
- 검사자는 피검사자와의 거리를 1m 정도 떨어진 곳에서 서로 정면으로 마주보게 위치한다.
- 검사자와 피검사자는 같은 높이에 있어야 한다.
- 피검사자는 교정하지 않은 상태에서 검사한다.

5) 검사 방법

① 피검사자에게 이 검사는 정밀하게 보는 검사가 아니라 볼 수 있는 정도의 시야를 측정하는 검사라고 설명한다.

② 양안을 나누어 검사한다.

③ 피검사자는 한쪽 눈을 손으로 가린다. 검사자는 피검사자와 마주한 상태에서 피검사자가 가린 반대쪽 눈을 같은 방법으로 가린다.

④ 피검사자는 뜨고 있는 검사자의 눈을 주시하도록 하고 검사자는 주변에 손가락을 펴 피검사자가 검사자의 손가락 수를 맞추어 보도록 한다(그림 4-42).

⑤ 여러 숫자를 사용해 네 방향에서 나누어 검사하고 이들 손가락은 주시점에서 45° 나 90° 사이에 위치시킨다.

⑥ 피검사자가 손가락 수를 맞추지 못하면 검사자는 손가락을 피검사자의 주시점에 가까이 이동시킨다.

⑦ 사분면에서 손가락 수를 맞추지 못하면 손가락의 이동이나 손의 움직임, 그리고 최종적으로는 불빛의 깜빡임을 알아맞힐 수 있는지 측정한다.

⑧ 만약 사분면에서 다르게 발견되었다면 손가락을 한쪽에서 다른 쪽으로 움직여 확인해 본다.

⑨ 만약 피검사자가 주시에 문제가 있다면 양쪽 주먹을 들어 피검사자로 하여금 검사자가 어느 손을 사용할 것인지를 말하도록 한다. 손가락을 하나 둘씩 펴서 올렸다 내리면서 피검사자가 바로 쳐다볼 수 있는지 본다.

⑩ 같은 방법으로 다른 쪽 눈도 검사한다.

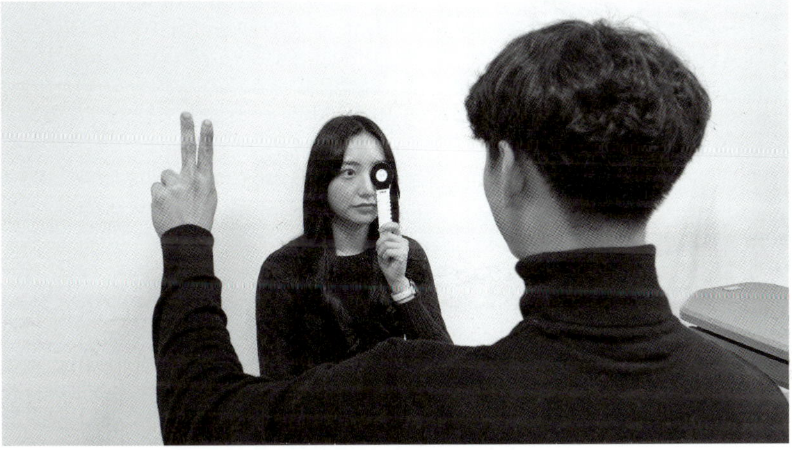

그림 4-42 대면법

6) 기록

- 각 눈을 분리해서 결과를 기록한다.
- "FCF"(finger counting field)라고 한다.
- 사분면에서 발견된 결과를 각 방향에서 기록한다.
- 시야가 정상이면 "full"이라고 기록한다.
- 시야가 비정상이면 "제한(limit)"이라고 기록하고 그 위치를 기록한다.
- 만약 손가락을 주시점 가까이 이동했다면 주시점으로부터 각도를 표시한다.

7) 예

- FCF: OD full, OS full
- FCF: OD full, OS 이측 방향 제한
- FCF: 양안에 상우측 사분면 제한

8) 기대치

이 검사는 검사자의 시야와 피검사자의 시야가 동등해야 한다. 특별한 임상적 이상이 발견되지 않으면 피검사자의 시야는 정상으로 간주한다.

9) 주의사항

- 조명이 부적당한 경우(시야 사이에 그늘이 진 경우)
- 주변 시야가 너무 혼란스러운 경우
- 검사자의 시야와 피검사자의 시야를 비교하기 부적당한 경우
- 손가락이 보이는 시간이 너무 짧은 경우
- 피검사자의 주시를 잃게 했을 경우
- 검사자와 피검사자의 높이가 적절하지 않은 경우

4 암슬러 격자검사 Amsler Grid Chart Test

암슬러 격자 차트(Amsler grid chart)는 1949년 Amsler가 고안한 차트로 검정 바탕에 흰색선이 격자무늬로 되어 있고 격자의 크기는 5mm이다(그림 4-43). 암슬러 차트는 근거리 약 30cm에서 중심시야 10° 범위의 상태를 빠르고 간단하게 진단할 때 사용하며, 특히 황반의 상태를 확인하는데 유용하다. Amsler 차트 검사는 빠르게 할 수 있고 적용하기 쉬우며, 휴대용(Schuchard 1993; 아카르드 엘 알 1995) 암슬러 격자검사(Amsler Grid test)는 안경으로 시력이 교정되지 않거나 자각적으로 시력에 문제를 느끼는 사람들에게 적용해 볼 수 있는 아주 간단하면서도 쉬운 중심시야 검사법이다. 이 검사를 통해 망막의 이상이나 시신경의 이상 유무도 함께 파악할 수 있다.

암슬러 격자검사는 황반부 중심와 또는 시신경 질환이 의심될 때, 색각이상이 발견될 때 실시하고 60세 이상의 연령층에게는 반드시 실시할 필요가 있다(그림 4-44~47).

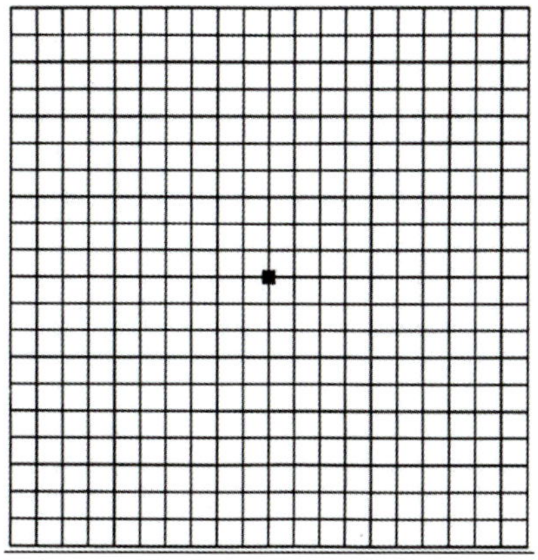

그림 4-43 암슬러 격자 차트(Amsler Grid Chart)

(1) 검사 방법

① 안경착용자는 안경을 착용한다. 약 30cm 떨어진 상태에서 격자 무늬를 보게 한다.
② 한눈씩 가리고 중심에 있는 검정색 점을 보도록 한다.
③ 검정색 점을 보면서 주변의 선들이 곧게 보이는지 확인한다.

만약
① 가운데 점이 잘 보이지 않거나
② 선들이 휘어 보이고 끊어져 보이거나
③ 안 보이는 부분이 있으면

위와 같은 이상이 있는 경우 추가적인 정밀 망막검사를 받도록 설명한다.

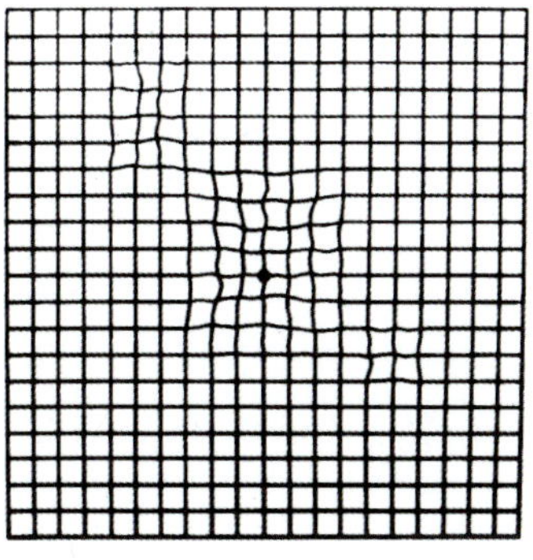

그림 4-44 Amsler grid 검사에서 심한 변형시 보임

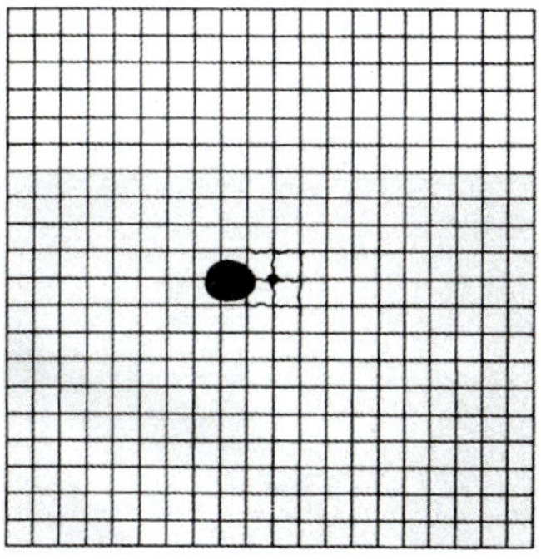

그림 4-45 Amsler grid 검사에서 중심부 변형시와 주시점에서 좌측으로 절대 중심부로 암점이 보임

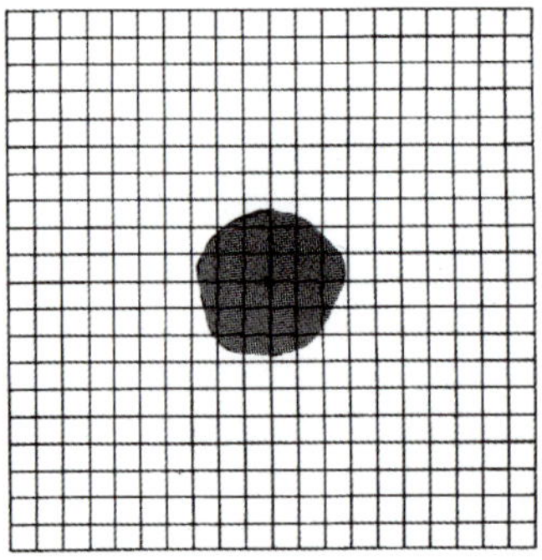

그림 4-46 Amsler grid 검사시 원형의 상대 중심 암점이 보임

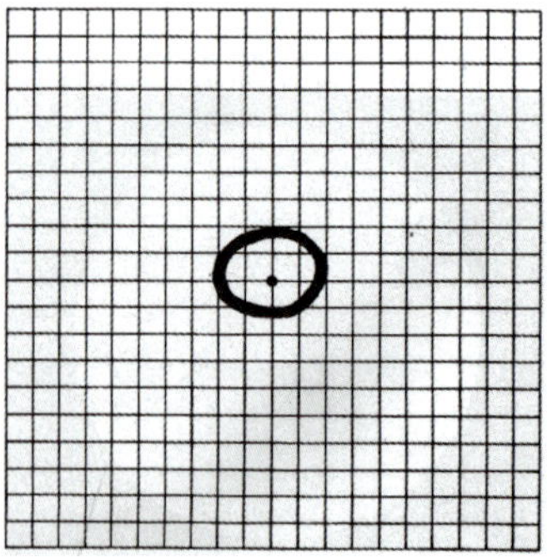

그림 4-47 Amsler grid 검사에서 중심부는 이상이 없고 주시점 둘레에 절대 고리모양 암점이 보임

원용굴절검사

Refraction of Far Distance

5
CHAPTER

굴절검사는 문진과 예비검사, 본 검사로 구분할 수 있다. 문진과 예비검사는 본 검사를 실시하기 전에 피검사자의 전반적인 상태를 파악하는 것으로 여러 가지 항목을 특정한 순서 없이 진행한다. 본 검사는 문진과 예비검사를 통해 파악한 기본적인 정보를 토대로 피검사자의 굴절상태와 시기능상태를 검사하고 피검사자가 요구하는 시생활에 적합한 안경을 조제·가공하기 위한 처방값을 결정하는 과정으로 타각적 굴절검사와 자각적 굴절검사로 구분된다.

I. 타각적 굴절검사

Objective Refraction

1 굴절검사의 정의

태양광선이 물체에 비추면 물체에서 반사된 빛이 눈으로 입사할 때 공기와 눈의 매질 굴절률이 다르기 때문에 꺾이게 된다. 이와 같이 빛이 굴절률이 서로 다른 매질을 통과할 때 꺾이는 현상을 '굴절(refraction)' 이라 한다. 눈에서는 각막과 수정체 등이 굴절면 역할을 한다. 눈의 안축길이와 굴절력이 정상이면 물체의 상이 정확히 망막에 형성되는데, 안축길이와 굴절력의 균형상태가 틀어지면 굴절된 빛이 망막에 도달하지 못한다. 이와 같이 상이 망막중심와가 아닌 다른 곳에 비정상적으로 형성될 때를 '굴절이상 또는 비정시' 라 하며 굴절이상 정도를 측정하는 것이 '굴절검사' 이다. 즉, 굴절검사는 굴절이상이 있어 시력보정기구 없이 시생활이 불편한 눈을 시생활이 가능하도록 적절한 시력보정용 안경(또는 콘택트렌즈)의 굴절력을 찾는 검사이다. 굴절검사는 타각적 굴절검사와 자각적 굴절검사로 구분된다(그림 5-1).

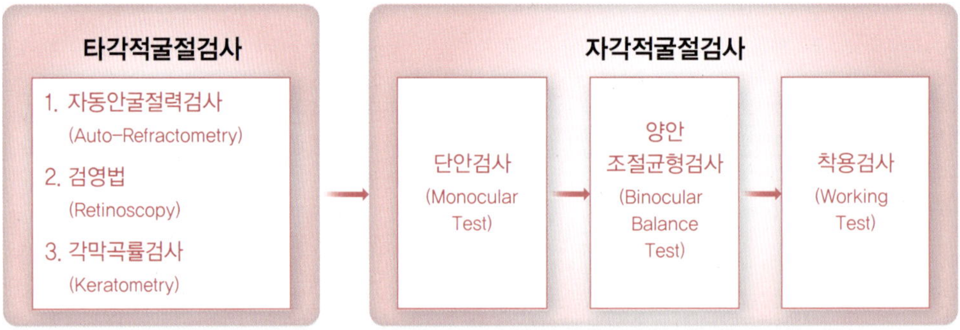

그림 5-1 굴절검사

2 타각적 굴절검사

1) 정의

타각적 굴절검사는 검사자와 피검사자가 묻고 대답하는 과정 없이 굴절이상도를 측정하는 검사 방법으로, 피검사자가 특정 물체에 시선을 고정시켜야 하는 협조가 필요하며, 검사자가 굴절검사기기의 특정한 광선을 피검사자의 각막 또는 안저(망막)에 투입시켜 반사되어 되돌아 나오는 반사광선의 형태를 파악하여 굴절상태를 측정하는 검사이다.

2) 타각적 굴절검사기기 종류

타각적 굴절검사기기에는 검영기(retinoscope, skiascope), 각막곡률계(keratometer), 자동굴절검사기기(auto-refractometer, AR) 등이 있다. 검영기를 이용한 검사를 검영법(retinoscopy)이라고 하고, 각막곡률계를 이용한 검사를 각막곡률검사법(keratometry), 자동굴절검사기기를 이용한 검사를 자동굴절검사법이라고 한다. 타각적 굴절검사기기의 빛을 눈에 입사시켰을 때, 검영기 빛은 망막에서 반사되고, 각막곡률계의 빛은 각막 전면에서 반사되며, 자동굴절검사기기의 빛은 망막에서 반사된다.

3) 타각적 굴절검사의 장점과 단점

(1) 장점

- 난시 측정을 빠르게 할 수 있다.
- 어린이나 외국인의 굴절검사가 가능하다.
- 자각적 굴절검사에 비해 검사시간이 짧다.

(2) 단점

- 양안시검사를 할 수 없다.

- 양안균형검사를 할 수 없다.
- 자각적 굴절검사보다 오차가 발생하기 쉽고 오차량도 크다.

3 자동굴절검사기기를 이용한 검사

자동굴절검사기기(auto-refractometer, A.R)는 타각적 굴절검사기기로 굴절이상도를 측정하는 refractometer 기능과 각막의 곡률 등을 측정하는 keratometer 기능, 눈을 검사하기 전에 조절개입을 배제하기 위한 운무기능을 가지고 있다(그림 5-2, 5-3).

1) 자동굴절검사기기의 각부 명칭(그림 5-2)

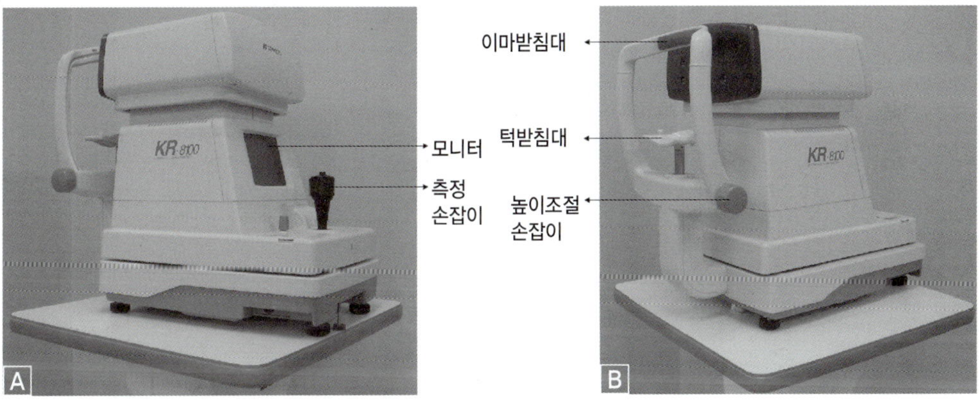

그림 5-2 자동굴절검사기기 명칭(TOPCON-KR 8100)
Ⓐ 검사자 측면, Ⓑ 피검사자 측면

2) 자동굴절검사기기의 운무 전과 후의 형태(그림 5-3)

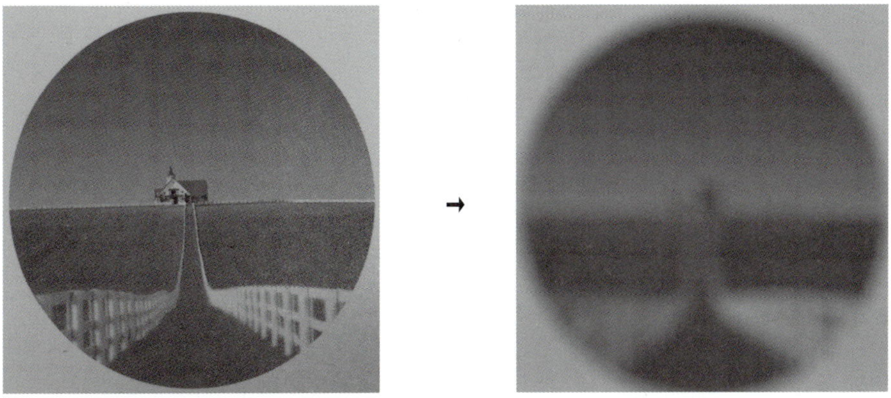

그림 5-3 자동굴절검사기기에서 운무 전과 운무 후 화면

3) 자동굴절검사기기를 이용한 굴절이상 측정 방법

① 조이스틱을 시계 방향으로 돌려 잠금 장치를 풀어 준다.

② 피검사자의 얼굴을 턱받침과 이마받침대에 올바르게 위치시키고 측정창을 응시한다.

③ '턱받침 상하 조정 다이얼' 을 돌려서 피검사자의 눈높이가 '눈높이 기준표시눈금'과 일치되도록 한다.

④ 모니터에 피검사자의 눈이 나타나면 정확한 측정을 위한 정렬작업을 한다(그림 5-4).

⑤ 정렬작업이 완료되면 조이스틱 맨 윗부분에 있는 측정버튼을 눌러 굴절이상도를 측정한다(그림 5-5).

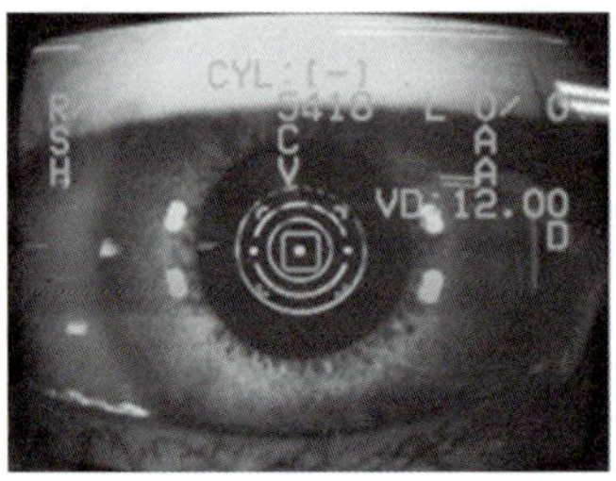

그림 5-4 검사준비가 완료된 화면

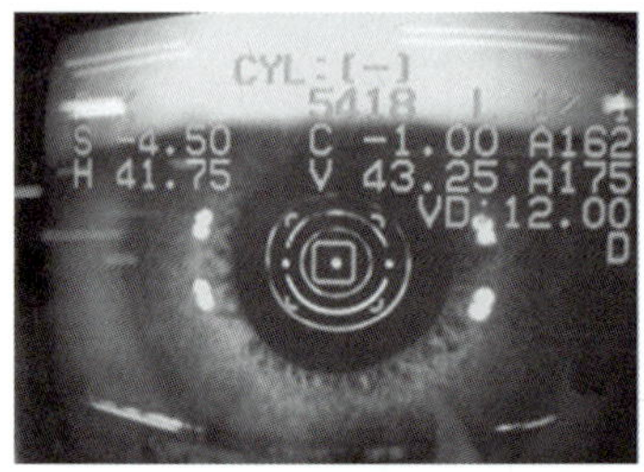

그림 5-5 굴절이상도를 측정한 화면

4) 검사 결과의 해석

자동굴절검사기기는 눈의 굴절이상도를 측정한 후 기기의 프린터 기능을 이용하여 측정 결과를 얻을 수 있다(그림 5-6). 출력된 자료에는 기기의 화면에 표시되어 있는 측정 결

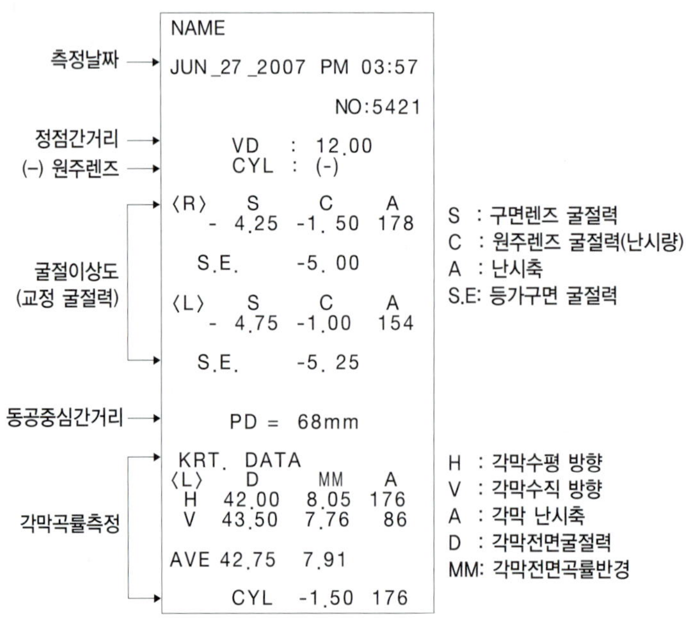

그림 5-6 굴절이상도 측정 결과

과가 모두 기록되어 있다. 구면굴절이상도(S), 난시량(C), 난시 축 방향(Axis), 난시의 경우 구면렌즈를 이용하여 최소착락원을 망막 위에 위치시킬 수 있는 등가구면 굴절력(S.E), 각막 전면의 양주경선의 곡률반경과 굴절력, 동공중심간거리(P.D) 등이 기록되어 있다.

4 각막곡률검사 Keratometry

각막곡률검사는 각막곡률계(Keratometer, Ophthalmometer)의 빛이 눈이 입사했을 때 각막 전면에서 반사되는 빛의 성질을 이용하여 각막 중심의 약 3 mm 직경 부위의 곡률반경 및 각막 난시도, 주경선 방향과 별도의 장치를 부착하여 콘택트렌즈의 전면과 후면 곡률반경을 측정할 수 있다. 또한 마이어 상의 왜곡 여부를 관찰하여 부정 난시 여부를 알 수 있으며 눈을 깜박이고 난 후 마이어 상의 일부가 깨지는 시간을 측정하는 비침입성 눈물막 파괴시간을 측정할 수 있고, 콘택트렌즈 착용상태를 확인할 수 있다.

1) 각막곡률계의 형태와 각부 명칭(그림 5-7)

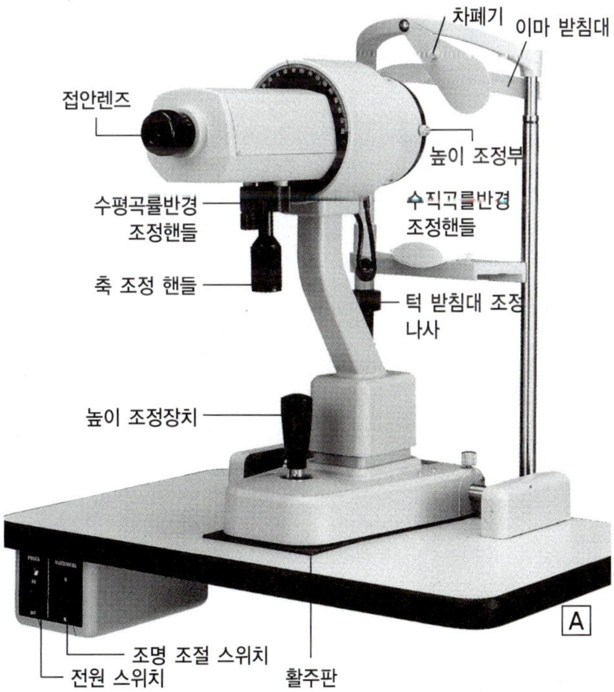

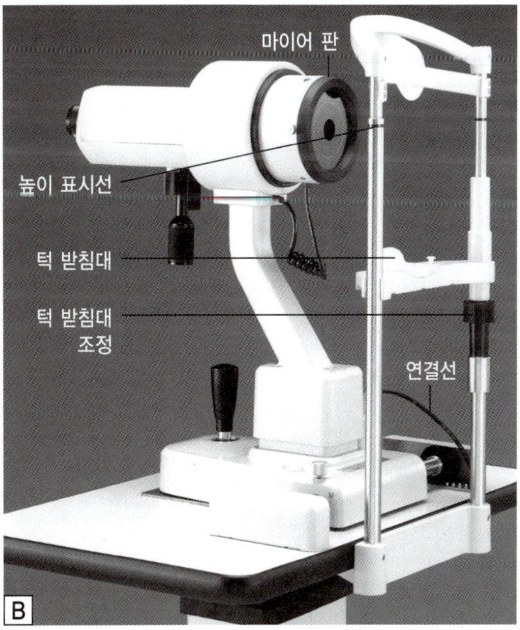

그림 5-7 각막곡률계

Ⓐ 각막곡률계를 검사자 방향에서 바라본 위치(Topcon OM-4), Ⓑ 각막곡률계를 피검사자 방향에서 바라본 위치(Topcon OM-4)

2) 검사원리

각막곡률계를 이용한 각막전면의 곡률은 볼록거울의 결상원리를 이용하여 측정한다. 각막곡률계에서 각막은 볼록거울 역할을 하고 각막곡률계의 마이어는 물체가 된다. 피검사자가 각막곡률계의 마이어를 주시하면 피검사자의 각막(볼록거울)에 의해 반사된 마이어 상이 형성되고, 각막곡률계는 이 상의 크기를 측정함으로써 곡률반경을 산출하게 된다(그림 5-8).

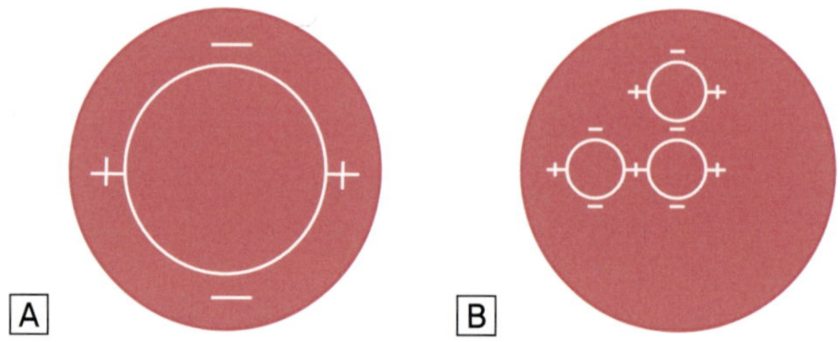

그림 5-8 마이어 형태
Ⓐ 각막곡률계의 마이어, Ⓑ 피검사자 각막에 결상된 마이어 상

3) 각막곡률과 각막반사상의 크기

각막 전면에 의한 상의 크기는 곡률반경에 비례하고 곡률크기에 반비례한다.

- 각막이 steep 하다(곡률반경이 작다, 곡률이 크다) → 각막반사상 크기가 작다.
- 각막이 flat 하다(곡률반경이 크다, 곡률이 작다) → 각막반사상 크기가 크다.

4) 각막곡률계에 의한 각막과 콘택트렌즈의 상

- 각막에 의한 상 → 정립 형태 결상 → 도립 형태 관찰(그림 5-9)
- 콘택트렌즈에 의한 상 → 도립 형태 결상 → 정립형태 관찰(그림 5-10)

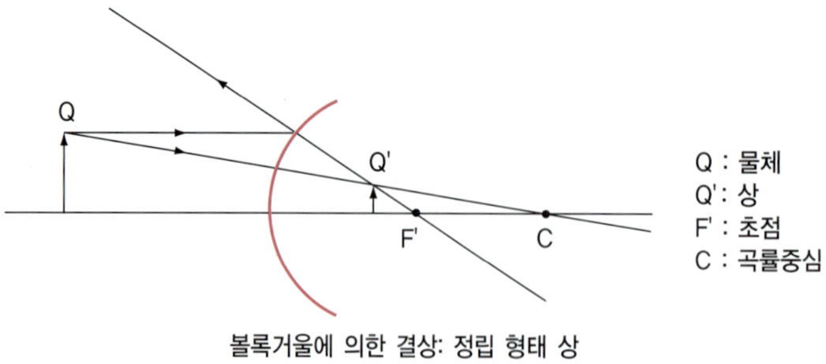

그림 5-9 볼록거울의 결상

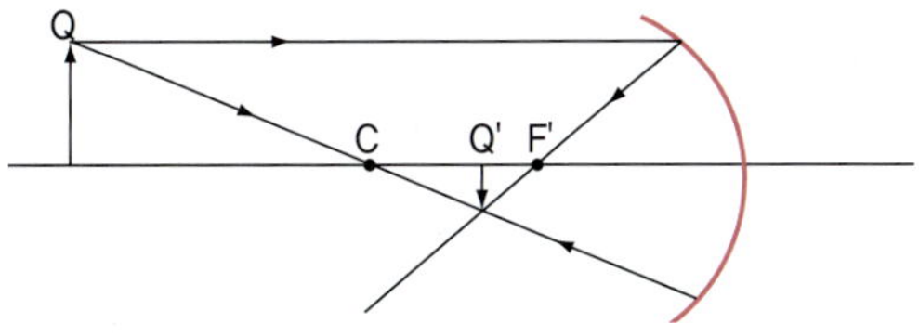

그림 5-10 오목거울의 결상

- 각막곡률계에 의해 관찰되는 상의 형태는 각막곡률계의 광학적 구조(케플러식 망원경 구조)로 인해 결상된 상의 180° 회전된 형태가 관찰된다.

5) 각막곡률계의 광학 경로(그림 5-11)

① 광원에서 나온 광선을 거울이 반사시켜 각막곡률계의 마이어를 비춘다.

② 마이어의 빛은 피검사자의 각막(볼록거울)에 의해 굴절된 후 각막 뒤에 정립허상을 형성한다. 상의 크기는 각막곡률반경에 의해 결정된다.

③ 각막에서 나온 광선은 대물렌즈에 의해 굴절된 후 4개의 구멍이 있는 격판을 통과한다. 이때 상하구멍(A,B)을 통과하는 광선은 프리즘의 영향을 받지 않아 중앙에

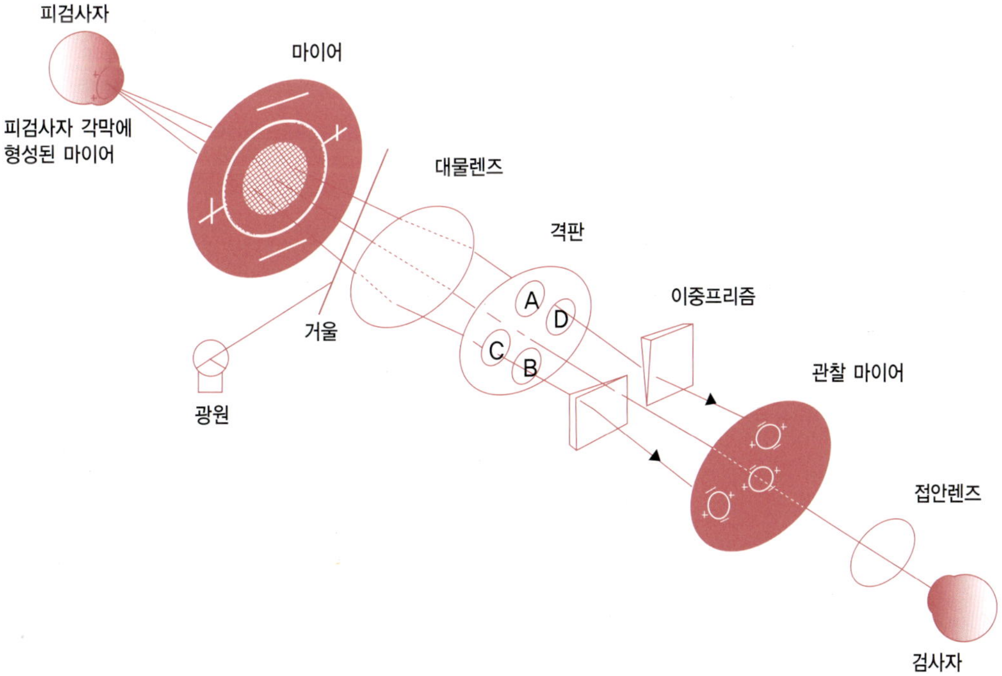

그림 5-11 Bausch & Lomb형 각막곡률계의 광학계

마이어 상이 결상되고, 좌측구멍(C)을 통과하는 광선은 이중화 프리즘의 B.O의 영향을 받아 중앙 마이어 상의 좌측에 결상되며 우측구멍(D)을 통과하는 광선은 이중화 프리즘의 B.U의 영향을 받아 중앙 마이어 상의 위에 결상된다. 따라서 검사자는 피검사자의 각막에서 총 3개의 마이어 상을 관찰하게 된다.

6) 각막곡률계를 이용한 각막곡률반경 측정 방법

① 시도조절을 한다.

검사자는 각막곡률계의 중앙에 있는 십자 모양(또는 원)이 선명하게 보일 때까지 접안렌즈를 반시계 방향으로 돌렸다가 시계 방향으로 돌리면서 시도조절을 한다. 이때 피검사자의 눈은 가리개로 가려진 상태이어야 한다.

② 피검사자의 눈높이를 각막곡률계의 높이 표시점에 맞춘다.

피검사자의 턱을 턱받침대로 위치시키고 턱받침대를 움직여서 피검사자의 눈높이를 각막곡률계의 높이 표시점에 맞춘다.

③ 피검사자에게 각막곡률계에서 나오는 눈의 반사를 보도록 지시한다.

이때 피검사자는 곁눈질을 하지 않도록 주의한다.

④ 3개의 마이어 상을 찾는다.

피검사자의 각막 위에 마이어 반사상이 관찰될 때까지 각막곡률계의 본체를 상하, 좌우, 앞뒤로 이동시킨다. 이때 피검사자의 머리가 움직이지 않도록 한다.

⑤ 3개의 마이어 상을 선명하게 조정한다.

검사자는 각막곡률계 내부를 관찰하면서 피검사자의 각막에서 반사된 세 개의 마이어 상을 선명하게 조정한다.

⑥ 각막중심위치를 조정한다.

각막곡률계의 손잡이나 본체를 상하좌우로 이동하여 각막곡률계의 중심표시가 마이어 상의 중앙 원(오른쪽 아래 원)에 위치하도록 각막중심위치를 조정한다(그림 5-12A).

⑦ 결상상태를 조정한다.

마이어 상의 중앙원이 이중으로 보이는 것은 초점이 정확하게 형성되지 않아 결상상태가 부정확한 상태이므로 각막곡률계를 앞뒤로 조정하여 결상상태를 조정한다(그림 5-12B).

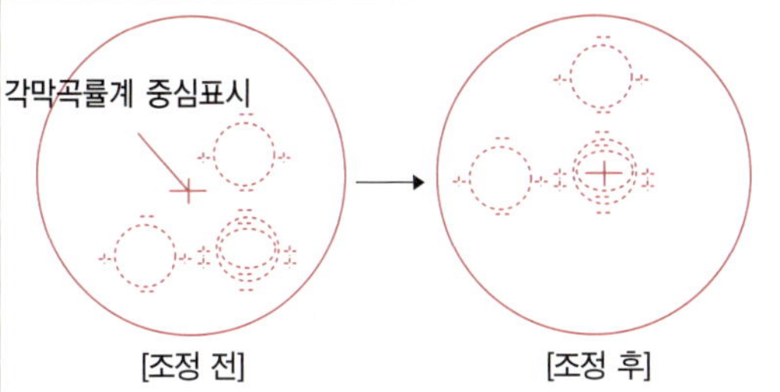

Ⓐ 각막중심 위치 조정

- 조정 전: 마이어 상의 중앙원이 각막곡률계의 중심에서 벗어나 있다(각막 곡률계의 중심과 각막의 중심이 불일치).
- 조정 후: 손잡이(knob)나 각막곡률계의 본체를 상하좌우로 움직여 마이어 상의 중앙 원이 각막곡률계의 중심에 위치하도록 조정한다(각막 중심과 각막곡률계의 중심일치).

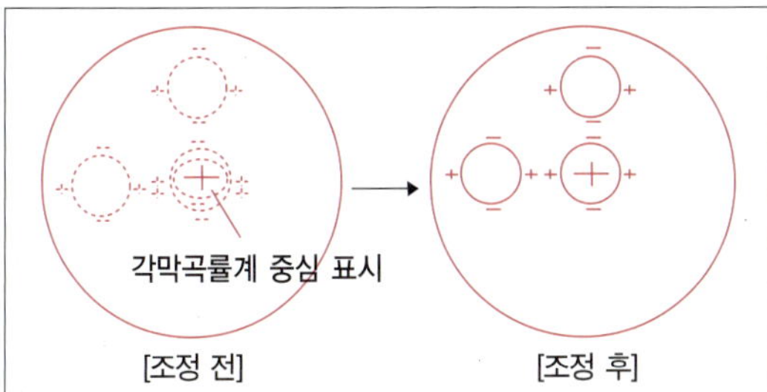

Ⓑ 결상상태 조정

- 조정 전: 각막곡률계의 중심에 위치한 마이어 상이 이중으로 보인다(결상상태가 불완전).
- 조정 후: 초점조절용 손잡이를 앞뒤로 조정하여 이중으로 보였던 각막곡률계 중심에 위치해 있는 마이어 상의 원이 하나로 되도록 조정한다(결상상태가 정확하게 조정).

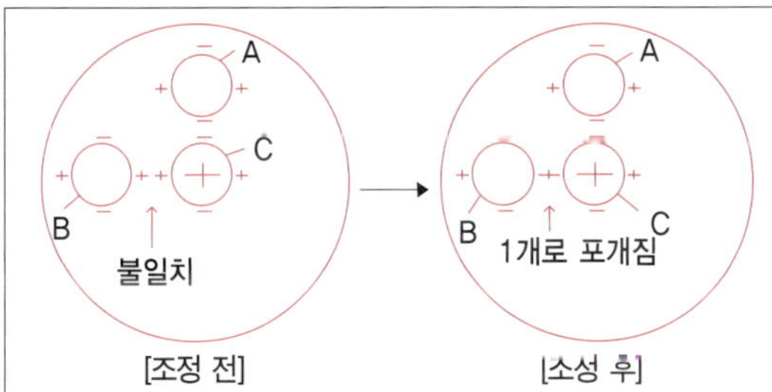

Ⓒ 수평경선 조정

- 조정 전: 수평 방향에 있는 마이어 상의 원과 원 사이에 있는 '+' 부호가 떨어져 있다(수평 방향 경선 곡률반경 미측정).
- 조정 후: 수평경선 곡률반경 측정 핸들을 이용하여 수평 방향의 마이어 상의 원과 원 사이에 있는 두 개의 '+' 부호가 하나로 일치되었다(수평경선 곡률반경 측정완료).

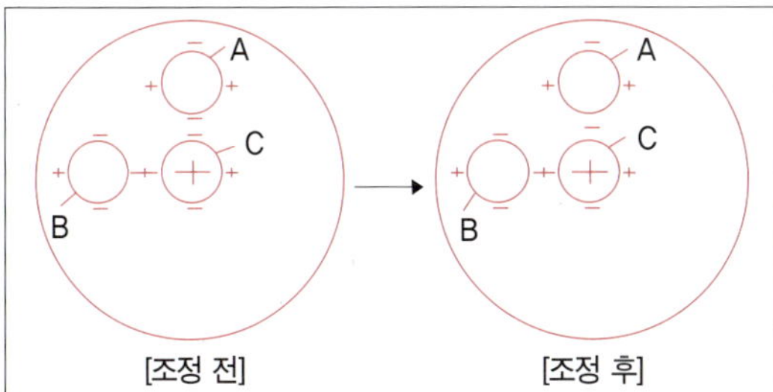

Ⓓ 수직경선 조정

- 조정 전: 수직 방향에 있는 마이어 상의 원과 원 사이에 있는 '–' 부호가 떨어져 있다(수직 방향 경선 곡률반경 미측정).
- 조정 후: 수직경선 곡률반경 측정 핸들을 이용하여 수직 방향의 마이어 상의 원과 원 사이에 있는 두 개의 '–' 부호가 하나로 일치되었다(수직경선 곡률반경 측정완료).

그림 5-12 각막곡률계의 조정

결상상태 조정이 완료된 후 마이어 상의 좌측과 우측 원이 일직선상에 있지 않으면 사난시가 있는 것이다. 사난시가 있을 경우에는 각막곡률계의 회전클리프를 회전하여 축을 찾는다.

⑧ 수평 방향의 곡률반경을 측정한다.

수평 방향의 굴절력 조정핸들을 조정하여 수평 방향 두 원 사이의 부호를 일치시킨다(그림 5-12C).

⑨ 수직 방향의 곡률반경을 측정한다.

수직 방향의 굴절력 조정핸들을 조정하여 수직 방향 두 원 사이의 부호를 일치시킨다(그림 5-12D).

⑩ 반대쪽 눈을 ②~⑨번 과정으로 검사한다.

7) 사난시안의 곡률반경 측정

사난시안은 중앙 마이어 상의 수평 방향의 부호를 이은 연장기준선에서 좌측 마이어 상의 수평 방향 부호가 어긋난 상태로 관찰된다(그림 5-13). 이와 같이 사난시가 관찰될 경우 각막중심의 위치 조정과 결상상태의 조정이 끝난 상태에서 각막곡률계의 회전클리프를 회전시켜 양주경선을 찾아야 한다. 양주경선을 찾은 후 중심 마이어 상의 수평과 수직 방향에 있는 두 마이어 상 사이의 부호를 나란하게 정렬시키고, 곡률반경 측정핸들을 이용하여 마이어 상의 두 원 사이에 있는 부호를 하나로 일치시킨 후 각 기준선에 일치된 곡률반경 수치를 읽으면 된다.

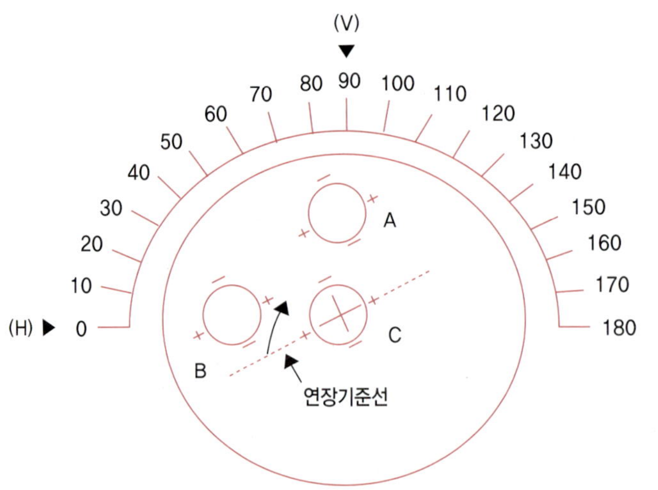

그림 5-13 사난시안의 마이어 상

8) 사난시안의 양주경선 찾는 방법

① 마이어 상의 중심 원인 'C' 원의 수평 방향에 있는 부호를 연결하는 선을 기준으로 좌측에 있는 'B' 원의 수평 방향의 부호가 시계 방향으로 어긋나 있을 때

→ 두 원의 수평에 있는 부호가 나란하게 정렬될 때까지 각막곡률계를 반시계 방향으로 회전한다. 이때 수직 방향에 위치한 기준표시선에 일치한 수치가 한 경선 방향이고, 90° 반대 방향이 또 하나의 경선 방향이다.

② 마이어 상의 중심 원인 'C' 원의 수평 방향에 있는 부호를 연결하는 선을 기준으로 좌측에 있는 'B' 원의 수평 방향의 부호가 반시계 방향으로 어긋나 있을 때

→ 두 원의 수평에 있는 부호가 나란하게 정렬될 때까지 각막곡률계를 시계 방향으로 회전한다. 이때 수직 방향에 위치한 기준표시선에 일치한 수치가 한 경선 방향이고, 90° 반대 방향이 또 하나의 경선 방향이다.

(예) 30°와 120° 방향의 양주경선을 가진 사난시안의 곡률반경 측정

① 좌측 마이어 상의 '+'가 중앙 마이어 상의 '+'를 기준으로 시계 방향으로 벗어나 있다(그림 5-14A).

② 본체의 회전클리프를 반시계 방향으로 30° 돌려 중앙 마이어 상의 '+'와 좌측 마이어 상의 '+'가 일직선상에 오도록 위치시킨다(그림 5-14B).

③ 곡률반경 측정핸들을 이용하여 중앙 마이어 상을 중심으로 수평과 수직 방향에 있는 두 원 사이의 '+'와 '−' 부호를 각각 일치시킨다. 이때 양주경선은 30°와 120°이고, 핸들의 기준선에 일치한 양주경선의 곡률반경을 읽으면 된다(그림 5-14C).

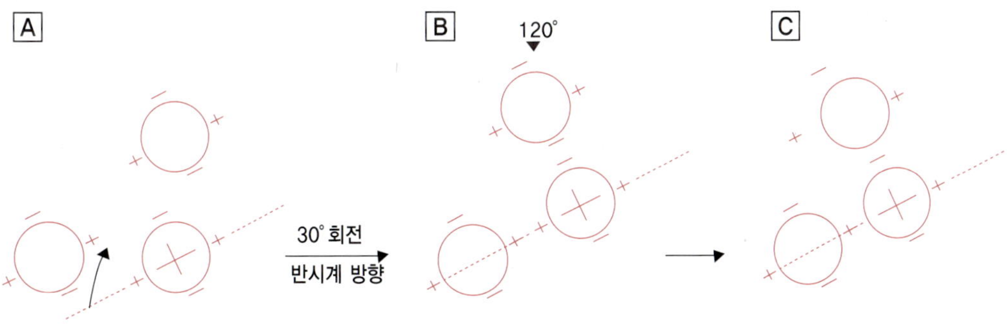

그림 5-14 사난시안의 30°와 120° 경선의 곡률반경 측정

9) 각막 난시의 표기

① 각막곡률반경을 측정하여 계산식에 의해 각막의 굴절력을 계산한 후 각막전면난시를 산출한다.

② 난시량은 (−)원주렌즈로 표기하고, 축 방향(Ax)은 약주경선 방향이다.

③ 약주경선은 양주경선 가운데 굴절력이 약한 경선 또는 곡률반경이 큰 경선이다.

$$각막굴절력(D) = \frac{(n-1)\times 1000}{각막곡률반경(mm)} \quad \text{(식 1)}$$

(예1) 그림 5-15A, B에서

수평 방향 곡률반경: 8.15mm

수직 방향 곡률반경: 7.65mm

위의 (식 1)에 의하여 각막굴절력을 계산하면

각막굴절률 n=1.376이므로

수평 방향 각막굴절력=[(1.376−1)×1000]÷8.15=376÷8.15 ≒ 46.13D

수직 방향 각막굴절력=[(1.376−1)×1000]÷7.65=376÷7.65 ≒ 49.15D

약주경선이 축 방향이 되므로 각막 난시는 C−3.02D, Ax 180° 이다.

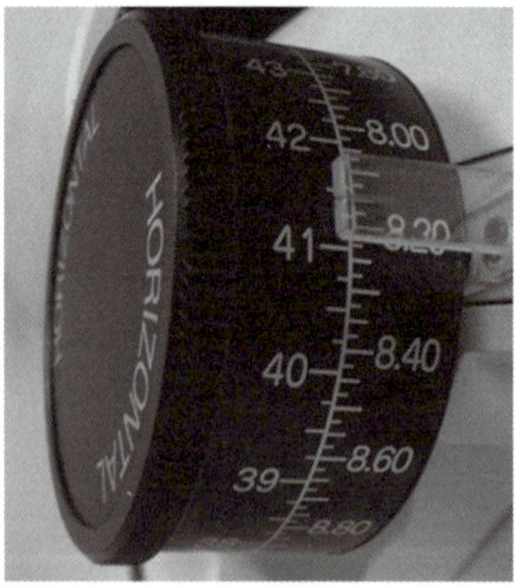

A

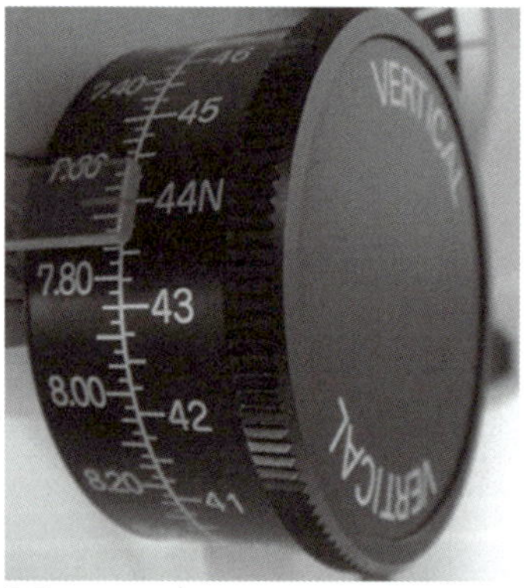

B

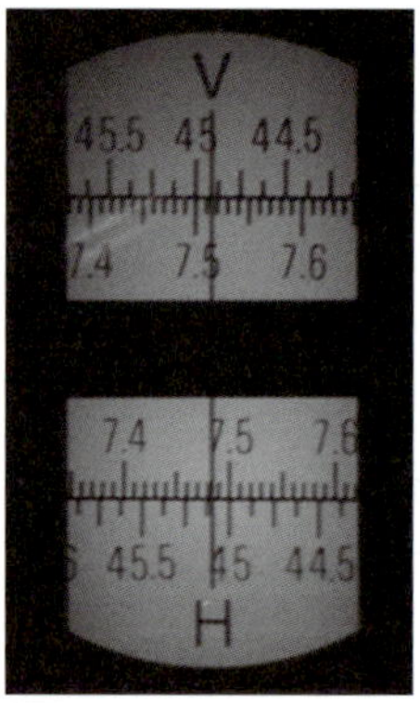

C

그림 5-15 각막곡률계를 이용한 각막곡률반경 측정
A 수평 방향 곡률반경, B 수직 방향 곡률반경, C 수직과 수평 방향 곡률반경

(예2) 그림 5-15C에서

수직 방향 곡률반경: 7.52mm

수평 방향 곡률반경: 7.48mm

위의 (식 1)에 의하여 각막굴절력을 계산하면

각막굴절률 n=1.376이므로

수직 방향 각막굴절력=[(1.376−1)×1000]÷7.52=376÷7.52=50.00D

수평 방향 각막굴절력=[(1.376−1)×1000]÷7.48=376÷7.48 ≒ 50.27D

약주경선이 축 방향이 되므로 각막 난시는 C−0.27D, Ax 90° 이다.

(예3) 수평 방향 곡률반경: 8.15mm, 수직 방향 곡률반경: 7.65mm, 난시량: 3.02D일 때

각막 난시: C−3.02D, Ax 180°

10) 각막 난시, 전체난시, 잔류 난시

(1) 전체난시

자각적 또는 타각적 굴절검사에 의해 검출된 난시이다.

(2) 각막 난시(각막전면난시)

각막곡률계에 의해 검출된 난시이다.

(3) 잔류 난시(수정체 난시)

전체난시와 각막 난시와의 차이이다. 대부분 전체난시가 각막 난시보다 크고 난시 축 방향도 동일하지만 그렇지 않은 경우도 있다. 각막 난시와 수정체 난시의 축 방향이 다를 경우 전체난시가 각막 난시보다 작고 축 방향도 다를 수 있다.

11) 각막 난시와 전체난시가 일치하지 않는 이유

각막곡률계를 이용하여 각막 난시를 측정할 경우 각막의 전면난시만을 측정하기 때문에 자각적 굴절검사 또는 타각적 굴절검사에 의해 검출된 전체난시량과는 차이가 있을 수 있다. 이와 같이 각막곡률계를 이용해 측정한 난시량과 전체난시량이 일치하지 않는 이유는 다음과 같다.

① 각막후면 난시

② 안방수의 굴절효과

③ 생리적 수정체 난시

④ 정점간거리에 따른 굴절효과

⑤ 각막곡률계에 의한 각막 측정 면적이 동공 면적보다 작다.

12) 관찰된 마이어 상을 통한 각막과 콘택트렌즈의 상태

각막곡률계로 각막이나 콘택트렌즈를 관찰했을 때 마이어 상의 형태에 따라 각막 또는 콘택트렌즈의 상태를 파악할 수 있다.

(1) 정상적인 각막

마이어 상의 3개 원 모두가 둥근 형태이다(그림 5-16A).

(2) 정난시

마이어 상의 원둘레에 요철무늬가 나타나지 않고 매끄러운 타원형 형태이다(그림 5-16B).

(3) 상안검에 의해 각막이 덮여 있는 경우

마이어 상의 6시 방향이 잘려 있는 형태로 관찰된다(그림 5-16C).

(4) 부정 난시

마이어 상의 원둘레에 울퉁불퉁한 요철무늬가 관찰된다(그림 5-16D).

(5) 6시 방향의 부정 난시

6시 방향에 부정 난시가 있는 경우 마이어 상의 요철무늬는 12시 방향에서 관찰된다(그림 5-16E). 각막곡률계로 각막을 관찰했을 때 각막은 볼록거울의 역할을 하기 때문에 도립 형태의 상이 관찰되어, 부분 부정 난시의 마이어 상 요철무늬는 부정 난시가 있는 방향과 180° 반대 방향에서 관찰된다.

(6) 6시 방향에 흠이 있는 콘택트렌즈

6시 방향에 흠이 있는 콘택트렌즈 마이어 상의 요철무늬는 6시 방향에서 관찰된다(그림 5-16F). 콘택트렌즈를 각막곡률계로 관찰할 경우 콘택트렌즈가 오목거울 역할을 하기 때문에 정립 형태의 상이 관찰된다.

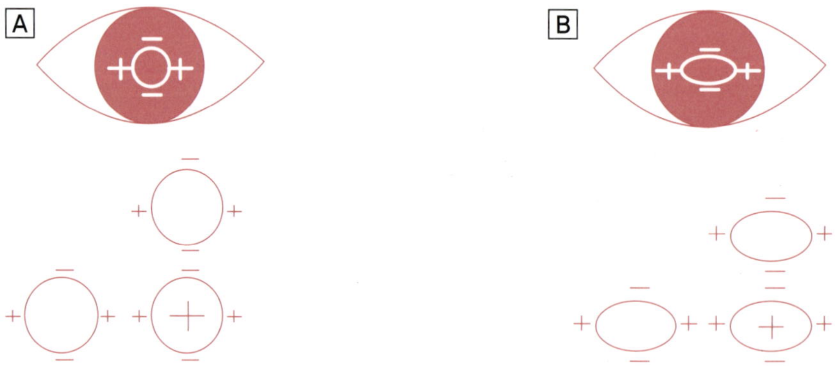

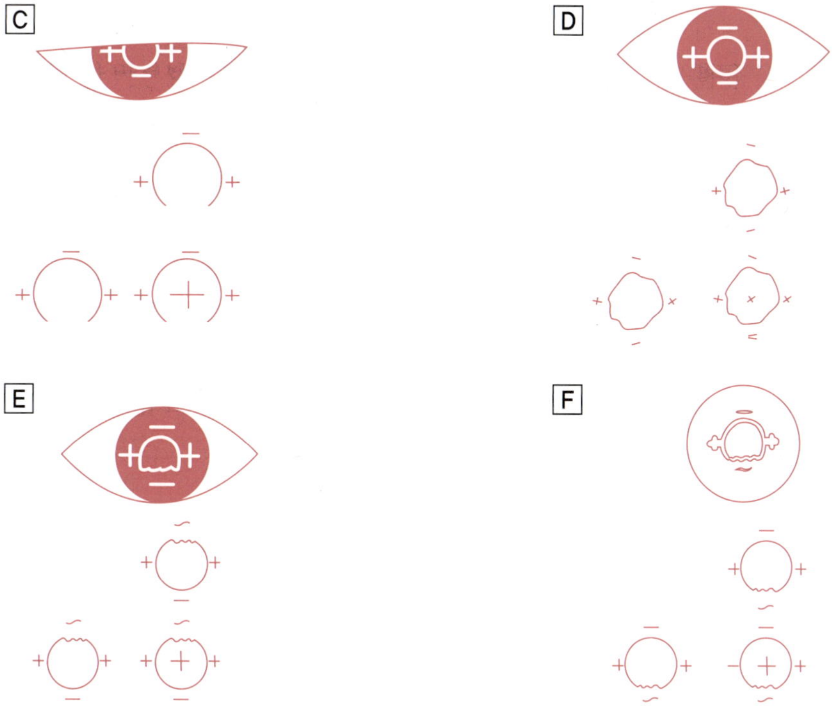

그림 5-16 각막곡률계에 의해 관찰된 마이어 상

Ⓐ 정상적인 각막 마이어 상, Ⓑ 강도의 정난시를 가진 각막의 마이어 상, Ⓒ 상안검에 가려진 각막의 마이어 상, Ⓓ 전 방향에 부정 난시를 가진 각막의 마이어 상, Ⓔ 6시 방향에 부정 난시를 가진 각막의 마이어 상, Ⓕ 6시 방향에 흠집이 있는 콘택트렌즈의 마이어 상

5 검영법 Retinoscopy, Skiascopy

1) 정의

검영법은 검영기를 이용하여 굴절이상을 타각적으로 측정하는 검사로, 검사자는 피검사자의 망막에 빛띠를 형성하는 검영기를 사용하여 피검사자의 원거리와 근거리의 굴절이상도, 노안 가입도, 조절반응, 부정 난시와 원추각막과 같은 각막의 요철뿐 아니라 백내장과 같은 수정체의 혼탁도 알 수 있다.

2) 검영기의 구조

검영기는 크게 관찰계와 조명계로 되어 있고, 조명계에는 집광렌즈와 광원이 있다. 검영기의 내부에서 나오는 빛을 피검사자의 눈에 비추면 관찰자는 관찰구를 통해 피검사자의 망막에서 반사되어 나오는 빛을 관찰할 수 있다(그림 5-17).

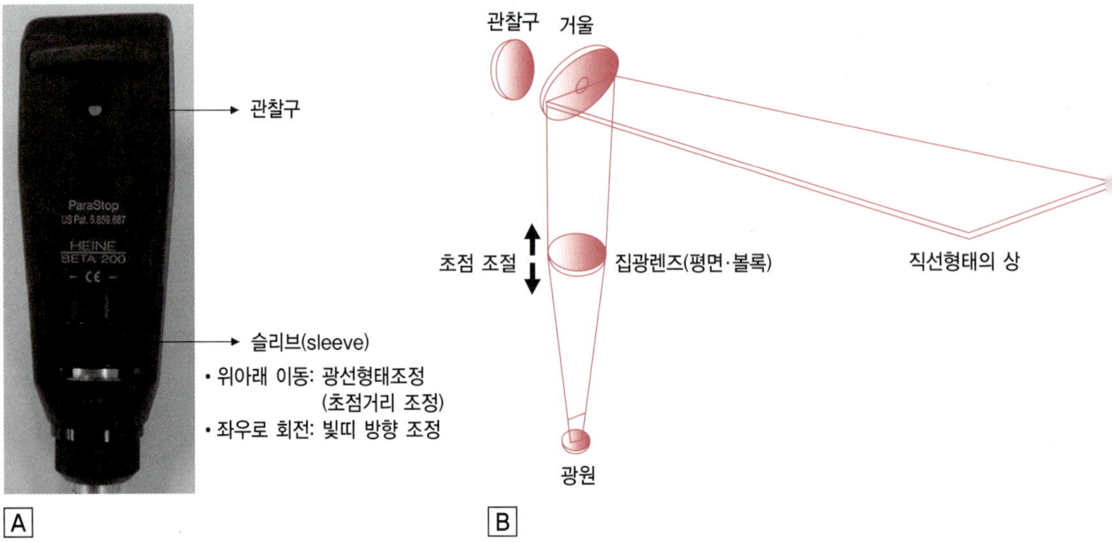

그림 5-17 **선조명 검영기 구조**

Ⓐ 검영기 Head 부분의 외관(HEINE), Ⓑ 검영기의 조명계

3) 검영기의 종류

검영기는 검영기에서 나오는 빛띠의 형태에 따라 선조명 검영기(streak retinoscope)와 점조명 검영기(spot retinoscope)로 분류한다. 선조명과 점조명 검영기는 조명계에 차이가 있다. 선조명 검영기의 빛띠는 직선 형태(streak)이고 점조명 검영기의 빛띠는 점(spot) 형태이다. 선조명 검영기는 빛띠가 직선 형태이기 때문에 점조명 검영기에 비해 난시축을 정확하고 쉽게 찾을 수 있는 장점이 있다(그림 5-18).

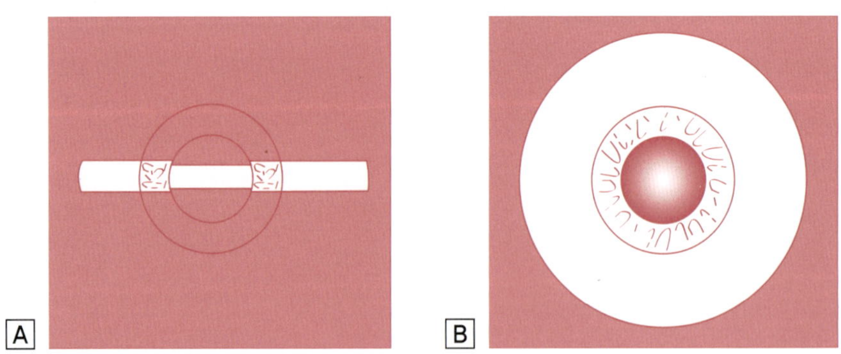

그림 5-18 **검영기 종류별 빛띠**

Ⓐ 선조명 검영기, Ⓑ 점조명 검영기

4) 검영법에서 사용하는 광선의 종류

검영법에서 사용하는 광선은 발산광선, 수렴광선, 평행광선이 있다. 광선의 형태는 검영기 내부에 있는 집광렌즈와 광원과의 거리를 조정하여 변화를 줄 수 있다. 검영법에서 주로 사용하는 선조명 검영기는 검영기의 목 부분에 있는 슬리브(sleeve)를 이용하여 집광렌즈와 광원 사이의 거리를 다양하게 조정할 수 있다.

(1) 평행광선의 형성

슬리블 이용하여 광원과 집광렌즈의 초점거리를 일치시킬 때 의해 평행광선이 출사되고, 이 평행광선이 거울에 의해 반사된 후 피검사자의 눈에는 평행광선 형태로 입사하게 된다(그림 5-19A). 광원이 집광렌즈의 초점에 있을 때 검영기는 평면거울 조명계 형태이다. 즉, 검영기가 평면거울 조명계 형태일 때 평행광선 또는 약간 발산광선 형태의 빛이 출사된다.

(2) 발산광선의 형성

슬리브를 이용하여 광원을 집광렌즈의 초점거리 안에 위치시키면 검영기는 평면거울의 조명계(plane-mirror retinoscope) 형태가 된다. 이때 집광렌즈에 의해 발산광선 형태로 출사된 빛은 거울에 의해 반사된 후 발산광선 형태로 출사되어 피검사자의 눈에 입사하게 된다(그림 5-19B).

(3) 수렴광선의 형성

슬리브를 이용하여 광원을 집광렌즈의 초점거리 밖에 위치시키면, 검영기는 오목거울 조명계(concave mirror retinoscope)형태가 된다. 이때 집광렌즈에 의해 수렴광선 형태로 출사된 빛은 거울에 의해 반사된 후 수렴광선 형태로 출사되어 피검사자의 눈에 입사하게 된다(그림 5-19C).

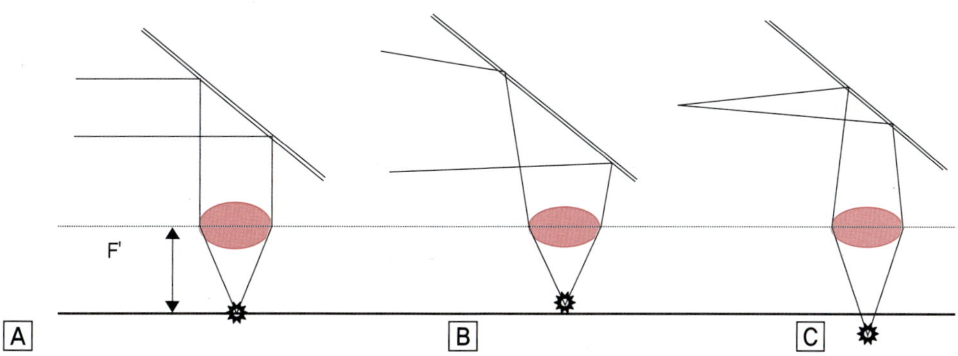

그림 5-19 선조명 검영기의 집광렌즈와 광원의 위치에 따른 출사광선의 형태

A 광원과 집광렌즈의 초점이 일치: 평행광선, B 광원이 집광렌즈의 초점 안에 있다: 발산광선, C 광원이 집광렌즈의 조섬 밖에 있다: 수렴광선

5) 슬리브(sleeve) 이동과 검사광선

검영기에서 사용하는 광선의 형태는 슬리브를 위 아래로 이동함으로써 변화시킬 수 있는데, 슬리브는 집광렌즈에 부착될 수도 있고 광원에 부착될 수도 있다. 슬리브가 집광렌즈에 부착되어 있는 검영기를 렌즈 이동형이라 하고, 광원에 부착되어 있는 검영기를 광원 이동형이라고 한다.

(1) 렌즈 이동형 검영기

슬리브가 렌즈에 부착되어 있기 때문에 슬리브를 위아래로 이동하면 광원의 위치는 변화가 없고 집광렌즈의 위치만 변한다.

1 발산광선 출사

슬리브를 아래로 내리면 집광렌즈가 아래로 이동하여 집광렌즈와 광원과의 거리가 짧아지기 때문에 광원이 집광렌즈의 초점 안에 위치하여 발산광선이 출사된다(그림 5-20A).

2 수렴광선 출사

슬리브를 위로 올리면 집광렌즈가 위로 이동하여 집광렌즈와 광원과의 거리가 멀어져 광원이 집광렌즈의 초점거리 밖에 있게 되어 수렴광선이 출사된다(그림 5-20B).

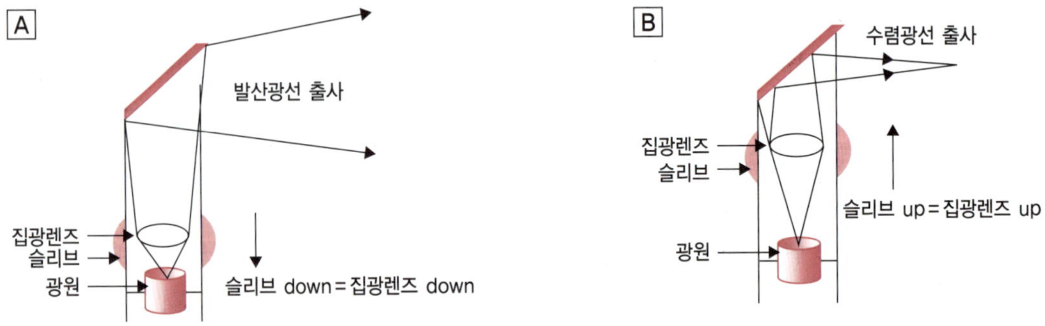

그림 5-20 슬리브가 집광렌즈에 부착된 렌즈 이동형 검영기
A 슬리브 down, 발산광선, B 슬리브 up, 수렴광선

(2) 광원 이동형 검영기

광원에 슬리브가 부착되어 있어 슬리브를 위아래로 이동하면 집광렌즈의 위치는 변하지 않고 광원 위치만 변한다.

1 발산광선 출사

슬리브를 위로 올리면 광원이 집광렌즈 가까이로 이동하기 때문에 광원이 집광렌즈의 초점거리 안에 위치하게 되어 발산광선이 출사된다(그림 5-21A).

2 수렴광선 출사

슬리브를 아래로 내리면 광원이 아래로 이동하기 때문에 광원과 집광렌즈와의 거리가 멀어져 광원이 집광렌즈의 초점거리 밖에 있게 되어 수렴광선이 출사된다(그림 5-21B).

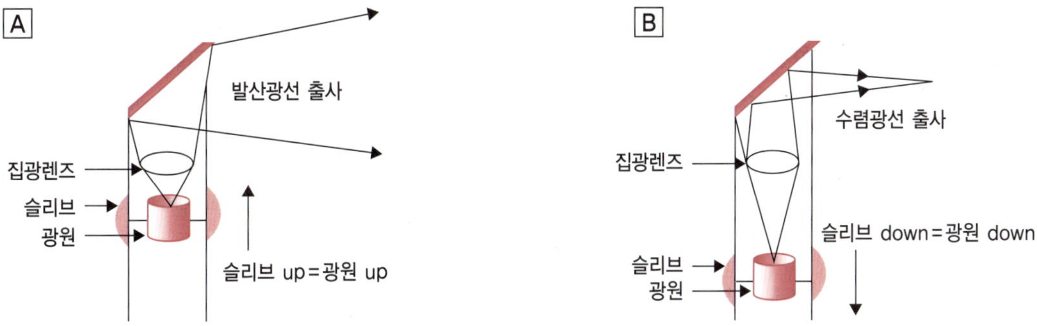

그림 5-21 슬리브가 광원에 부착된 광원 이동형 검영기
A 슬리브 up, 발산광선, B 슬리브 down, 수렴광선

6) 검영법의 종류

(1) 피검사자 눈의 조절 유무에 따라 정적검영법과 동적검영법으로 구분한다.

1 정적검영법 static retinoscopy

피검사자에게 원거리를 주시하게 하여 수정체가 정적굴절상태에서 교정 굴절력을 측정하는 방법으로 원거리굴절검사에 사용한다.

2 동적검영법 dynamic retinoscopy

피검사자에게 근거리를 주시하게 하여 수정체가 동적굴절상태에서 교정 굴절력을 측정하는 방법으로 노안 가입도, 조절반응 등 근거리검사에 사용한다.

(2) 검사거리에 따라 이동식 검영법과 고정식 검영법으로 구분한다.

1 이동식 검영법

검사거리를 이동하면서 중화점을 찾는 방법이다.

2 고정식 검영법

검사거리를 일정하게 고정하여 검사하는 방법으로 동양인의 검사거리는 약 50cm, 서양인은 약 67cm 정도로 한다(그림 5-22).

원거리교정 굴절력은 고정식 정적검영법, 근거리교정 굴절력은 고정식 동적검영법으로 검사한다.

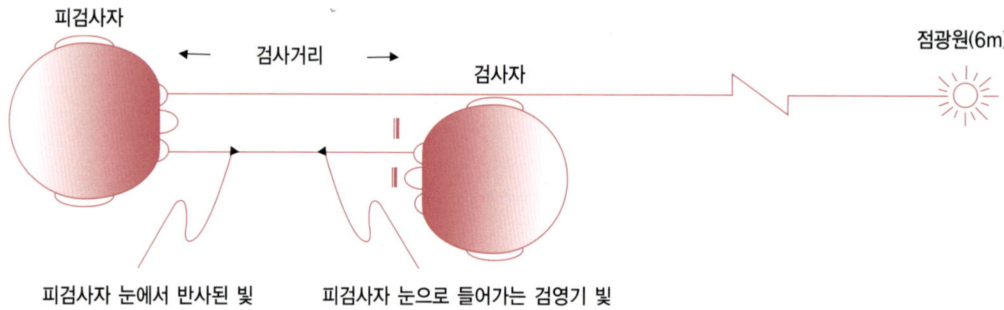

그림 5-22 고정식 검영 위치

(3) 망막의 검영 부위에 따라 유두 검영법과 중심와 검영법으로 구분한다.

유두 검영법은 망막의 유두 부분을 검영하는 방법이고, 중심와 검영법은 망막중심와 부분을 검영하는 방법으로 주로 중심와 검영을 실시한다.

7) 검영기를 이용한 원거리 굴절이상 측정원리

피검사자의 눈에 검영기의 빛이 입사하면 망막에서 반사된 후 눈의 광학계에 의해 굴절되어 밖으로 출사되는데, 이 출사광선의 버전스는 눈의 광학계에 의해 영향을 받는다. 원시안은 눈 뒤에 있는 원점을 향해 발산광선속으로(그림 5-23), 근시안은 눈앞에 있는 원점을 향해 수렴광선속으로(그림 5-24), 정시안은 눈앞 무한대에 있는 원점을 향해 평행광선속

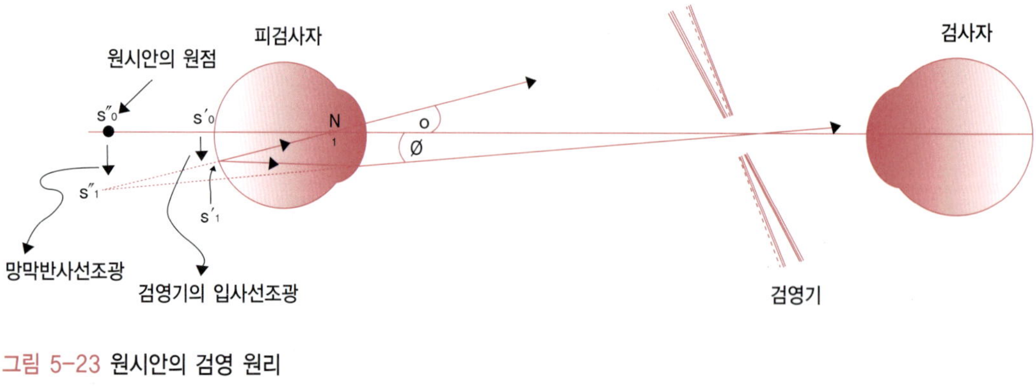

그림 5-23 원시안의 검영 원리

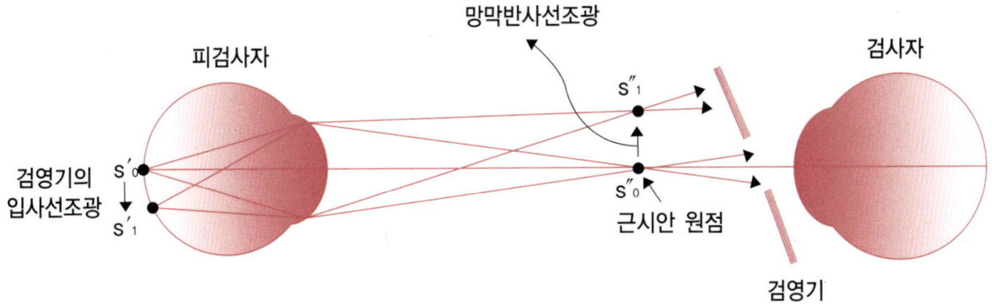

그림 5-24 근시안의 검영 원리

으로 출사하여 각각의 원점에서 초점을 형성한다. 검영기로 원거리 굴절이상안을 검영했을 때 원점에서 '중화' 가 나타난다.

검사자가 검영기를 들고 피검사자의 눈앞에서 검영기의 빛띠를 좌우로 흔들면 피검사자의 동공을 통해 망막반사선조광의 움직임을 볼 수 있다. 이 망막반사선조광을 '검영법 반사' 라 하며 망막이 어두울 때 그림자 뒤에 따라오는 주황색(적색) 빛띠로 관찰된다.

8) 망막반사선조광의 움직임

검영기의 관찰구를 통해서 관찰되는 검영기의 입사선조광의 움직임에 따른 망막반사선조광의 움직임은 피검사자의 원점과 검영기의 상대 위치에 따라 세 가지 형태로 관찰된다.

(1) 동행 with movement (그림 5-25A)

눈에 입사하는 검영기의 선조광과 망막에서 반사되는 반사선조광이 같은 방향으로 움직인다.

[1] 발산광선(또는 평행광선)

- 피검사자의 원점이 검사거리보다 길 때
- 피검사자의 원점이 검영기 뒤에 있을 때

[2] 수렴광선

- 피검사자의 원점이 검사거리보다 짧을 때
- 피검사자의 원점이 검영기와 피검사자 사이에 있을 때

(2) 역행 against movement (그림 5-25B)

눈에 입사하는 검영기의 선조광과 망막에서 반사되는 반사선조광이 반대 방향으로 움직인다.

1 발산광선(또는 평행광선)

- 피검사자의 원점이 검사거리보다 짧을 때
- 피검사자의 원점이 검영기 앞에 있을 때

2 수렴광선

- 피검사자의 원점이 검사거리보다 길 때
- 피검사자의 원점이 검영기 뒤에 있을 때

(3) 중화 neutralization (그림 5-25C)

눈에 입사하는 검영기 선조광의 이동 방향과 관계없이 피검사자의 눈 전체가 순간적으로 어두워지거나 밝아지는 것처럼 관찰된다.

- 피검사자의 원점이 검영기의 위치에 있을 때
- 피검사자의 원점이 검사거리와 동일할 때

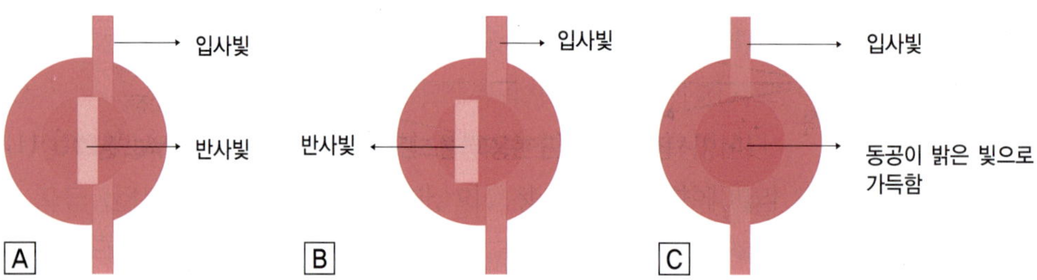

그림 5-25 검영기의 관찰구를 통해 본 망막반사선조광의 이동
A 동행, B 역행, C 중화

9) 중화점 확인

중화점을 찾은 후 검영기를 이동하거나, 렌즈를 교환하면서 중화점을 확인할 수 있다.

(1) 거리이동법(그림 5-26)

중화가 나타난 지점에서 검영기를 앞뒤로 움직여 중화점을 확인할 수 있다. 그 지점이 중화점이면

1 발산광선으로 검영했을 때

- 앞으로 이동 시 동행, 뒤로 이동 시 역행

2 수렴광선으로 검영했을 때

- 앞으로 이동 시 역행, 뒤로 이동 시 동행

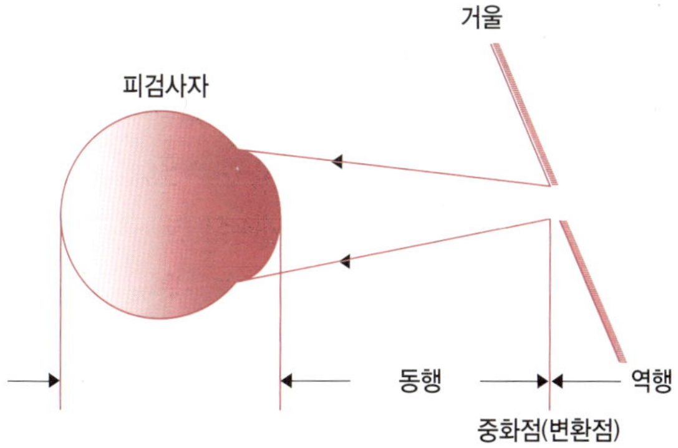

그림 5-26 검사거리 이동에 따른 중화점의 확인(발산광선)

(2) 렌즈교환법

중화가 나타난 지점에서 (+) 또는 (−) 구면렌즈를 가입하여 확인할 수 있다. 그 지점이 중화점이면

1 발산광선으로 검영했을 때

- +0.25D 가입 시 역행, −0.25D 가입 시 동행이 나타난다.

2 수렴광선으로 검영했을 때

- +0.25D 가입 시 동행, −0.25D 가입 시 역행이 나타난다.

10) 중화점 판별

- 반사빛 띠 이동속도: 중화점에 가까울수록 빠르다.
- 반사빛 띠 밝기: 중화점에 가까울수록 밝다.
- 반사빛 띠 폭: 중화점에 가까울수록 넓어진다.

11) 검영법에서 사용하는 광선 형태에 따른 망막반사선조광의 이동

검영법에서 사용하는 광선 형태에 따라 동일한 검사거리에서 검영을 했을지라도 검영기의 입사선조광의 이동 방향에 따른 망막반사선조광의 이동은 다르게 나타난다.

수렴광선 형태의 빛은 피검사자의 눈앞에서 수렴되어 광선속의 방향이 상하좌우로 바뀐 형태로 피검사자의 망막에 도달하게 된다(그림 5-27A). 그러나 발산광선속이나 평행광선속은 피검사자의 눈앞에서 방향을 바꾸지 않고 입사하여 피검사자의 망막에 도달한다(그림 5-27B). 그러므로 검영법을 할 때 수렴광선속을 사용할 경우 검영기의 입사선조광의 이동 방향에 따른 피검사자의 망막반사선조광의 이동 방향이 발산광선속일 때와 반대로 나타난다. 즉, 발산광선속으로 검영하여 역행이 나타날 때 수렴광선으로 바꾸어 검영하면 동행이 나타나고, 발산광선으로 검영하여 동행이 나타날 때 수렴광선으로 바꾸어 검영하면 역행이 나타난다. 중화는 검사광선의 형태와 관계없이 어느 광선으로 검영해도 중화가 나타난다.

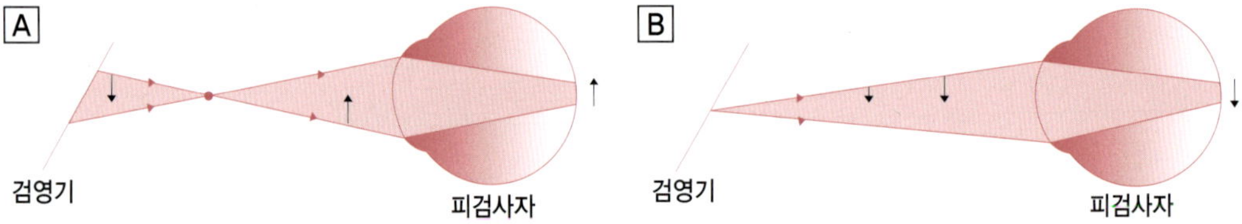

그림 5-27 **검영법에서 사용하는 광선 종류에 따른 망막반사선조광의 이동**
Ⓐ 수렴광선, Ⓑ 발산광선

12) 중화점을 찾을 때 사용하는 렌즈

검사지점에서 동행이나 역행이 나타나면 반사선조광의 움직임을 중화시킬 수 있는 적절한 렌즈를 선택하여야 한다. 발산광선으로 검영했을 때 동행이 관찰되면 볼록구면렌즈를, 역행이 관찰되면 오목구면렌즈를 피검사자의 눈앞에 가입하면서 중화점을 찾는다. 수렴광선으로 검영했을 때 동행이 관찰되면 오목구면렌즈, 역행이 관찰되면 볼록구면렌즈를 이용하여 중화점을 찾는다(표 5-1).

표 5-1. 검사광선 종류와 굴절이상에 따른 입사선조광과 반사선조광의 이동 방향과 중화에 필요한 렌즈

굴절이상	검사광선에 의한 반사선조광 이동		중화에 필요한 구면렌즈
	발산광선 (평면거울효과)	수렴광선 (오목거울효과)	
정시	동행	역행	볼록렌즈
원시	동행	역행	볼록렌즈
근시 (원점이 검사자 뒤에 있는 근시)	동행	역행	볼록렌즈
근시 (원점이 피검사자와 검사자 사이에 있는 근시)	역행	동행	오목렌즈

13) 검영법을 통한 정시와 비정시의 구분

검영법은 검영기의 빛을 피검사자의 눈에 비추었을 때 피검사자의 망막으로부터 반사되어 밖으로 나오는 빛을 관찰하는 것이다.

(1) 정시와 비정시의 구분

검사거리 보정렌즈를 가입한 상태에서 검영기의 입사선조광을 좌우로 이동할 때 피검사자의 동공에 나타난 반사선조광의 이동 유무를 관찰한다.

- 정시: 피검사자의 동공에 나타난 반사선조광이 이동하지 않는다(중화가 나타난다).
- 굴절이상: 피검사자의 동공에 나타난 반사선조광이 이동한다.

(2) 단순굴절이상과 난시의 구분(그림 5-28)

검사거리 보정렌즈를 가입한 상태에서 선조명 검영기의 슬리브를 좌우로 회전하면서 피검사자의 눈이 단순굴절이상인지 난시인지를 파악한다.

1 단순굴절이상

모든 경선에서 검영기의 입사선조광의 방향과 피검사자의 동공 안에서 관찰된 반사선조광의 방향이 일치한다.

2 난시

난시안은 검영기의 입사선조광과 난시안의 주경선이 일치하면 입사선조광과 망막반사선조광의 기울기가 평행하고(그림 5-28A), 주경선과 일치하지 않으면 기울기가 평행하지 않다(그림 5-28B).

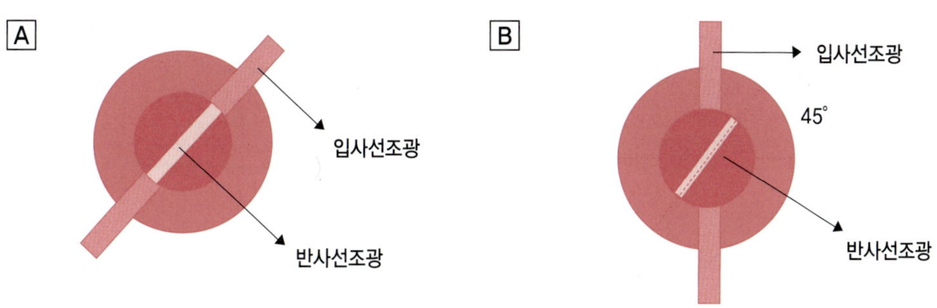

그림 5-28 사난시안의 검영기의 입사선조광에 따른 망막반사선조광 이동
A 입사선조광과 망막반사선조광의 이동 방향 일치, B 입사선조광과 망막반사선조광의 이동 방향 불일치

(3) 난시의 종류 구분

검영기의 빛띠를 수직으로 하여 수평 방향으로 이동하였을 때

1 직난시와 도난시

검영기의 입사선조광의 방향과 망막반사선조광의 방향이 같다(기울기가 평행하다).

2 사난시

검영기의 입사선조광의 방향과 망막반사선조광의 방향이 일치하지 않는다(기울기가 평행하지 않다).

14) 검사거리 보정렌즈 working lens

① 항상 (+) 부호를 가지는 'S(구면렌즈)' 이다.
② 검사거리가 무한대에 있는 것과 같은 효과를 갖는다.
③ 검영법을 할 때 검사거리를 환산한 굴절력과 크기는 같고 부호가 반대다.
④ 검사거리 보정렌즈를 가입하고 발산광선으로 검영했을 때 근시는 역행, 원시는 동행, 정시는 중화가 나타나며 수렴광선을 사용했을 때 근시는 동행, 원시는 역행, 정시는 중화가 나타난다.
⑤ 검사거리 보정렌즈는 검사거리가 50cm이면 +2.00D, 67cm이면 +1.5D이다. 포롭터에는 검사거리 보정렌즈를 의미하는 'R' 이 내장되어 있다(그림 5-29A).

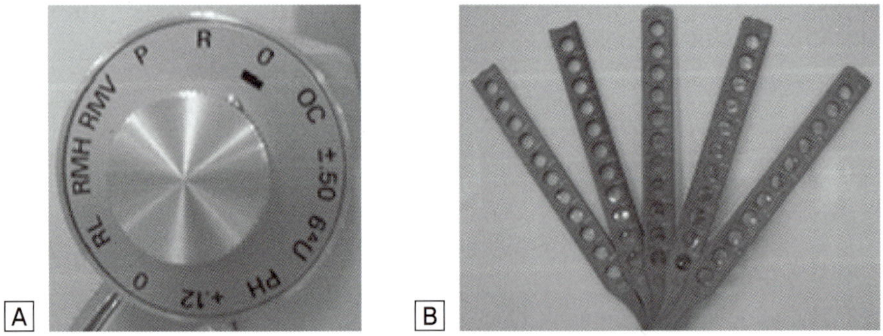

A B

그림 5-29 검영법에 사용하는 렌즈
A 포롭터의 'R'(검사거리 보정렌즈), B 판부렌즈

15) 검사순서

① 검사자가 피검사자의 동공에 있는 반사선조광을 쉽게 관찰할 수 있도록 검사실의 실내조명을 낮춘다.

② 원거리에 주시시표 또는 점광원을 위치시킨다.

③ 검안테나 포롭터에 피검사자의 원거리 P.D를 맞춘다.

④ 피검사자에게 양안을 뜨고 주시시표를 주시하게 하여 시표가 검사자의 머리에 가려지는지를 말하도록 한다(그림 5-30).

⑤ 검사자는 검영기를 피검사자의 눈으로부터 50~67cm 정도의 거리에서 든다. 포롭터를 이용하여 검영할 경우 검사거리 보정렌즈를 가입한다(그림 5-29A).

⑥ 검사자는 양안을 모두 뜬 채, 오른손으로 검영기를 들고 피검사자의 우안을 검사자의 우안으로 먼저 검사하고, 왼손으로 검영기를 들고 검사자의 좌안으로 피검사자의 좌안을 검사한다(그림 5-30).

⑦ 검영기의 입사선조광의 방향은 검영하고자 하는 피검사자의 경선 방향과 직각(90°)이 되도록 하여 이동한다(그림 5-31).

⑧ 피검사자의 동공에서 반사된 선조광의 형태는 약도의 굴절이상에서는 직선상으로, 강도의 굴절이상에서는 휘어진 곡선상으로 관찰된다.

⑨ 검영기의 입사선조광과 피검사자 동공 안의 반사선조광과의 이동 방향을 관찰한다.

⑩ 동행과 역행이 나타나면 중화가 될 때까지 렌즈를 가입한다. 포롭터를 이용하지 않을 경우에는 판부렌즈(그림 5-29B)를 이용하여 중화점을 찾는다. 굴절이상도 측정에서는 원점을 찾으면 교정 굴절력을 찾을 수 있는데, 검영법에서는 피검사자의 원점에서 중화가 나타나므로 중화점을 찾는 것이 필수이다.

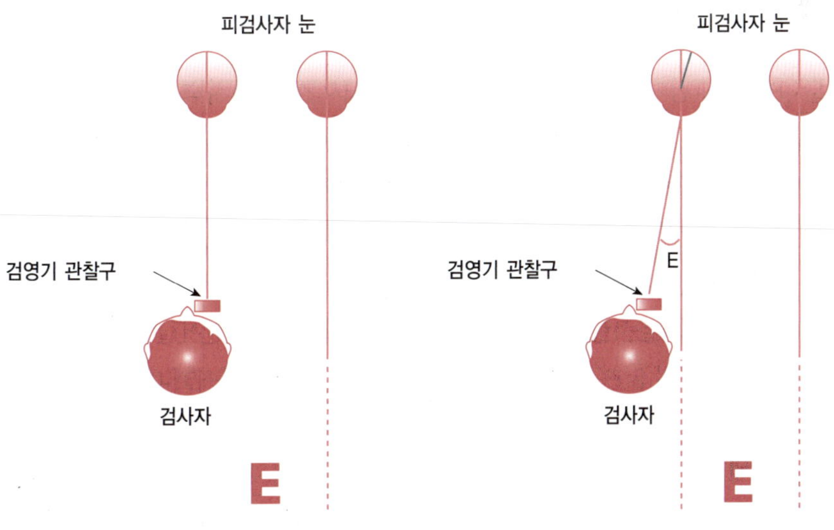

그림 5-30 검영법에서 검사자와 피검사자의 주시 위치

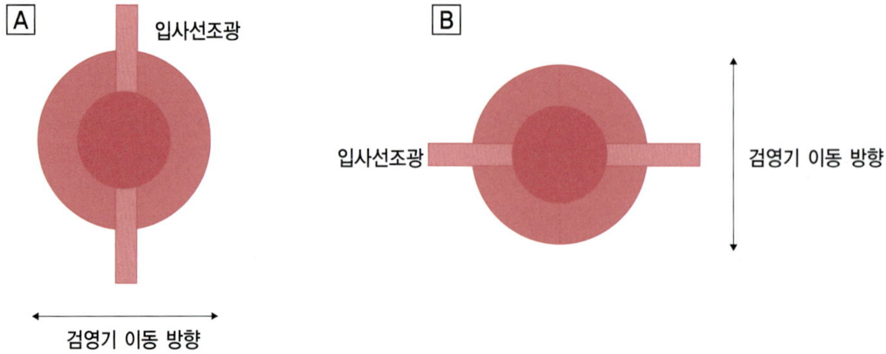

그림 5-31 **검영기의 입사선조광과 검영 경선 방향**

Ⓐ 입사선조광 방향: 수직, 검영기 이동 방향(검영 경선 방향): 수평, Ⓑ 입사선조광 방향: 수평, 검영기 이동 방향(검영 경선 방향): 수직

⑪ 교정렌즈 굴절력을 산출한다.

- 검사거리보정렌즈를 가입했을 때
  교정렌즈=중화렌즈
- 검사거리보정렌즈를 가입하지 않았을 때
  교정렌즈=중화렌즈+검사거리 환산굴절력

교정렌즈=순검영값, 중화렌즈=총검영값

16) 단순굴절이상안의 검영

단순굴절이상은 구면렌즈를 이용하여 중화점을 찾을 수 있다. 발산광선 또는 평행광선으로 검영했을 때 동행이 나타나면 볼록렌즈를, 역행이 나타나면 오목렌즈를 단계적으로 가입하면서 중화점을 찾는다. 수렴광선으로 검영했을 때 동행이 나타나면 오목렌즈를, 역행이 나타나면 볼록렌즈를 단계적으로 가입하면서 중화점을 찾는다.

(1) 발산광선을 이용한 단순 근시안의 검영

고정식 검영법으로 발산광선을 이용하여 근시안을 검영했을 때 피검사자의 원점이 검사거리보다 긴 근시안일 때는 동행이 나타나고, 원점이 피검사자와 검사자 사이에 있을 때 즉 원점이 검사거리보다 짧은 근시안에서는 역행이 나타난다. 검사거리에서 역행이 나타나면 오목구면렌즈를 이용하여 중화점을 찾는다(그림 5-32).

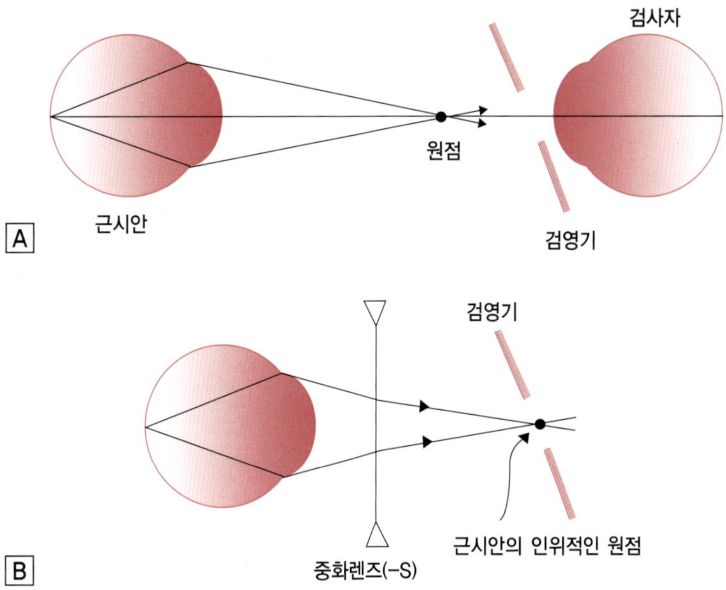

그림 5-32 발산광선을 이용한 근시안의 검영
Ⓐ 초기 검영 시 역행이 나타나는 근시안, Ⓑ 오목구면렌즈를 이용하여 중화

(2) 발산광선을 이용한 단순원시안의 검영

고정식 검영법으로, 발산광선을 이용하여 원시안을 검영했을 때 원시안의 원점은 원시안, 즉 피검사자의 눈 뒤에 있으므로 동행이 나타난다(그림 5-33A). 검사거리에서 동행이 관찰되면 볼록구면렌즈를 이용하여 중화점을 찾은 후(그림 5-33B) 교정 굴절력을 계산한다. 교정 굴절력, 즉 순검영값은 중화가 되었을 때 사용한 구면렌즈 굴절력에 검사거리 환산 굴절력을 더하면 된다(그림 5-33C).

17) 난시안의 검영

(1) 난시안의 검영 순서

① 먼저 양주경선의 방향을 찾는다.

② 구면렌즈 또는 구면렌즈와 (−)원주렌즈를 이용하여 각 경선의 중화점을 찾는다.

(2) 판부렌즈(구면렌즈)를 이용한 난시안의 검영

① 양주경선 방향을 찾는다.

② 양주경선을 검영한다(그림 5-34A).

- 판부렌즈(구면렌즈)를 이용하여 한쪽 경선을 중화시킨다.
- 중화렌즈 제거 후 90° 반대 방향의 경선을 중화시킨다.
- 양주경선의 구면 굴절력 차이가 난시량이다.
- 교정 굴절력 = 중화렌즈 + 검사거리 환산굴절력

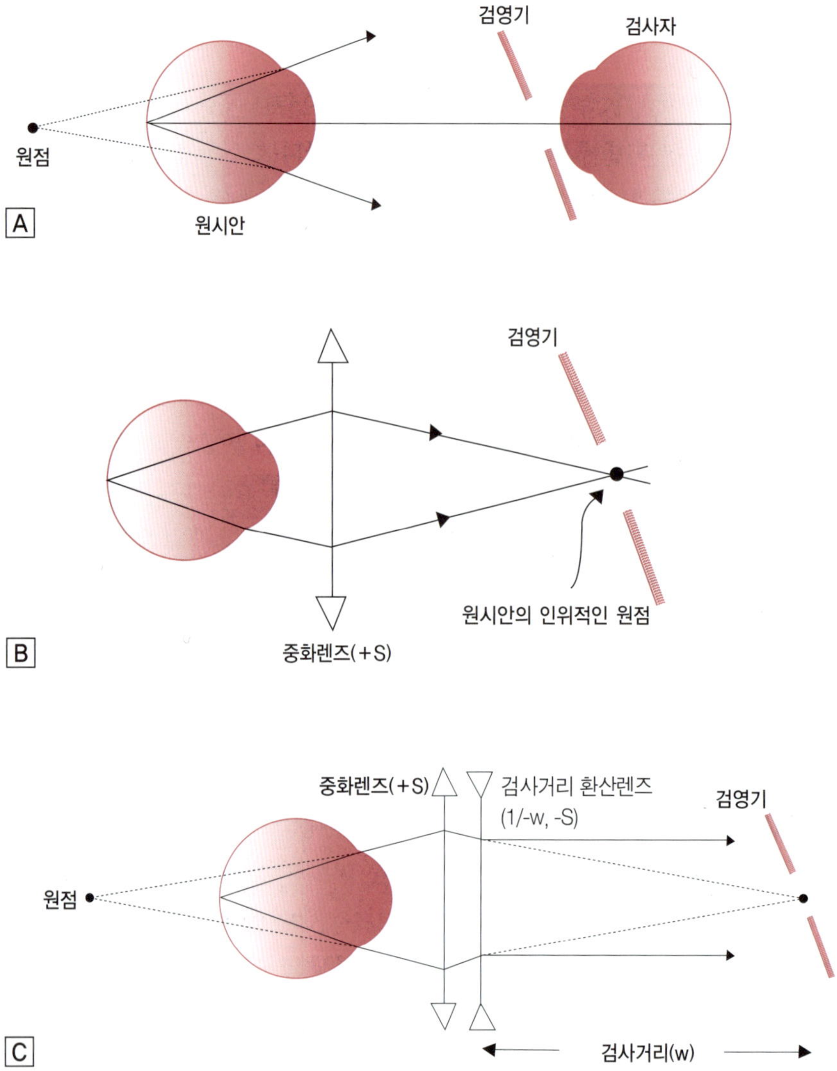

그림 5-33 발산광선을 이용한 원시안의 검영

Ⓐ 초기 검영 시 동행이 나타나는 원시안, Ⓑ 볼록구면렌즈를 이용하여 중화, Ⓒ 교정 굴절력=중화렌즈+검사거리 환산굴절력

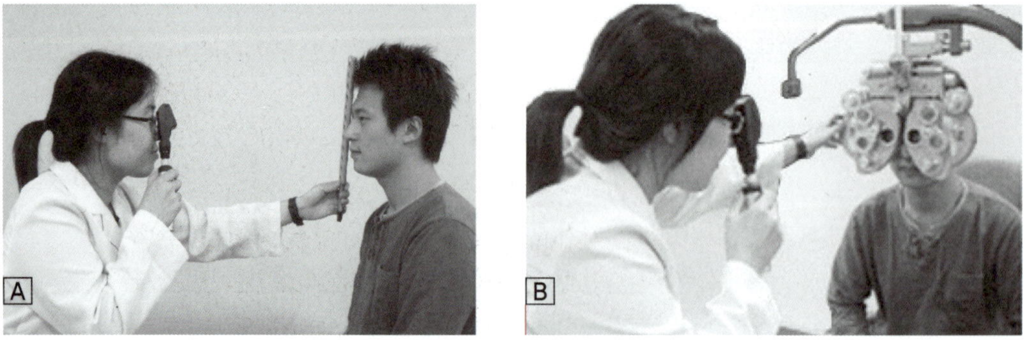

그림 5-34 검영법의 자세

Ⓐ 판부렌즈를 이용한 검영, Ⓑ 포롭터를 이용한 검영

양주경선 방향 찾는 방법

(1) 직난시, 도난시

검영기의 입사광선을 수직으로 하여 검영기를 수평으로 이동하였을 때

- 입사선조광 방향과 망막반사선조광 방향이 일치한다(기울기가 평행하다).
- 양주경선 방향: 90°와 180°

(2) 사난시

검영기의 입사광선을 수직으로 하여 검영기를 수평으로 이동하였을 때

- 입사선조광 방향과 망막반사선조광 방향이 일치하지 않는다.
- 양주경선 방향: 처음 사방향으로 관찰된 망막반사선조광의 방향과, 그 방향과 90°도를 이루고 있는 방향

(3) 포롭터 이용한 난시안의 검영(구면렌즈와 원주렌즈를 이용한 난시안의 검영)

① 양주경선 방향을 찾는다.

② 약주경선을 먼저 구면렌즈로 중화시킨다(그림 5-34B).
(검영하는 과정에서 발생할 수 있는 조절개입을 최소화하기 위해)

③ 구면렌즈를 가입한 상태에서 (-)원주렌즈를 이용하여 나머지 경선을 중화시킨다.
이때 원주렌즈 축 방향은 구면렌즈를 이용하여 먼저 중화한 경선 방향이다.

약주경선 찾기

- 두 경선에서 동행이 나타날 때 동행이 강한 경선
- 두 경선에서 역행이 나타낼 때 역행이 약한 경선
- 두 경선에서 역행과 동행이 나타낼 때 동행이 나타나는 경선

(예1) 포롭터를 이용한 근시성복합직난시안의 검영(그림 5-35)

포롭터의 검사거리 보정렌즈를 가입하고 검사거리 50cm에서 발산광선으로 근시성복합직난시안의 양주경선을 검영하면 수평과 수직, 두 경선에서 역행이 관찰된다. 수평과 수직경선의 반사선조광의 상태를 비교했을 때 약주경선인 수평경선에서 수직경선보다 반사선조광의 이동속도가 빠르고, 반사빛의 밝기가 밝고, 반사선조광의 넓이도 넓게 관찰될 것이다(그림 5-35). 근시안에서는 강주경선의 굴절이상도가 약주경선의 굴절이상도보다 크기 때문에 두 경선의 반사선조광의 상태를 비교했을 때 강주경선보다 약주경선이 중화에 가까운 현상이 나타난다.

■ 그림 5-35의 수평경선 굴절력 63D, 수직경선 굴절력 65D인 근시성복성직난시안의 검영 방법(검사거리보정렌즈 가입)

① 검영기 빛띠를 수직으로 하고 (-)구면렌즈를 이용하여 수평경선(약주경선)을 검영한다. 수평경선은 S-3.00D에서 중화가 되고, 이때 S-3.00D를 가입한 상태의 수직경선의 굴절력은 62D가 된다. 근시상태

이므로 조절개입을 최소화시킬 수 있는 상태이다.

② 검영기 빛띠를 수평으로 하고 S-3.00D를 가입한 상태에서 (-)원주렌즈를 이용하여 수직 방향 경선을 중화한다. 이때 (-)원주렌즈의 축 방향은 구면렌즈를 이용하여 먼저 중화한 180° 방향이다. 수직 방향의 경선은 C-2.00D, Ax 180°으로 중화된다.

③ 교정 굴절력=S-3.00D, C-2.00D, Ax 180°이다.

▶ 만약에 역행이 강한 수직경선을 구면렌즈로 먼저 검영하면 S-5.00D에서 중화가 될 것이고, 이때 수평경선의 굴절력은 58D의 원시상태가 되기 때문에 조절개입의 가능성이 있어, 정확한 검영값을 측정할 수 없다. 그러므로 양주경선의 역행이 나타날 때는 역행이 약하게 나타나는 약주경선을 먼저 구면렌즈로 검영하여야 한다.

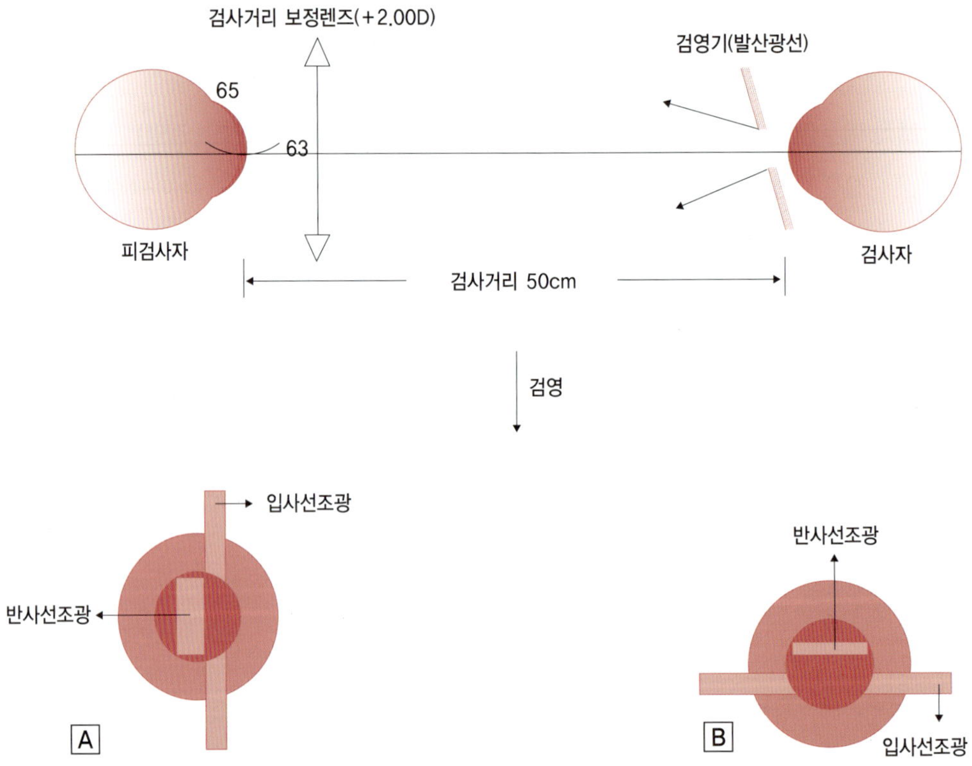

그림 5-35 포롭터를 이용한 근시성복합직난시안의 검영
Ⓐ 수평경선(약주경선): 역행(반사선조광의 폭이 넓다), Ⓑ 수직경선(강주경선): 역행(반사선조광의 폭이 좁다)

(예2) 포롭터를 이용한 원시성복합직난시안의 검영(그림 5-36)

포롭터의 검사거리 보정렌즈를 가입하고 검사거리 50cm에서 발산광선으로 원시성복합직난시안의 양주경선을 검영하면 수평과 수직, 두 경선에서 동행이 관찰된다. 수평과 수직경선의 반사선조광의 상태를 비교했을 때 강주경선인 수직경선에서 수평경선보다 반사선조광의 이동속도가 빠르고, 밝기가 밝고, 넓이도 넓게 관찰될 것이다(그림 5-36). 검영하는 과정에서 중화점에 가까워지면(굴절이상 정도가 적으면) 반사선조광의 밝기가 밝아지고, 폭이 넓어지고, 이동속도가 빨라지기 때문이다. 원시안에서는 강주경선의 굴절이상도가 약주경선의 굴절이상도보다 작기 때문에 두 경선의 반사선조광의 상태를 비교했을 때 약주경선보다 강주경선에서 중화에 가까운 현상이 나타난다.

■ 그림 5-36의 수평경선 굴절력 57D, 수직경선 굴절력 59D인 원시성복성직난시안의 검영방법(검사거리 보정렌즈 가입)

① 검영기 빛띠를 수직으로 하고, (+)구면렌즈를 이용하여 수평경선(약주경선)을 검영한다. 수평경선은 S+3.00D에서 중화가 되고, 이때 S+3.00D를 가입한 상태의 수직경선의 굴절력은 62D가 된다. 근시상태이므로 조절개입을 최소화시킬 수 있는 상태이다.

② 검영기 빛띠를 수평으로 하고, S+3.00D를 가입한 상태에서 (−)원주렌즈를 이용하여 수직 방향 경선을 중화한다. 이때 (−)원주렌즈의 축 방향은 구면렌즈를 이용하여 먼저 중화한 180° 방향이다. 수직 방향의 경선은 C−2.00D, Ax 180°으로 중화된다.

③ 교정 굴절력=S+3.00D, C−2.00D, Ax 180°이다.

▶ 만약에 동행이 약한 수직경선을 구면렌즈로 먼저 검영하면, S+1.00D에서 중화가 될 것이고, 이때 수평경선의 굴절력은 58D의 원시상태가 되기 때문에 조절개입의 가능성이 있어 정확한 검영값을 측정할 수 없다. 그러므로 양주경선에서 동행이 관찰될 때는 동행이 강하게 나타나는 약주경선을 먼저 구면렌즈로 검영하여야 한다.

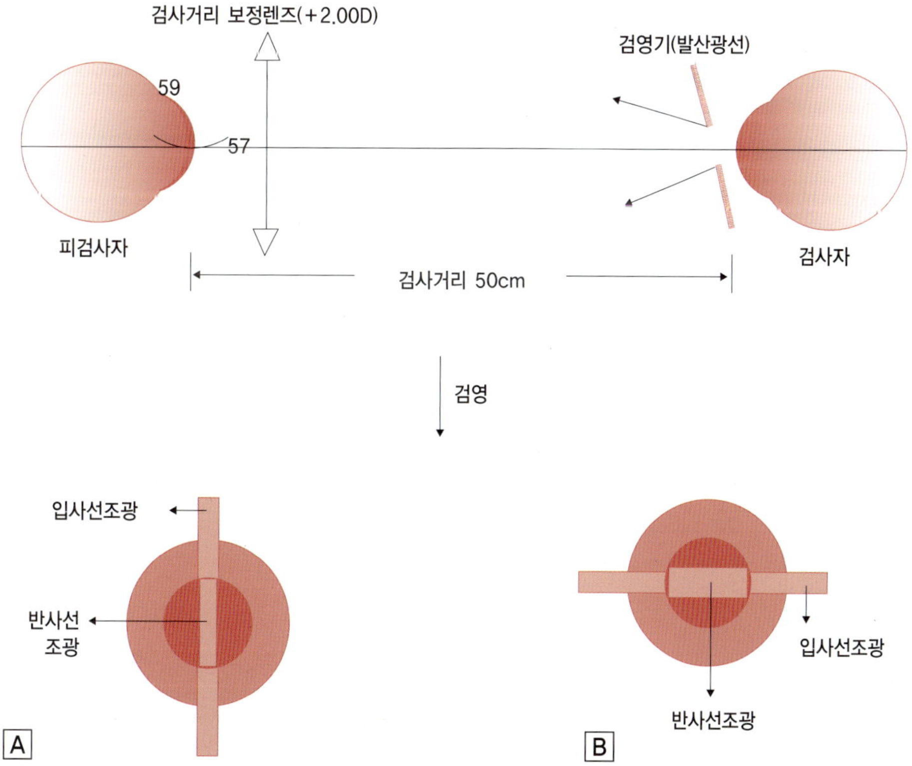

그림 5-36 포롭터를 이용한 원시성복합직난시안의 검영

Ⓐ 수평경선(약주경선): 동행(반사선조광의 폭이 좁다), Ⓑ 수직경선(강주경선): 동행(반사선조광의 폭이 넓다)

(예3) 포롭터를 이용한 혼합 난시안의 검영(그림 5-37)

포롭터의 검사거리 보정렌즈를 가입하고 검사거리 50cm에서 발산광선으로 혼합 난시안의 양주경선을 검영하면 한 경선에서는 동행이 관찰되고, 다른 한 경선에서는 역행이 관찰된다. 동행이 관찰되는 경선이 원시상태로 약주경선이고, 역행이 관찰되는 경선은 근시상태로 강주경선이다(그림 5-37).

■ 그림 5-37의 수평경선 굴절력 58D, 수직경선 굴절력 62D인 혼합 난시안의 검영방법(검사거리보정렌즈 가입)

① (+)구면렌즈를 이용하여 동행이 나타나는 수평경선(약주경선)을 먼저 검영한다. 수평경선은 S+2.00D에서 중화가 되고, 이때 S+2.00D를 가입한 상태의 수직경선의 굴절력은 64D가 된다. 근시상태이므로 조절개입을 최소화시킬 수 있는 상태이다.

② S+2.00D를 가입한 상태에서 (−)원주렌즈를 이용하여 수직 방향 경선을 중화한다. 이때 (−)원주렌즈의 축 방향은 구면렌즈를 이용하여 먼저 중화한 180° 방향이다. 수직 방향의 경선은 C−4.00D, Ax 180°로 중화된다.

③ 교정 굴절력=S+2.00D, C−4.00D, Ax 180°이다.

▶ 만약에 역행이 나타나는 수직경선을 구면렌즈로 먼저 검영하면 S−2.00D에서 중화가 될 것이고, 이때 수평경선의 굴절력은 56D의 원시상태가 되기 때문에 조절개입의 가능성이 있어 정확한 검영값을 측정할 수 없다. 그러므로 한 경선에서는 동행이 나타나고, 다른 한 경선에서 역행이 나타날 경우 동행이 관찰되는 약주경선을 먼저 구면렌즈로 검영하여야 한다.

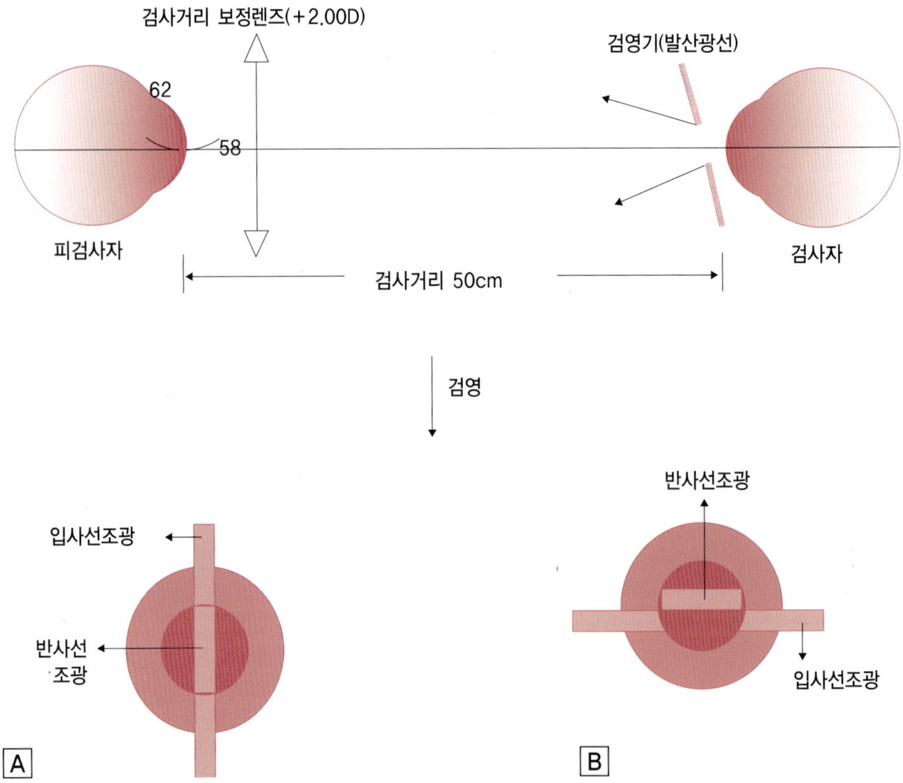

그림 5-37 포롭터를 이용한 혼합 난시안의 검영

Ⓐ 수평경선(약주경선): 동행, Ⓑ 수직경선(강주경선): 역행

18) 난시안에서 주경선이 검영기의 입사 빛띠와 일치하지 않을 때 나타나는 4가지 현상

(1) 깨짐현상 break phenomenon

입사선조광이 난시축과 일치하지 않을 때 입사선조광과 반사선조광의 각이 일치하지 않는 현상으로, 검영기의 슬리브(sleeve)를 회전시켜 입사선조광의 방향을 동공 안에서 관찰된 망막반사선조광의 방향과 일치시키면 이런 현상이 없어진다(그림 5-38A).

(2) 비틀림 현상 skew phenomenon

만약 깨짐현상이 확실하지 않을 경우 검영기의 입사선조광을 수평으로 움직일 때 반사선조광이 사선으로 움직이는 현상이다. 즉, 입사선조광 방향과 반사선광 방향이 일치하지 않는다(그림 5-38B).

(3) 넓이현상 thickness phenomenon

검영기의 입사선조광과 난시축이 일치할 때 반사선조광의 넓이가 가늘어지고, 일치하지 않을 때 반사선조광의 넓이가 넓어진다(그림 5-38C).

(4) 밝기현상 intensity phenomenon

검영기의 입사선조광이 난시축과 일치할 때 반사선조광의 밝기가 가장 밝고, 어긋날수록 어두워진다(그림 5-38D).

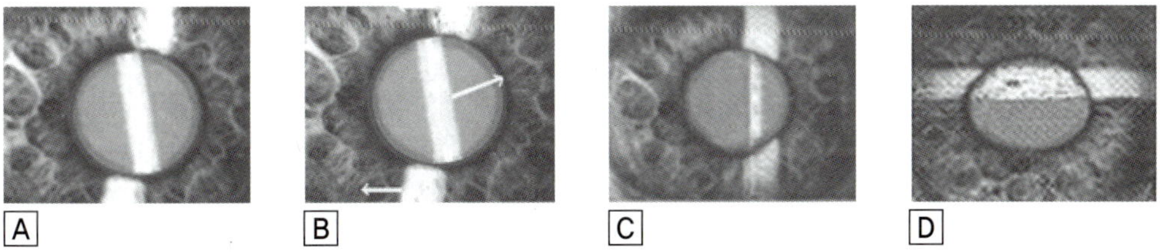

그림 5-38 난시안에서 입사선조광과 망막반사선조광
A 깨짐현상, B 비틀림현상, C 넓이현상, D 밝기현상

19) 난시안에서 나타나는 이상반사

(1) 구면수차에 의한 이상반사

구면수차는 안광학계에서 주변부가 중심부보다 큰 굴절력을 갖게 되어 발생하는 것으로 고도 근시안인 경우 입사고의 높낮이에 따라 구면수차가 발생하여 주변부와 중심부의 굴절력이 다르기 때문에 주변부와 중심부의 상 이동 방향이 다르다. 구면수차에 의한 반사 형태는 최소착락원 상태의 등고선 모양으로 나타난다(그림 5-39). 중심부 중심으로 검사하고 주변부는 무시한다.

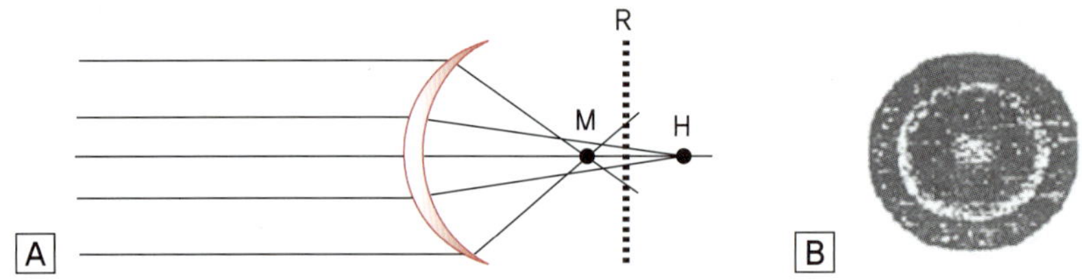

그림 5-39 구면수차가 있는 광학계와 반사상
Ⓐ 구면수차가 나타나는 광학계, Ⓑ 구면수차에 의한 반사상(M: Myopic, H: Hyperopic R: Retina)

(2) 가위반사

반사빔의 가위운동(scissors reflex)은 경선의 불규칙적인 굴절력 차이로 인해 나타나는 반사형태로, 각막 표면이 불규칙적인 부정 난시, 각막염이나 각막궤양, 각막외상 등이 원인이 되어 각막 주변부에 반흔이 있을 때 가위반사가 심하게 나타난다(그림 5-40). 동공 중심부의 3mm 범위 안에서 중화점을 찾는다.

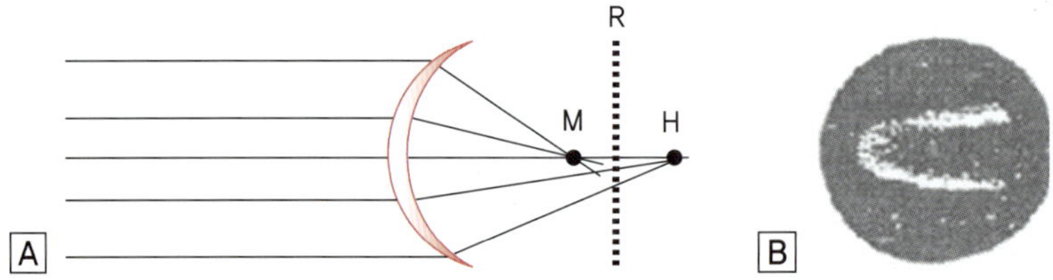

그림 5-40 가위현상이 나타나는 광학계와 반사상
Ⓐ 가위현상이 나타나는 광학계, Ⓑ 가위현상의 반사상

20) 검영법을 실시할 때 주의사항

① 검사자가 피검사자 동공 안의 반사빛을 쉽게 관찰할 수 있도록 검영법을 실시할 때 실내조명을 낮춘다.
② 조절개입을 막기 위해 피검자는 원거리를 주시하게 한다.
③ 검영기의 입사광선속은 피검사자의 시선과 평행이 되도록 해야 한다.
④ 검사거리(working distance)가 정확해야 한다.
⑤ 피검사자 앞에 광원물체나 반사를 일으키는 물체는 놓지 않는다.
⑥ 강도원시, 강도근시인 경우 수렴광선을 이용하여 검사하는 것이 좋다.
⑦ 판부렌즈와 얼굴은 평행하게 하고, 판부렌즈와 각막정점간거리를 일정하게 유지한다.
⑧ 중심와 검영을 실시한다.

21) 안모형 렌즈통

안모형 렌즈통은 임상에서 굴절이상안을 대상으로 검영법을 빠르고 정확하게 실시할 수 있도록 검영법을 연습하는 모형안으로, 앞 원통과 뒤 원통, 렌즈받침대 등으로 구성되어 있다(그림 5-41). 뒤 원통은 앞 뒤로 이동이 가능하며 수치가 기록되어 있는데 이 수치를 앞 원통의 기준선에 일치시켜서 안모형 렌즈통의 굴절력을 변화시킬 수 있다. 안모형 렌즈통의 기준선에 '−' 수치를 일치시키면 근시, '+' 수치를 일치시키면 원시, '0'을 일치시키면 정시가 되고, 렌즈받침대에 원주렌즈를 가입하여 난시를 만들 수 있다.

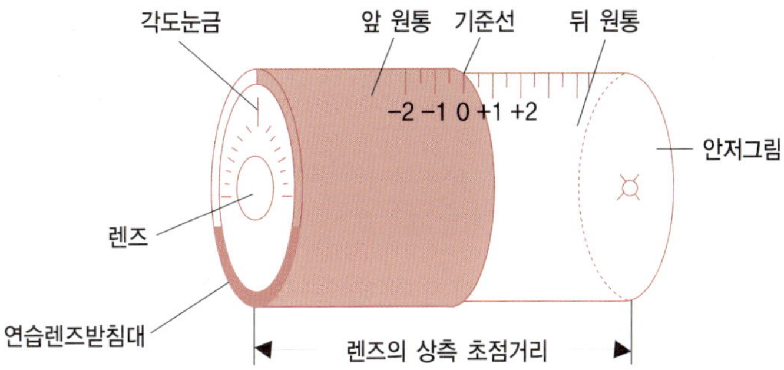

그림 5-41 안모형 렌즈통

① 뒤 원통의 수치 '0'을 기준선에 일치시키면 정시상태가 된다.

② 뒤 원통을 앞으로 밀어 전체 통의 길이를 정시상태의 길이보다 짧게 하면, 안저가 상측초점보다 앞에 위치하게 되므로 원시상태를 만들 수 있다.

(예) 뒤 원통을 앞으로 밀어 수치 '+3'을 기준선에 일치시키면 57D의 원시안이 된다. 이때 기준선에 맞추어진 수치 '+3'은 57D 상태의 원시안을 교정하는 데 필요한 교정 굴절력 S+3.00D를 의미한다.

③ 뒤 원통을 빼어 전체 통의 길이를 정시상태의 길이보다 길게 하면 안저가 상측초점보다 뒤에 위치하게 되므로 근시상태를 만들 수 있다.

(예) 뒤 원통을 뒤로 빼어 수치 '−3'을 기준선에 일치시키면 63D의 근시상태가 된다. 이때 기준선에 맞추어진 수치 '−3'은 63D 상태의 근시안을 교정하는 데 필요한 교정 굴절력 S−3.00D를 의미한다.

④ 렌즈받침대에 원주렌즈를 가입하여 난시를 만들 수 있다.

(예) 근시성 직난시 만들기: 뒤 원통의 수치 '−2'를 기준선에 일치시키고, 렌즈받침대에 'C+2.00D, Ax 180°'를 가입하면 합성광학계는 'S−2.00D, C−2.00D, Ax 180°'로 교정되는 근시성 직난시상태가 된다.

II. 자각적 굴절검사

Subjective Refraction

1 정의

자각적 굴절검사는 눈의 정확한 광학적 교정을 하기 위해 검사 단계마다 피검사자와 검사자의 상호의견 교환에 의해 교정이 진행되는 검사이다. 운무법에 의한 조절휴지상태에서 행해지는 검사를 현성 굴절검사(menifest refraction), 조절마비제에 의해 조절이 마비된 상태에서 이루어지는 검사는 조절마비상태의 굴절검사(cycloplegic refraction)라고 한다. 자각적 굴절검사는 교정을 위한 최종 처방뿐 아니라 다른 시각검사를 하는 데 필요한 기초자료와 다른 검사를 선택하거나 제외하는 데 필요한 귀중한 정보를 제공한다.

2 자각적 굴절검사의 장점과 단점

자각적 굴절검사는 검사의 오차가 적어 비교적 정확하게 교정 굴절력을 측정할 수 있다는 장점이 있는 반면, 검사시간이 길다는 단점도 있다.

3 자각적 굴절검사기기의 종류

자각적 굴절검사기기에는 포롭터, 검안렌즈세트 등이 있다.

1) 포롭터 phoropter, vision tester (그림 5-42-1)

포롭터는 구면렌즈, 원주렌즈, 원주렌즈 축 조정 다이얼, 좌우 검사창의 수평 조정다이얼, 동공거리 조정다이얼, 정점간거리 조정, 보조렌즈 디스크, 루페, 근점롯트 등으로 구성되어 있다. 포롭터는 수동식과 자동식이 있으며 차트프로젝터(chart projector, 투영식 시시력표)(그림 5-42-2, 3)를 부착하여 여러 가지 검사를 할 수 있다.

(1) 렌즈의 조정

① 구면렌즈의 조정

구면렌즈의 조정은 좌우에 있는 구면렌즈 조정 다이얼을 이용하여 조정할 수 있다. 굴절력의 범위는 ±0.25D~±20.0D까지이고, 0.25D 단계로 조정할 수 있으며 굴절력의 크기는 구면 굴절력 표시창에 나타난다. 또한 보조렌즈디스크를 둘러싸고 있는 테두리를 돌리면 굴절력을 3.00D 단계로 조정할 수 있다. 포롭터에 내장되어 있는 굴절력의 범위는 기기마다 조금 차이가 있을 수 있다.

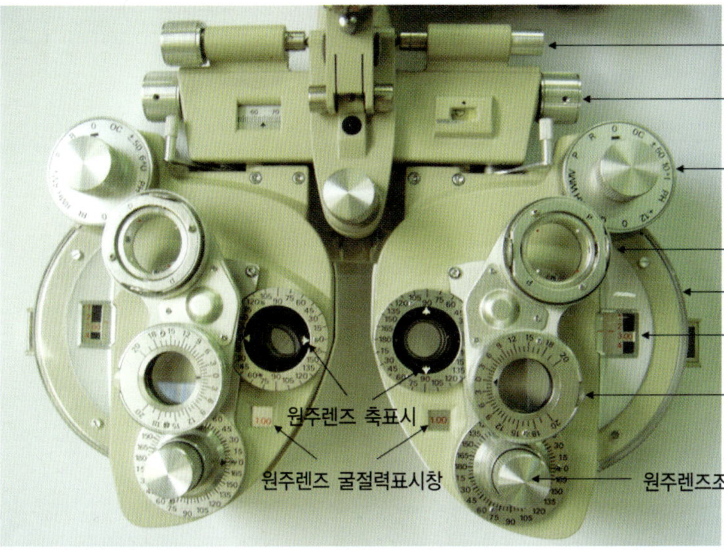

그림 5-42-1 **포롭터의 세부명칭**

2 원주렌즈의 조정

포롭터에는 (−)원주렌즈가 내장되어 있고, 원주렌즈 조정 다이얼을 이용하여 굴절력을 조정할 수 있다. 굴절력의 범위는 −0.25D~−6.00D이고, 0.25D 단계로 조정할 수 있으며 굴절력의 크기는 원주렌즈 굴절력 표시창에 나타난다. 원주렌즈의 축 방향은 원주렌즈 축 조정 다이얼을 이용하여 조정할 수 있으며 축 방향은 원주렌즈 축을 표시하는 화살표로 알 수 있다.

3 원주렌즈 축의 조정

난시를 교정하기 위한 (−)원주렌즈의 축을 조정할 수 있다.

4 동공거리의 조정

동공간거리 조정 다이얼을 이용하여 동공거리를 조정할 수 있다.

5 좌우 검사창의 수평 조정

포롭터의 수평 조정 다이얼을 이용하여 좌우 검사창의 수평을 조정할 수 있다.

6 정점간거리 조정

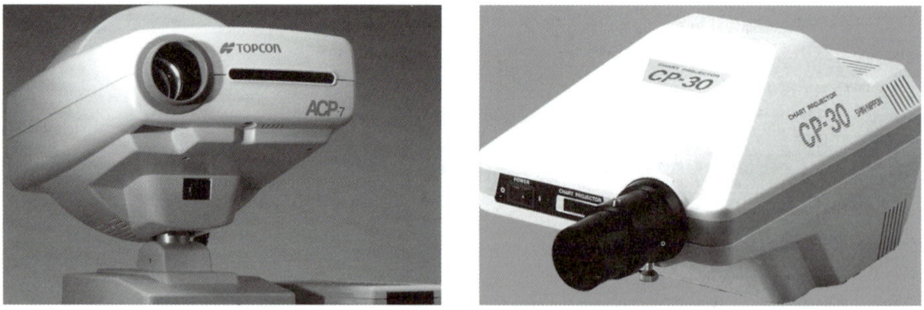

그림 5-42-2 차트프로젝터(chart projector, 투영식 시시력표), TOPCON ACP-7

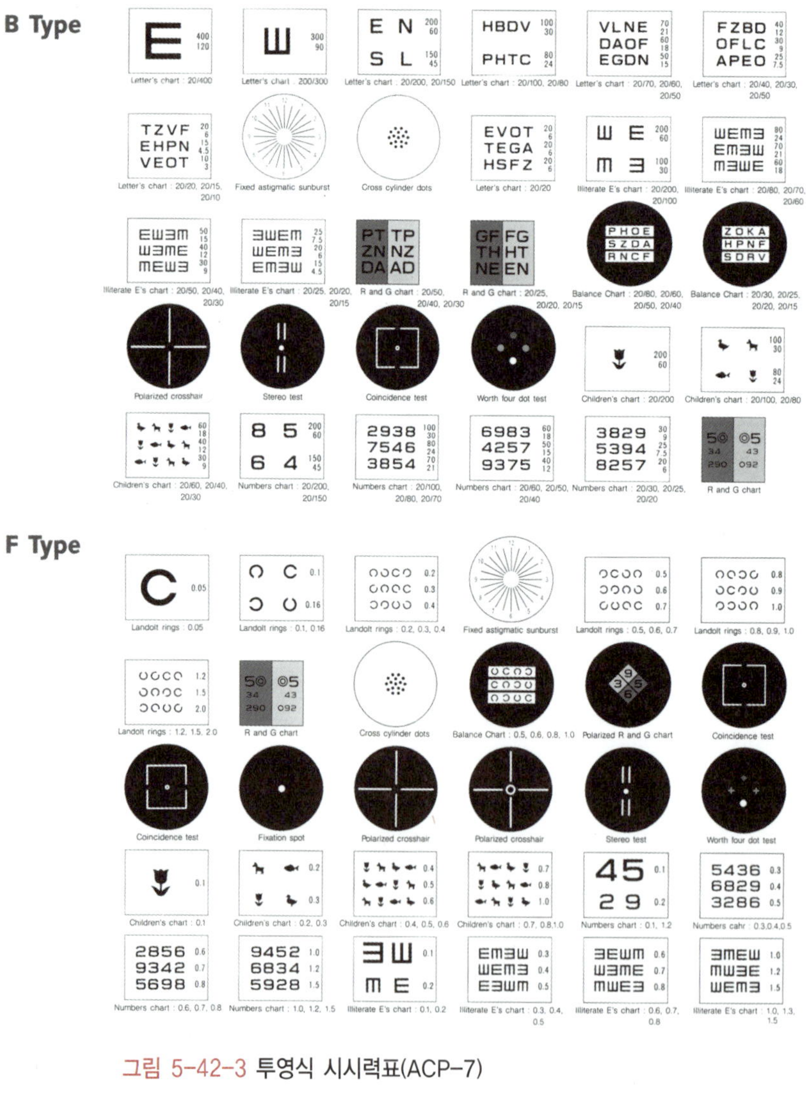

그림 5-42-3 투영식 시시력표(ACP-7)

(2) 포롭터의 보조렌즈 디스크(그림 5-42-4)

1 개방(open, O)/차폐기(occluder, OC)

개방은 굴절검사를 실시하기 위해 눈을 개방하는 데 사용하며 차폐기는 굴절검사를 실시하지 않는 눈을 가릴 때 사용한다.

2 검사거리 보정렌즈(R)

'R' 은 검영법에서 검사거리를 보정할 때 사용하는 렌즈로, 검사거리가 50cm일 때는 +2.00D, 67cm일 때는 +1.50D이다.

3 ±0.50D

크로스실린더렌즈 0.50D로 노안가입도, 구면 굴절력 확인 등에 사용한다.

4 핀홀(PH)/ ⊙

핀홀시력검사에 사용한다.

5 편광렌즈(P, PF)/ ⊘ ⦸

편광렌즈를 이용한 검사에 사용한다.

6 적색렌즈(RL)/녹색렌즈(GL)

양안시검사에 사용한다.

7 6△U(base up 프리즘)/10△I(base in 프리즘)

양안시검사에 사용한다.

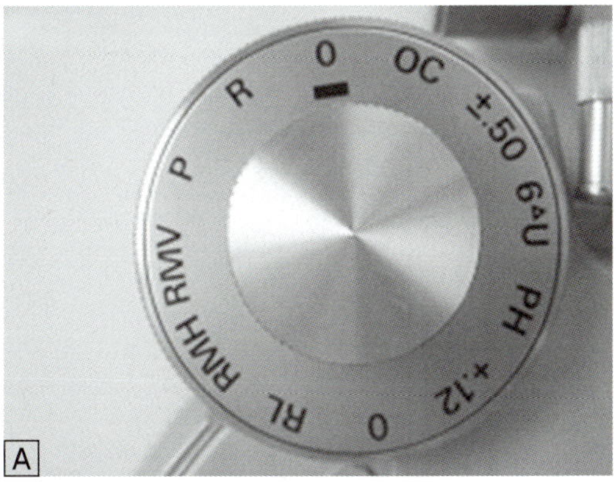

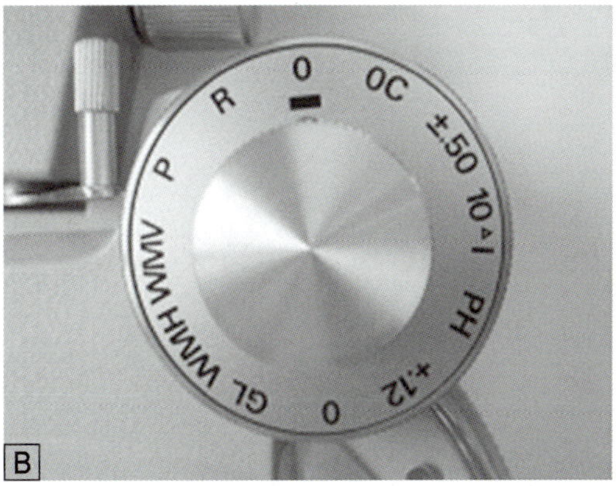

그림 5-42-4 포롭터 보조렌즈 디스크

A 오른쪽, B 왼쪽

[8] 적색마독스로드(RMH, RMV)/

양안시검사에 사용한다.

[9] 흰색마독스로드(WMH, WMV)/

양안시검사에 사용한다.

(3) 루페 Loupe (그림 5-42-5)

루페는 포롭터에 부착되어 있는 보조물로 크로스실린더렌즈 0.25와 로타리프리즘이 있다.

[1] 크로스실린더렌즈 0.25D

P는 Power(굴절력), 하얀색 점은 +축, 빨강색 점은 −축, 톱니바퀴는 중간기준 축(손잡이)이다. 크로스실린더렌즈 0.25D는 난시검사 등에 사용한다.

[2] 로타리프리즘

▲은 기준표시이고 톱니바퀴를 이용하여 로타리프리즘을 회전할 수 있다. 로타리프리즘을 회전하였을 때 ▲가 가리키는 수치가 프리즘 양이고 ▲가 있는 위치가 프리즘의 기저 방향이다. 예를 들어 ▲를 코 방향으로 '3' 만큼 회전하였을 때는 3△B.I을 가입한 상태가 된다.

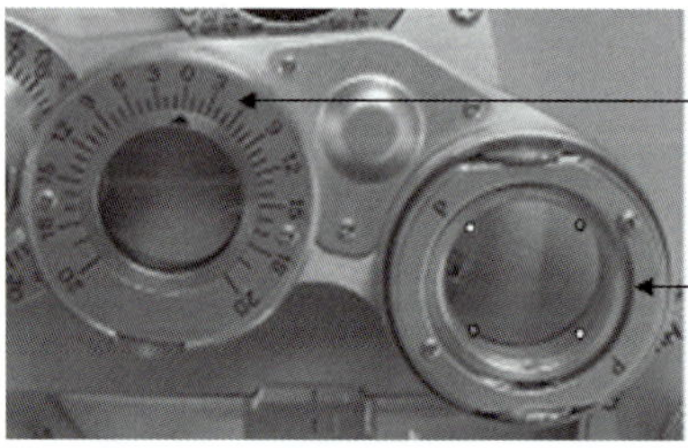

그림 5-42-5 포롭터에 부착된 루페

(4) 근점 롯트

[1] 근점거리 미터

거리에 따라서 cm, diopter, inch 등이 표시되어 있고, 근점카드를 부착할 수 있는 카드홀더가 있다. 근점카드를 카드홀더에 끼워 검사거리에 위치시킨다.

2 회전 근점카드

회전이 가능한 근점카드에는 근거리검사에 사용하는 여러 가지 시표가 내장되어 있다.

2) 검안렌즈세트 trial lens set (그림 5-43-1)

(1) 렌즈의 종류

일반 굴절검사에 사용되는 (+)/(−)구면과 원주렌즈와 프리즘렌즈 등이 있다.

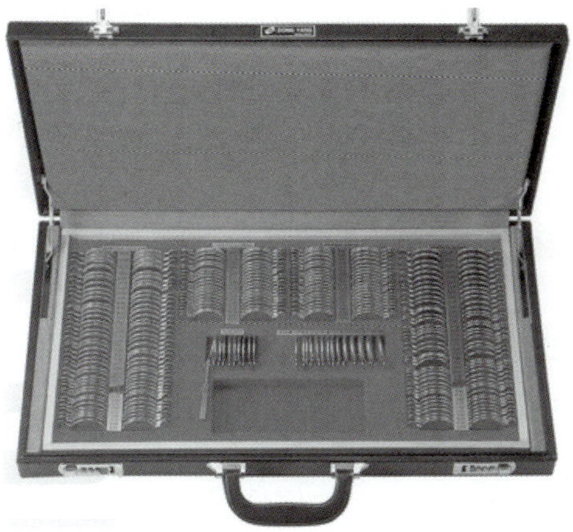

검안세트 구성
(−)구면렌즈: Concave Spherical
(+)구면렌즈: Convex Spherical
(−)원주렌즈: Concave Cylinder
(+)원주렌즈: Conves Cylinder
핀홀: PH(Pin hole)
차폐판: Occluder
열공판: Stenopaic disc
프리즘렌즈: Prism lens
적색렌즈: Red lens

그림 5-43-1 검안렌즈세트(trial lens set)

1 볼록구면렌즈 convex spherical lens

렌즈 손잡이에 '+'와 굴절력을 나타내는 숫자가 표시되어 있으며 주로 원시를 교정할 때 사용한다(그림 5-43-2A).

2 오목구면렌즈 concave spherical lens

렌즈 손잡이에 '−'와 굴절력을 나타내는 숫자가 표시되어 있으며 주로 근시를 교정할 때 사용한다(그림 5-43-2B).

3 볼록원주렌즈 convex cylinder lens

렌즈 손잡이에 '+'와 굴절력을 나타내는 숫자가 적혀 있고, 렌즈 양끝에 축을 의미하는 눈금(선)이 표시되어 있다(그림 5-43-2C).

4 오목원주렌즈 concave cylinder lens

렌즈 손잡이에 '−'와 굴절력을 나타내는 숫자가 적혀 있고, 렌즈 양끝에 축을 의미하는 눈금(선)이 표시되어 있다(그림 5-43-2D).

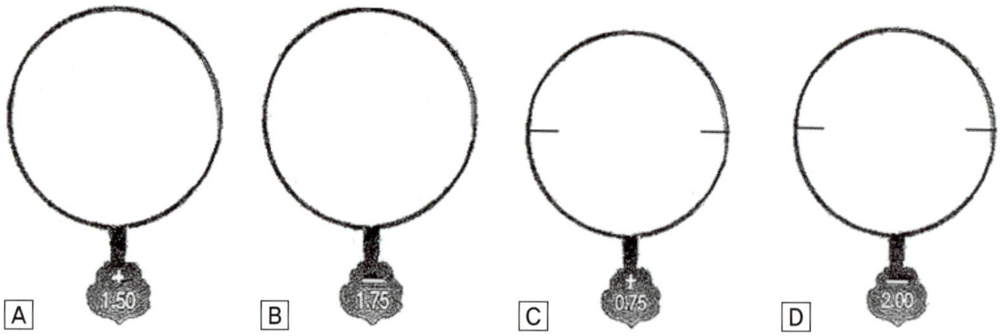

그림 5-43-2 검안렌즈세트에 있는 구면렌즈, 원주렌즈
Ⓐ 볼록구면렌즈, Ⓑ 오목구면렌즈, Ⓒ 볼록원주렌즈, Ⓓ 오목원주렌즈

(2) 부속물

1 핀홀 pinhole disc (PH) (그림 5-43-3A)

가운데 0.5~2.0mm 정도의 구멍이 있는 둥근 판으로 임상에서는 주로 0.5~1.0mm를 사용한다. 핀홀을 눈에 가입하면 동공이 축소되는 효과를 주어 초점심도가 증가하고 구면수차가 감소하여 시력이 향상되고, 회절 현상과 망막에 도달하는 빛의 양이 감소하여 상의 선명도를 감소시키기도 한다. 비정시의 시력 저하의 원인이 안질환에 의한 것인지, 굴절이상도에 의한 것인지를 구별하여 비정시의 교정이 안경렌즈로 가능한지를 알아보는 데 사용된다.

2 열공판 stenopaic disc (그림 5-43-3B)

검정색의 둥근 판에 폭이 0.5~0.75mm이고 길이가 1.5cm 정도의 직선이 뚫린 것으로, 열공판을 눈에 가입하면 열공선이 있는 한 경선에는 핀홀효과를 주지 않고 나머지 경선에는 핀홀효과를 준다. 열공판은 자각적 굴절검사의 난시검사에서 결과가 혼란스럽고 예측하기 어려울 때 사용한다.

3 마독스이중프리즘 Maddox double prism (그림 5-43-3C)

마독스이중프리즘은 5Δ 정도의 2개 프리즘의 기저부를 겹쳐 놓은 것으로 회선사위검사에 사용한다. 마독스이중프리즘을 가입하지 않은 눈은 시표가 하나로 보이고, 마독스이중프리즘을 가입한 눈은 두 줄의 직선이 보인다. 두 눈을 뜨고 시표를 보면 세 개의 직선이 보인다. 세 개의 직선이 평행하면 회선사위가 없고, 평행하지 않으면 회선사위가 있는 것이다. 마독스이중프리즘을 정확하게 위치시키지 않으면 정상안에서도 회선사위가 있는 것처럼 판단할 수 있으므로 주의가 필요하다. 적색렌즈를 착용하면 하나로 보이는 시표와 이중으로 보이는 시표를 구분할 수 있다.

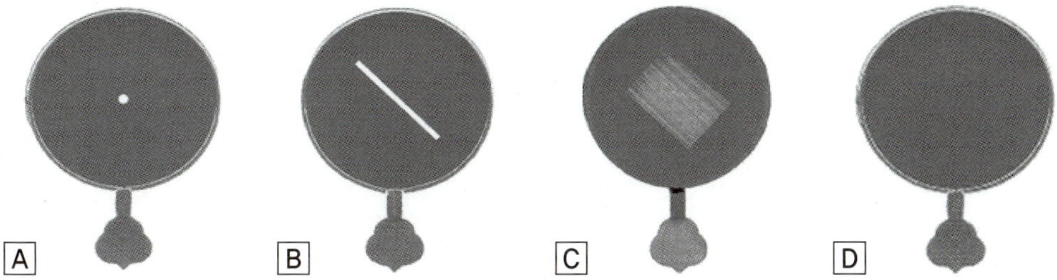

그림 5-43-3 검안렌즈세트의 부속물
Ⓐ 핀홀, Ⓑ 열공판, Ⓒ 마독스이중프리즘, Ⓓ 차폐기

④ 차폐기 occluder (그림 5-43-3D)

불투명한 검은색의 둥근판으로 검사하지 않는 눈을 가릴 때 사용한다.

3) 자각적 굴절검사에 필요한 기타 기구

(1) 검안테 frame (그림 5-44)

검안테는 굴절검사를 실시할 때 피검사자에게 착용시킨 후 측정거리별 동공거리 조정, 정점간거리 조정, 교정렌즈 가입, 난시교정렌즈 축 조정 등을 할 수 있으며, 난시를 교정할 때 원주렌즈의 축을 난시교정렌즈 축과 일치시킬 수 있도록 축을 표시하는 눈금이 새겨져 있다.

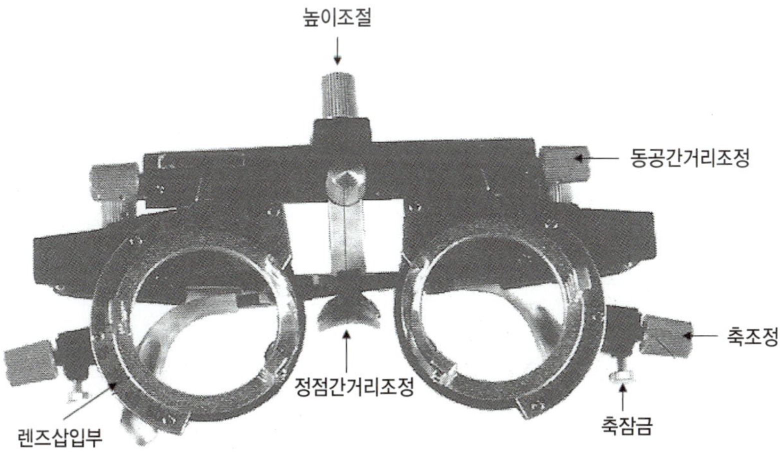

그림 5-44 검안테

(2) 크로스실린더렌즈 cross cylinder lens

크로스실린더렌즈는 굴절력이 같고 부호가 서로 반대인 (+)원주렌즈와 (−)원주렌즈의 축을 직교시켜 만든 렌즈이다.

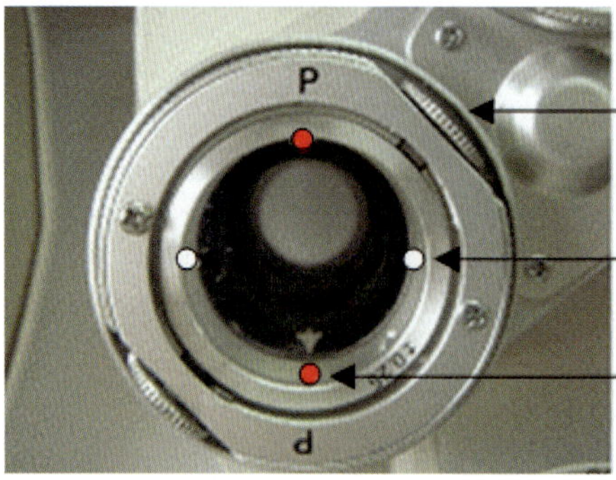

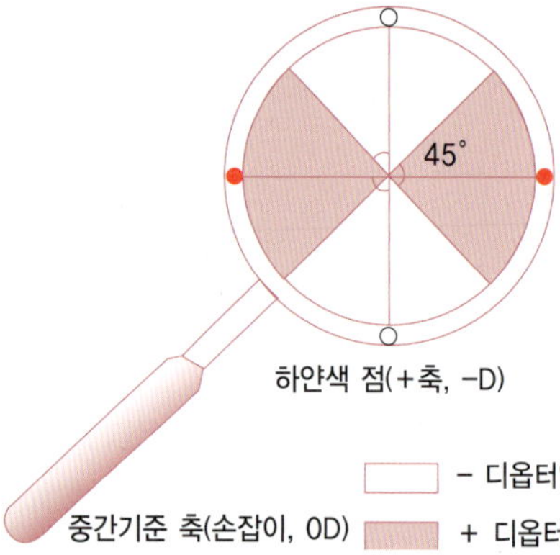

그림 5-45-1 **크로스실린더렌즈의 구조**

Ⓐ 포롭터에 내장되어 있는 크로스실린더렌즈, Ⓑ 시험렌즈세트를 이용한 굴절검사에서 사용하는 크로스실린더렌즈

[I] 크로스실린더렌즈의 구조(그림 5-45-1)

- (+)축과 (−)축 사이에 중간기준 축(손잡이)이 부착되어 있어 반전(뒤집음)을 할 수 있다.
- (+)축과 (−)축은 직교한다.
- (+)축과 가장 큰 (−)굴절력을 가지 경선은 같은 방향에 있다.
- (+)축은 하얀색 점(또는 선), 검정색 점(또는 선)으로 표시된다.
- (−)축과 가장 큰 (+)굴절력을 가진 경선은 같은 방향에 있다.
- (−)축은 빨강색 점(또는 선)으로 표시된다.
- 중간기준 축(손잡이)과 (+)축은 45°를 이루고 있다.
- 중간기준 축(손잡이)과 (−)축은 45°를 이루고 있다.
- 중간기준 축(손잡이)이 있는 경선의 굴절력은 '0'이다.
- 굴절력이 '0'인 경선은 2개이다.

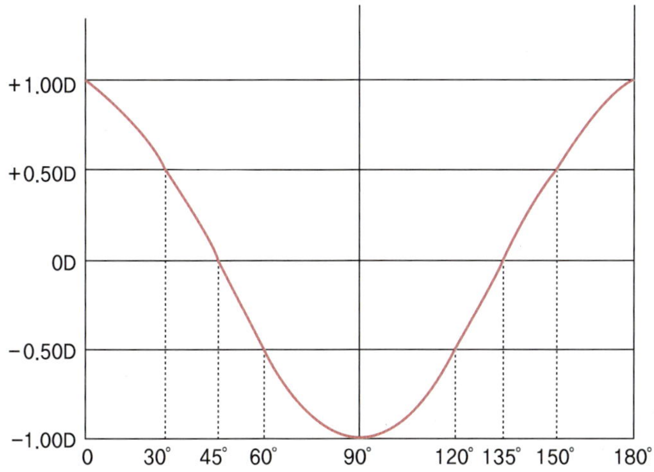

그림 5-45-2 **크로스실린더렌즈 1.00D의 등가구면 굴절력**

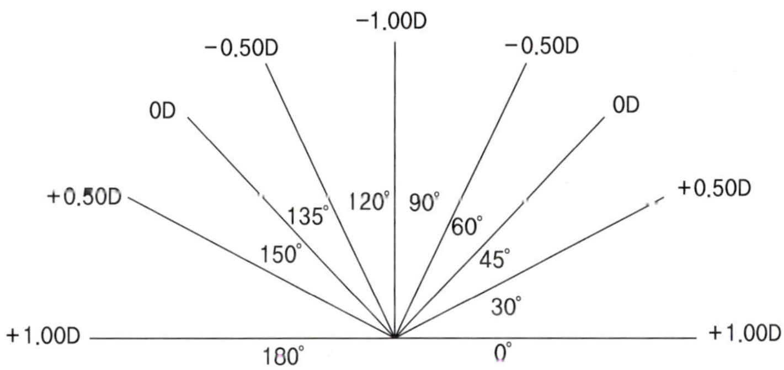

그림 5-45-3 **크로스실린더렌즈 1.00D의 굴절력 범위**

2 크로스실린더렌즈의 굴절력 특성

- 크로스실린더렌즈의 등가구면 굴절력(spherical equivalent, S.E.)은 '0' 이다(그림 5-45-2).
- 크로스실린더렌즈 0.25D의 굴절력 범위는 +0.25D~-0.25D, ±0.50D의 굴절력 범위는 +0.50D~-0.50D, ±1.00D의 굴절력 범위는 +1.00D~-1.00D이다(그림 5-45-3).

3 크로스실린더렌즈의 용도

- 난시의 유무 판별
- 난시축 확인(정밀검사)
- 난시량 확인(정밀검사)

- 난시량 측정
- 근용가입도 측정
- 구면렌즈 굴절력 확인 등

4 운무법에 의한 원거리 자각적 굴절검사

1) 운무법(fogging method)의 정의

원용교정 굴절력을 측정하는 동안 피검사자의 조절을 억제시키기 위하여 모든 비정시를 근시상태로 만드는 것이 '운무법(fogging method)' 이다. 근시는 정적굴절상태에서 무한 원거리를 주시했을 때 선명상이 망막 앞에 형성되고 망막 중심에는 흐린상이 형성되기 때문에 물체가 안개가 낀 것처럼 흐릿하게 보인다. 이러한 근시가 흐린 물체를 선명하게 보기 위해 조절을 할 경우 굴절력이 더 커지고 흐린상의 크기 또한 더 커지게 되어 물체가 더욱 흐리게 보이므로 근시는 약 6m 이상의 거리에 있는 물체를 주시할 때 조절이 거의 발생하지 않는다고 할 수 있다. 이와 같이 굴절검사 과정에서 조절발생을 최소화하기 위해 모든 비정시를 약 63D의 근시상태로 만들어 정적굴절상태에서 무한 원거리에 있는 시표를 주시했을 때 안개가 낀 것처럼 흐리게 보이게 한 후 검사를 하는 방법을 '운무법(fogging method)에 의한 굴절검사' 라고 한다.

2) 운무법의 목적

- 굴절검사과정에서 발생하는 조절을 최소화하여 정확한 교정 굴절력을 측정하는데 있다.
- 조절로 인해 교정 굴절력이 (−)방향으로 강하게 측정되는 것을 예방한다.
  (원시의 저교정을 예방한다)

3) 운무 방법

운무 방법은 비정시의 나안에 타각적 굴절검사 결과값 또는 착용하고 온 안경 굴절력의 구면렌즈 굴절력에 S+3.00D를 더해서 나온 구면렌즈를 가입한다. 이와 같이 운무를 하게 되면 모든 비정시는 굴절력이 약 63D 정도의 근시상태가 된다. 그러므로 운무법에 의한 굴절검사는 비정시의 초점 또는 최소착락원이 망막 앞에 형성된 상태에서 시작하기 때문에, 굴절검사를 하는 동안 조절개입을 최소화시킬 수 있다(그림 5-46, 5-47).

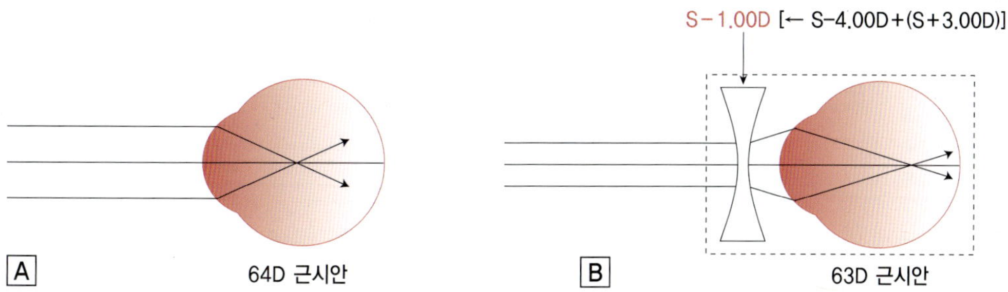

그림 5-46 근시의 운무

Ⓐ S-4.00D로 교정되는 근시안, Ⓑ S-4.00D로 교정되는 근시안의 운무상태

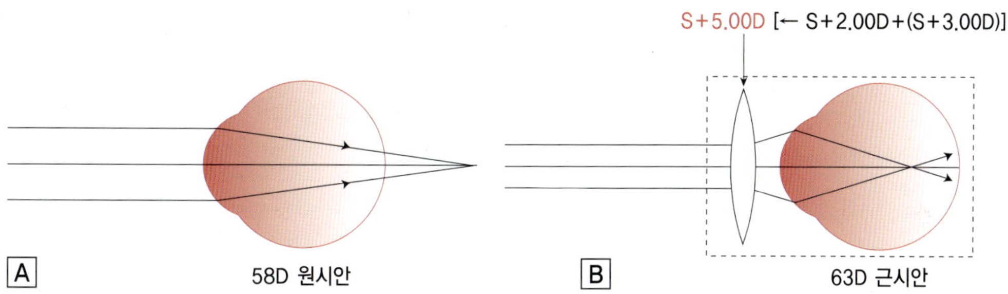

그림 5-47 원시의 운무

Ⓐ S+2.00D로 교정되는 원시안, Ⓑ S+2.00D로 교정되는 원시안의 운무상태

4) 운무렌즈

운무렌즈는 모든 비정시를 약 63D의 근시로 만드는데 필요한 구면렌즈이며 굴절검사를 하기 위한 최초 가입렌즈이기도 하다.

- 타각적 굴절검사 결과 또는 착용하고 온 안경이 있을 경우
  → 구면 굴절력+(S+3.00D)
- 타각적 굴절검사 결과 또는 구안경 굴절력의 정보가 없을 경우
  → 나안시력을 기준으로 운무렌즈를 정한다(표 5-2).

표 5-2. 단순 근시의 원거리 나안시력에 따른 굴절이상도와 운무렌즈

나안시력	예상교정 굴절력	운무렌즈
0.1	-3.00	0.00
0.2	-2.00	+1.00
0.3	-1.50	+1.50
0.4	-1.25	+1.75
0.5	-1.00	+2.00
0.6	-0.75	+2.25
0.7	-0.50	+2.50
0.8	-0.50	+2.5

5) 운무법에 의한 굴절검사원리

(1) 난시가 없는 단순굴절이상안(단순 근시, 단순원시)

운무렌즈를 이용하여 단순굴절이상안을 약 63D의 근시상태가 되게 한 후 구면렌즈를 (−)방향으로 증가하면 망막 앞에 있던 초점이 점점 망막 쪽으로 이동하여 망막 위에 위치하는 정시가 된다. 이때 구면렌즈 굴절력이 교정 굴절력이다. 이와 같이 운무법에 의한 굴절검사는 렌즈를 (−)방향으로 교환하는 동안 눈은 심한 근시상태에서 정시상태로 서서히 진행되기 때문에 검사과정에서 조절개입을 최소화할 수 있다.

(2) 난시

난시는 교정과정에서 조절개입을 막기 위해 최대구면 굴절력 측정 후 후초선이 망막 앞에 위치하는 근시성복성난시 상태로 운무한 후 (−)원주렌즈를 이용하여 전초선과 후초선을 일치시켜 '점(point)' 형태의 초점을 형성하도록 하면 난시교정이 종료된다. 난시교정이 완료되기 전까지 최소착락원은 항상 망막 앞에 위치하여야 한다.

6) 단순굴절이상안검사

(1) 단순굴절이상안

단순굴절이상안은 난시가 없는 눈으로 구면렌즈로 완전교정되는 비정시이다. 그러므로 비정시안의 타각적 굴절검사값 또는 착용하고 있는 안경의 굴절력을 참고하여 운무 후 구면렌즈를 (−)방향으로 증가, 가입하면서 교정 굴절력을 측정한다(그림 5-48). 적록검사를 통해 최종 교정 굴절력을 결정하며 착용검사를 통해 안경 조제가공굴절력을 결정한다. 단순굴절이상안의 교정 굴절력은 최대구면 굴절력과 같다(그림 5-49).

(2) 단순굴절이상안의 교정 굴절력(최대구면 굴절력) 검사 방법

① 좌안을 차폐하고 우안을 검사한다(나안시력이 좋지 않은 눈을 먼저 검사한다).

② 타각적 굴절검사 결과값 또는 구안경 굴절력을 참고하여 운무한다(약 63D 정도의 근시안을 만든다).

③ 구면렌즈를 (−)방향으로 증가하면서 피검사자에게 렌즈를 변화했을 때 시표의 선명도가 더 좋은가, 아니면 나쁜가에 대하여 대답하도록 한다. 렌즈를 교환하면서 피검사자의 반응에 집중해야 한다. 검사자의 질문에 빠른 반응이 오면 변화가 충분하다는 것을 의미하고, 반응이 느리다는 것은 변화가 작다는 것을 의미한다.

④ 렌즈를 증가함에 따라 피검사자의 시력이 더 이상 증가하지 않으면 렌즈의 조정을 중단하고, 원시는 최고시력이 나오는 가장 높은 (+)구면렌즈 굴절력을, 근시는 최고시력이 나오는 가장 낮은 (−)구면렌즈 굴절력을 예상교정 굴절력으로 한다.

⑤ 적록검사(이색검사)를 통해 교정 굴절력을 확인한다.

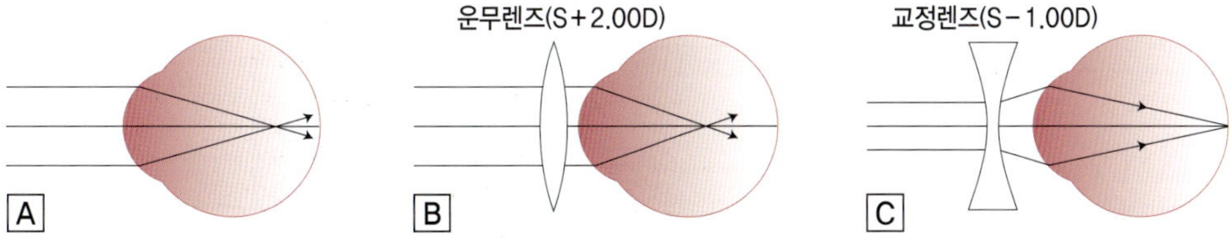

그림 5-48 운무법에 의한 61D 단순 근시안의 검사
Ⓐ 61D 근시안, Ⓑ 운무상태(63D), Ⓒ 초점이 망막에 위치

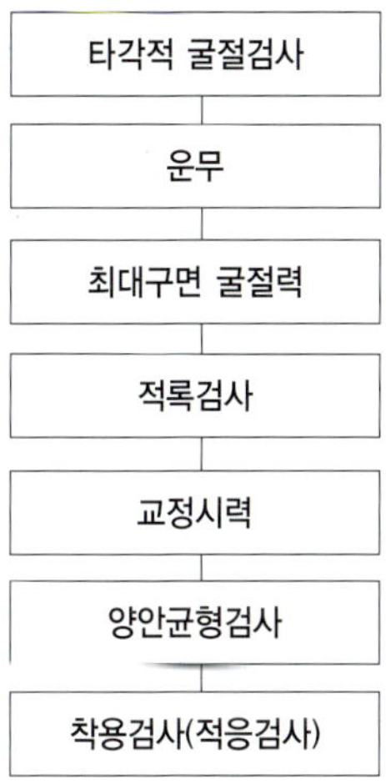
타각적 굴절검사
운무
최대구면 굴절력
적록검사
교정시력
양안균형검사
착용검사(적응검사)

그림 5-49 단순굴절이상안 검사 flow

(3) 적록시표를 이용한 최대구면 굴절력의 확인(그림 5-50)

① 측정한 최대구면 굴절력을 착용한 상태에서 원거리 시력표에 있는 적록시표 또는 포롭터에 내장되어 있는 적록시표를 주시하도록 한다.

② 피검사자에게 적색과 녹색바탕의 글씨 중 어느 쪽이 더 선명하게 보이는지, 진하게 보이는지를 말하도록 한다.

③ 원시와 근시 모두 적색바탕의 글씨가 더 선명해 보이면 구면렌즈를 (−)방향으로, 녹색바탕의 글씨가 더 선명해 보이면 구면렌즈를 (+)방향으로 0.25D씩 증가하면서 적색과 녹색의 글씨 중 어떤 쪽이 더 선명해 보이는지 묻는다.

④ 적색과 녹색바탕의 글씨 선명도가 동일할 때까지 렌즈를 가입한다.

⑤ 최종시력을 확인한다. 적록필터를 가입했을 때는 필터를 제거하고 최종시력을 확인한다.

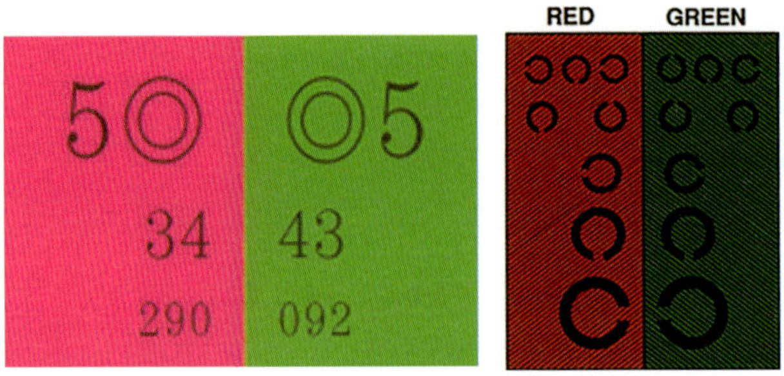

그림 5-50 적록시표

7) 적록검사(이색검사)의 원리

적록검사는 적색과 녹색의 파장의 크기에 따라 서로 다른 굴절각을 가지는 색수차를 이용한 방법이다. 수차의 양은 동공이 클수록 크므로, 검사실의 조명감소는 적록검사의 정확도를 높일 수 있다. 적록검사는 정확한 구면렌즈 굴절력을 결정하기 위해 실시한다.

8) 정시와 비정시의 적록검사

(1) 정시의 적록검사

굴절력과 안축길이가 정상인 정시는 503nm인 녹색은 망막 앞에, 620nm인 적색은 망막 뒤에 초점이 형성된다. 이때 적색과 녹색의 초점은 망막에서 0.25D만큼 동등하게 떨어져 있는 상태로, 적색과 녹색바탕의 검정글씨(또는 그림)의 선명도가 동일하다(그림 5-51A). 그러므로 비정시의 교정 과정에서 적록시표를 주시했을 때 적색과 녹색바탕의 시표 선명도가 동일하면 초점(또는 최소착락원)이 망막 위에 있는 상태이다.

(2) 근시의 적록검사

근시는 정시보다 굴절력이 크거나 안축길이가 길어 백색광이 눈에 입사했을 때 굴절 후 초점이 망막 앞에 형성되기 때문에 적색초점이 망막 가까이 형성된다. 그러므로 근시가 적록시표를 주시했을 때 적색바탕의 시표가 녹색바탕의 시표보다 더 선명해 보인다(그림 5-51B).

(3) 원시의 적록검사

원시는 굴절력이 정시보다 작거나 안축길이가 짧아 백색광이 눈에 입사했을 때 굴절 후 초점이 망막 뒤에 형성되기 때문에 녹색초점이 망막 가까이 형성된다. 그러므로 원시가 적록시표를 주시했을 때 녹색바탕의 시표가 적색바탕의 시표보다 더 선명해 보인다(그림 5-51C).

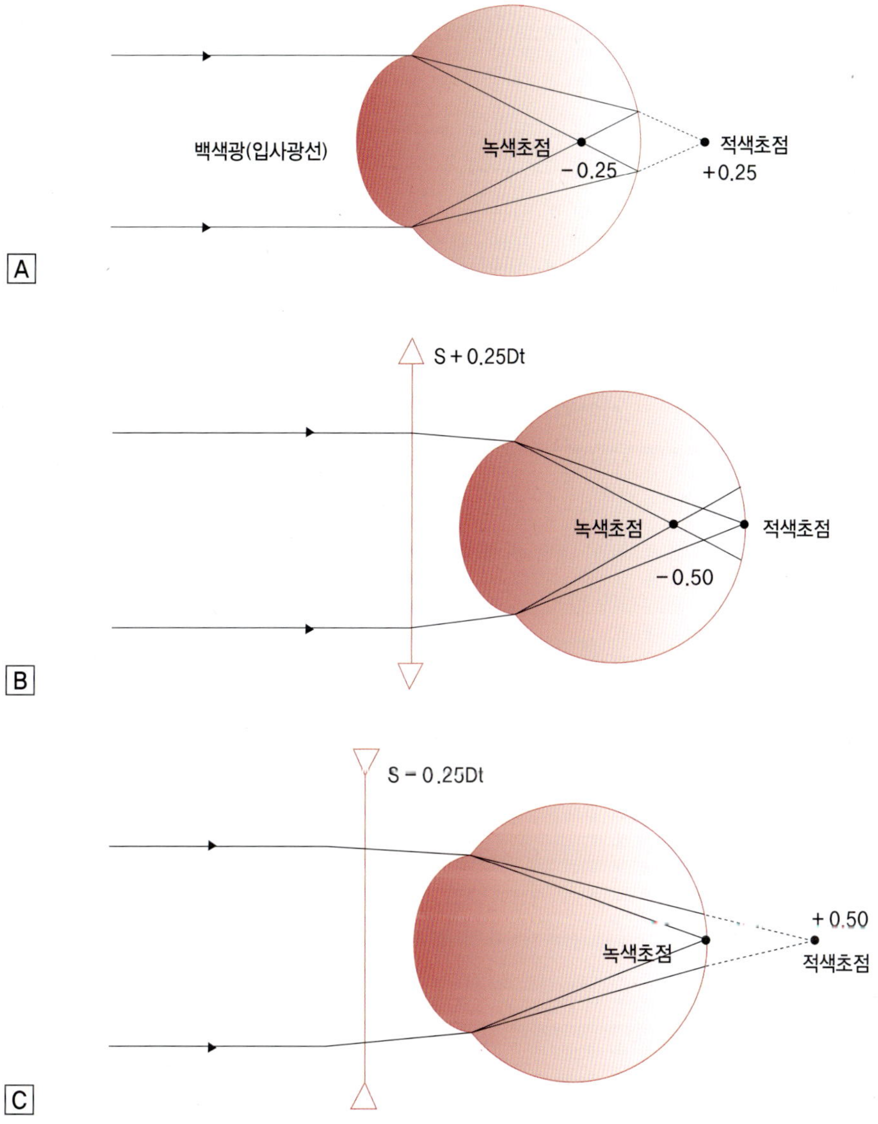

그림 5-51 **적록검사(이색검사)**
A 정시, B 근시, C 원시

9) 적록검사의 단점 및 주의사항

① 적색과 녹색의 파장이 망막에 있는 황색파장을 기준으로 전후에 똑같은 버전스 간격으로 분포되어 있다고 할 수 없다.

② 피검사자의 순응상태에 따라 최고 시감도 파장이 변화하기 때문에 조절을 통해 황색파장을 중심와에 오도록 한다고 볼 수 없다.

③ 이러한 결점을 최소화하기 위해 → 조절개입과 특정파장에 순응상태를 최소화하기 위해→ 눈을 감았다가 뜨는 순간, 또는 +0.50D의 구면렌즈를 피검사자 눈앞에 대고 3~4초 후 눈에서 떼는 순간 → 적록시표를 주시하여 적록바탕의 시표 선명도를 비교하도록 한다.

④ 조명을 되도록 어둡게 하여 동공을 크게 하는 것이 좋다(색수차를 크게 하기 위해).

⑤ 구면렌즈 굴절력의 단위가 0.25D단위인 포롭터에서는 0.25보다 작은 차이의 교정 굴절력이 있으면 같은 선명도로 보이는 렌즈가 없으므로, 그러한 곳을 찾지 못할 때는 처음으로 적색바탕의 시표가 잘 보이는 구면렌즈 굴절력을 선택한다.

⑥ 나이가 들수록 색수차량이 작아져서 피검사자의 판단이 어려워진다.

⑦ 피검사자에게 녹색바탕의 시표를 먼저 보도록 한다(조절개입 방지).

⑧ 적록시표의 색 선명도가 아니라 검정고리(또는 검정글씨)의 선명도를 묻는다.

⑨ 적록검사는 피검사자의 시력이 0.3 이상의 상태에서 실시하여야 한다. 부득이한 경우 시표와의 거리를 축소시켜 검사할 수도 있다.

⑩ 무수정체안은 정상인과 눈의 색수차가 다르기 때문에 적록검사는 실시하지 않는 것이 좋다.

10) 난시검사

난시는 굴절면이 각 경선마다 곡률반경이 다른 토릭면(타원형) 형태로 되어 있거나 불규칙한 면을 이루고 있기 때문에 물점(object point)으로부터 반사된 빛이 굴절면에 의해 굴절되면 각 경선별로 서로 다른 위치에 원형의 물점과는 다른 형태의 상을 형성한다. 난시의 가장 강한 굴절력을 가진 경선을 강주경선, 가장 약한 굴절력을 가진 경선을 약주경선이라고 한다. 강주경선은 전초선을, 약주경선은 후초선을 형성하는데, 전초선과 후초선 간의 거리를 '스텀간격(sturm's interval)'이라 한다. 스텀간격의 가운데에는 원래의 물점 형태와 가장 흡사한 형태의 상이 형성되는데, 이것을 '최소착락원(circle of least confusion)'이라고 하고(그림 5-52), 난시는 최소착락원 형태의 상이 결상되기 때문에 물체가 흐려 보이거나 겹쳐 보인다. 최소착락원 형태의 상의 선명도는 스텀간격이 작을수록 좋고 클수록 좋지 않다.

이와 같이 난시는 전초선과 후초선이 형성되고 그 중간에 최소착락원이 형성되는 눈이기 때문에 수정체의 조절이나 구면렌즈 교정만으로는 물체를 선명하게 볼 수가 없다. 따라서 전초선과 후초선 사이의 간격을 '제로(0)'로 만들어 주면 상이 흐려 보이거나 중복되어 보이지 않고 물체가 원래의 형태와 동일하게 보이게 된다. 즉, 난시의 교정은 모든 경선의 굴절력이 다른 토릭렌즈 또는 원주렌즈를 이용하여 전초선과 후초선을 동일한 지점으로 이동시키면 된다.

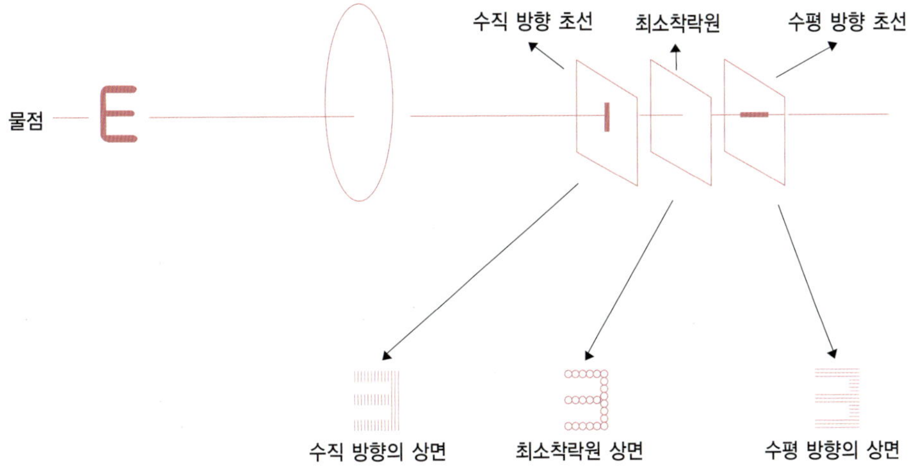

그림 5-52 난시안이 본 'E'

난시의 교정 과정에서 최소착락원이 망막 뒤에 형성되면 눈은 조절이 발생되고 발생된 조절로 인해 난시량을 정확하게 결정하는 데 문제가 발생한다. 따라서 난시검사 과정에서 발생할 수 있는 조절을 최대한 배제하는 것이 필요하다. 조절은 운무법에 의해 억제할 수 있다. 난시검사에서 운무법은 눈앞에 충분한 (+)렌즈를 가입하여 근시성 복합 난시를 만드는 것이다. 난시안의 최대구면 굴절력 측정 후 난시 교정을 위해 운무를 하면 두 초선을 망막 앞으로 이동시키는데 후초선이 망막에 가깝게 되고 전초선은 후초선 앞에 존재하게 된다. 이것이 조절억제상태인 운무상태가 되는 것이다. (+)렌즈는 시력이 0.4~0.5까지 내려갈 때까지 가입한다.

난시검사는 구면렌즈로 1.0 시력을 얻지 못할 때 실시하며 난시검사에 사용하는 시표는 Clock dial, Sunburst dial 등의 방사선시표, 라우비체크(Raubitschek)포물선시표, 방향성 없는 시표인 점군시표 등이 있으며 보조기기로 열공판과 크로스실린더렌즈를 사용한다. 난시검사 방법에는 운무상태에서 검사하는 라우비체크포물선시표와 방사선시표를 이용하는 방법과 운무하지 않은 상태에서 검사하는 크로스실린더렌즈를 이용하는 방법이 있다(그림 5-53).

(1) 난시검사 순서(그림 5-54)

난시검사는 최대구면 굴절력 측정 후 최고시력이 1.0 미만일 때 난시가 있다고 예상할 수 있다. 최대구면 굴절력을 측정한 상태의 교정시력이 1.0 미만이면 난시검사를 하기 위해 운무를 한 후 난시교정을 한다. 난시교정을 완료한 후 크로스실린더렌즈를 이용하여 난시정밀검사를 실시하고 교정시력에 따라 양안조절균형검사를 실시한다. 안경 조제가공을 위한 최종교정 굴절력은 착용검사를 마친 굴절력으로 한다.

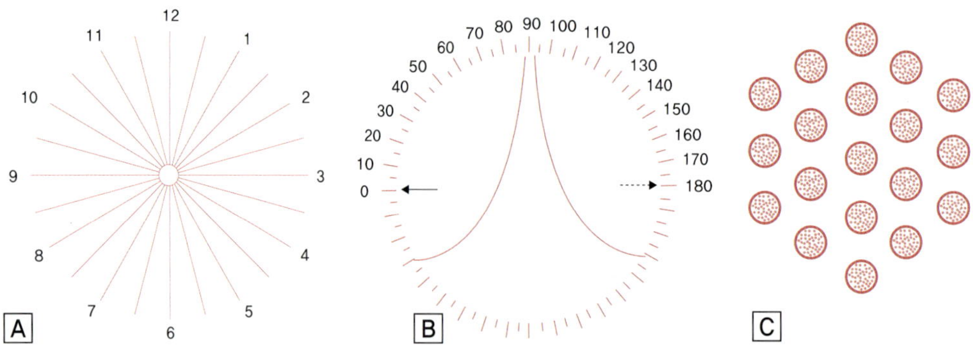

그림 5-53 난시검사 시표
Ⓐ sunburst dial, Ⓑ 라우비체크포물선시표, Ⓒ 점군시표

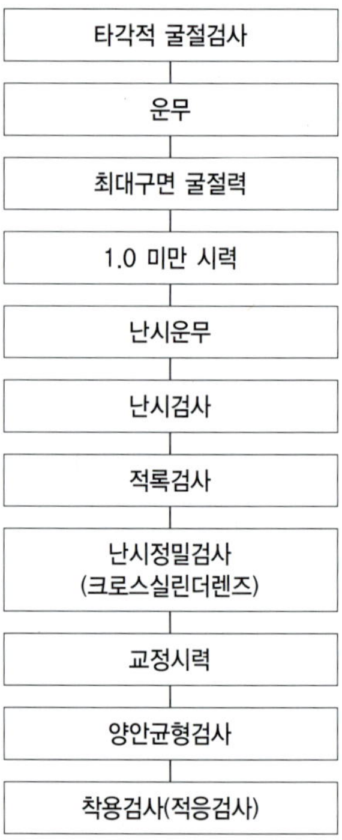

그림 5-54 난시검사 flow

(2) 최대구면 굴절력 측정

난시의 최대구면 굴절력은 최소착락원이 망막 위에 위치하는 구면렌즈 굴절력으로 최대구면 굴절력의 측정은 단순굴절이상안의 교정 굴절력(최대구면 굴절력) 측정 방법과 동일하다.

① 타각적 굴절검사값이나 착용하고 있는 안경의 굴절력을 기준으로 운무한다.

② 최고시력이 될 때까지 구면렌즈를 (−)방향으로 증가, 가입한다.

③ 최고시력은 최소착락원이 망막 위에 위치할 때이다. 이때 구면렌즈 굴절력이 예상

최대구면 굴절력이다(그림 5-55). 원시성 난시는 최고시력이 나오는 가장 높은 (+)구면렌즈, 근시성 난시는 최고시력이 나오는 가장 낮은 (−)구면렌즈가 예상 최대구면 굴절력이다.

④ 적록검사를 실시하여 최대구면 굴절력을 결정한다. 최대구면 굴절력을 가입했을 때 시력으로 난시량을 예상할 수 있다(표 5-3).

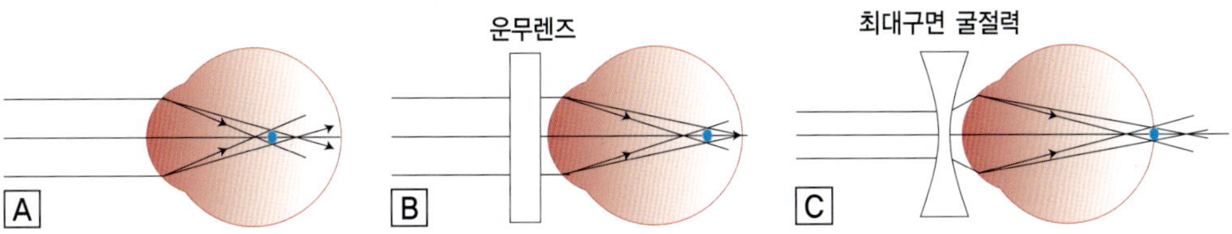

그림 5-55 운무법에 의한 난시의 최대구면 굴절력 검사
Ⓐ 근시성 복합 난시안, Ⓑ 운무, Ⓒ 최소착락원이 망막에 위치

표 5-3. 난시안의 최대구면 굴절력을 가입했을 때 시력과 예상 난시량

최고시력	예상 난시량(예상 난시교정 원주렌즈 굴절력)
0.1 미만	4.00D 초과
0.1~0.2	3.00D~4.00D
0.3~0.4	2.00D~3.00D
0.5~0.6	1.00D~2.00D
0.7 이상	1.00D 미만

(3) 방사선시표를 이용한 난시검사

난시가 방사선시표를 주시했을 때 망막이 sturm's conoid의 어느 곳에 위치하느냐에 따라 보이는 형태가 다르다. 망막이 A, B, C에 위치했을 때 눈이 조절하지 않으면 방사선시표의 수직선이 선명하게 보이고, 조절상태에서는 고루 흐려 보인다. 또한 망막이 D에 위치했을 때 방사선시표는 고루 흐려 보이고, E와 F에 위치했을 때는 수평선이 선명하게 보인다(그림 5-56). 이와 같이 난시교정 과정에서 조절이 개입되면 정확한 난시교정렌즈 축과 난시량을 측정할 수 없다. 최소착락원은 물체와 형태가 흡사하기 때문에 망막 뒤에 있을 경우 선명시를 하기 위해 최소착락원을 망막 위에 위치시키기 위한 조절이 일어나게 되어 정확한 교정이 이루어지지 않는다. 그러므로 난시를 정확하게 교정하기 위해서는 최소착락원을 망막 앞으로 이동시키기 위해 운무를 하여야 한다.

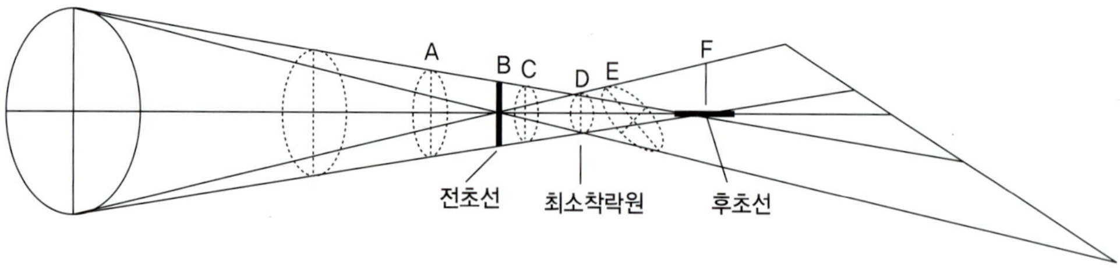

그림 5-56 근시성 도난시의 결상

1 난시운무

최대구면 굴절력을 측정 후 시력이 0.4~0.5 정도로 될 때까지 운무한다. 이때 눈은 근시성 복성난시상태로, 최소착락원이 망막 앞에 위치하여 난시교정 시 조절개입을 배제할 수 있다.

2 난시교정렌즈 축 결정

① 방사선시표를 주시하여 선명한 방향을 묻는다. 이때 방사선시표의 모든 방향이 흐려 보이면 구면렌즈를 (−)방향으로 0.25D씩 증가한다. 운무했을 때 시력이 0.4~0.5가 되지 않는 난시(약 1.50D 이상 난시)는 구안경 또는 타각적 굴절검사 결과를 참고한다.

② 방사선시표의 특정한 한 방향이 다른 선에 비해 선명하게 보이면 선명하게 보인다고 하는 숫자에 30을 곱하면 교정 원주렌즈의 축 방향이다. 선명하게 보이는 숫자에 30을 곱하여 나온 수치가 180보다 크면 그 수치에서 180을 뺀 수치가 축 방향이고, 180보다 작으면 곱하여 나온 수치가 축 방향이다.

(예1) 12시가 선명하면 축 방향은 '12×30=360°−180°=180°'가 된다(그림 5-57A). 3시~9시가 선명하다고 하면 축 방향은 '3×30=90°'가 된다(그림 5-57B).

만약에 방사선시표의 두 개 숫자 사이의 두 개의 선이 동일하게 선명하게 보이면 그 중간선이 축이 되고, 두 개의 선 가운데 하나의 선이 선명하게 보인다고 하면 어느 숫자 방향의 선이 선명한지를 물어서 방향을 결정한다.

(예2) 1시와 2시 사이의 두 개의 선이 동일하게 선명하다고 하면, '1.5×30=45°'가 축 방향이 된다(그림 5-57C).

(예3) 1시와 2시 사이의 두 개의 선 가운데 1시에 가까운 선이 더 선명하다고 하면, 축 방향은 40°가 되고, 2시 방향에 가까운 선이 더 선명하다고 하면 축 방향은 50°가 된다(그림 5-57D).

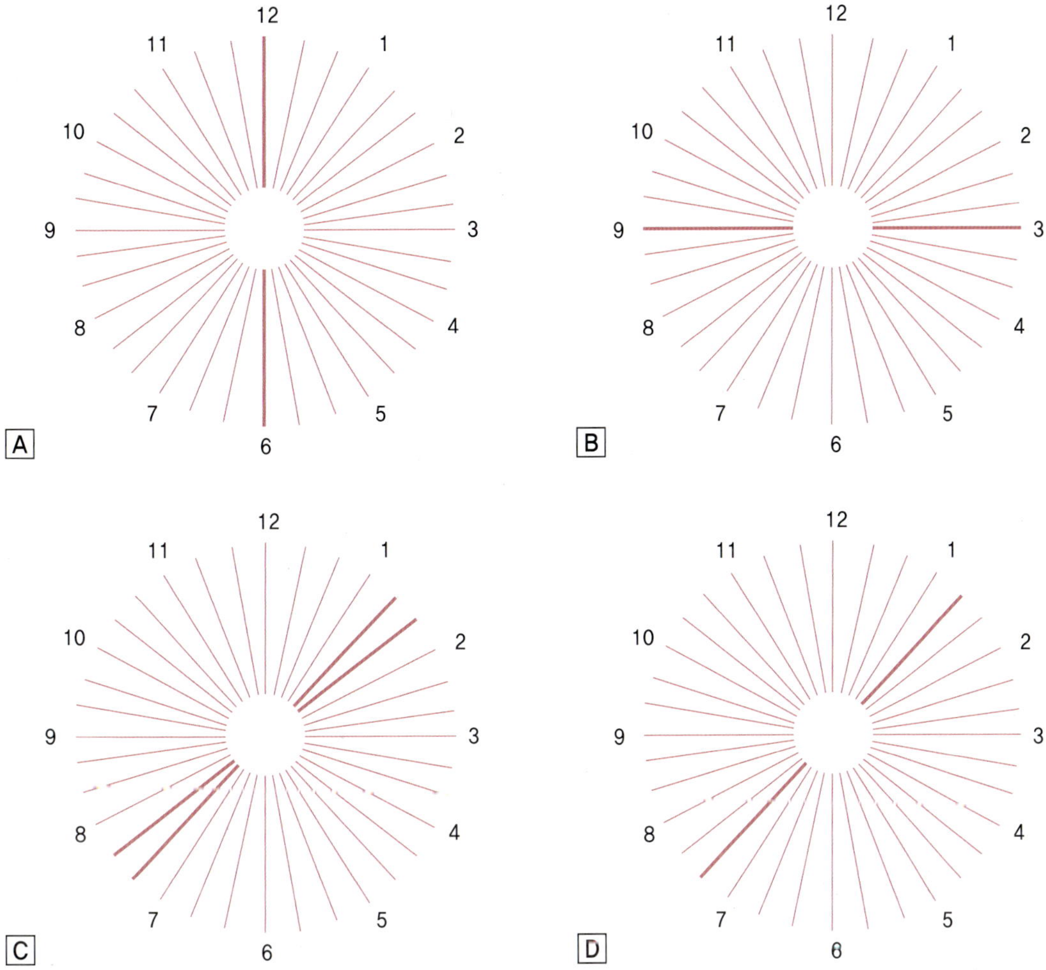

그림 5-57 **방사선시표와 축 방향**

Ⓐ 12시 선명, 축 방향 180°, Ⓑ 3시 선명, 축 방향 90°, Ⓒ 1시와 2시 사이의 두 개의 선 선명, 축 방향 45°, Ⓓ 1시와 2시 사이의 두 개의 선 중 1시에 가까운 선 선명, 축 방향 40°

3 난시량 교정(그림 5-58)

방사선시표를 이용하여 (−)원주렌즈의 축을 결정한 후 방사선시표의 모든 방향의 선명도가 동일할 때까지 (−)원주렌즈를 가입한다.

① 최대구면 굴절력 측정 후 난시를 검사하기 위해 운무를 해서 후초선을 망막 앞으로 이동시킨다(그림 5-58A).

② 방사선시표를 주시하여 (−)원주렌즈의 축 방향을 결정한다(그림 5-58B).

③ 방사선시표의 모든 방향의 선이 동일하게 보일 때까지 (−)원주렌즈를 가입한다. 방사선시표의 모든 방향의 선이 동일하게 보인다는 것은 전초선과 후초선이 일치하여 최소착락원이 없어지고 '점(point)' 상태의 상이 형성된 것이다(그림 5-58C).

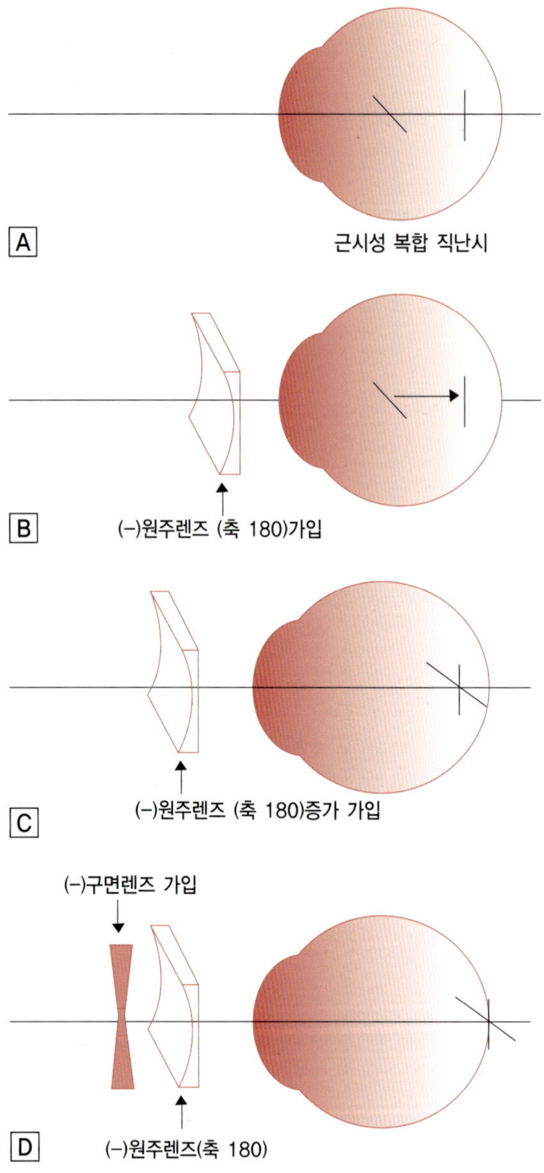

그림 5-58 근시성 복합직난시의 교정

Ⓐ 운무상태의 근시성 복합직난시안: 방사선시표 주시 시 12시 선명(교정 (−)원주렌즈 축: 180°), Ⓑ (−)원주렌즈 가입으로 전초선이 후초선 쪽으로 이동. Ⓒ 전초선과 후초선이 일치: 방사선시표 고루 선명, Ⓓ 적록검사를 통해 초점을 망막 위로 이동: 적록시표 고루 선명

- 원주렌즈를 증가할 때마다 방사선시표의 선명한 영역이 점점 넓어지면, 난시량 교정이 올바르게 진행되고 있는 것이다.
- 난시량이 과교정되었을 경우, 처음 선명한 방향과 90° 반대 방향이 선명하게 보인다.

- 원주렌즈 가입 시 방사선시표의 선명한 방향이 조금씩 이동하면, 축이 정확하지 않은 상태이므로 축을 수정한다.

4 적록검사

적록시표를 이용하여 적색과 녹색 바탕의 검정글씨(또는 검정 ring)의 선명도가 비슷할 때까지 구면렌즈 굴절력을 조정한다. 원주렌즈를 이용하여 난시를 완전교정하고 난 후의 눈 상태는 약간 근시 상태로, 적록시표를 주시했을 때 적색바탕의 검정글씨(또는 검정 ring)가 녹색바탕의 검정 글씨보다 더 선명하게 보일 것이다.

난시축과 난시량을 교정한 후 적록검사를 통해 초점을 망막 위로 이동시킨다. 적색과 녹색 바탕의 글씨가 고루 선명할 때까지 구면렌즈를 가입한다(그림 5-58D).

5 원주렌즈 가입 시 방사선시표의 선명 방향이 이동할 때 축 수정 방법(그림 5-59-1, 2)

난시를 교정하기 위해 교정 원주렌즈 축을 결정한 후 원주렌즈를 한 단계씩 가입했을 때 방사선시표의 선명한 부분이 바뀌면 교정 원주렌즈 축이 잘못되어 새로운 난시가 형성되었기 때문이므로 축을 수정하여야 한다.

① 방사선시표의 진하게 보이는 방향이 반시계 방향으로 이동하면, 검안테나 포롭터에 가입되어 있는 원주렌즈 축을 시계 방향으로 회전한다(그림 5-59).

② 방사선시표의 진하게 보이는 방향이 시계 방향으로 이동하면, 검안테나 포롭터에 가입되어 있는 원주렌즈 축을 반시계 방향으로 회전한다(그림 5-59).

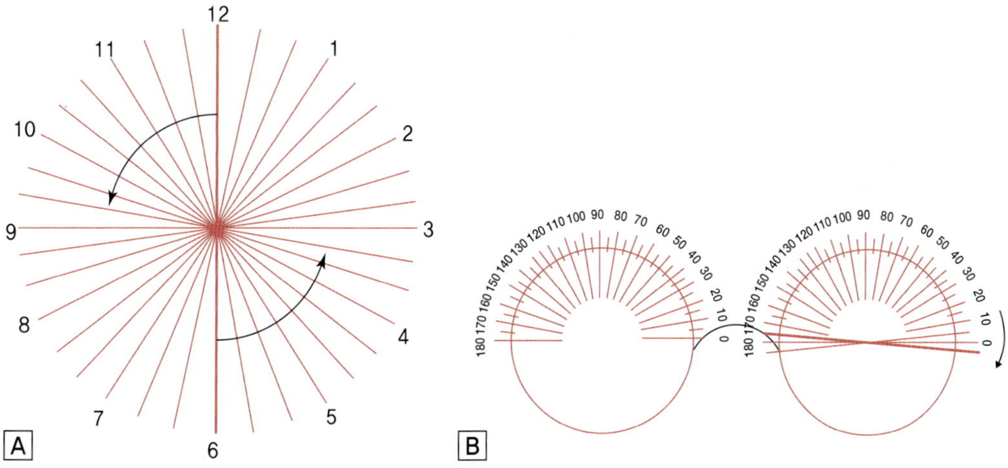

그림 5-59-1 방사선시표의 선명 방향에 따른 가입 원주렌즈 축 회전

A 방사선시표의 선명한 방향이 반시계 방향으로 이동, B 가입 원주렌즈 축을 시계 방향으로 회전

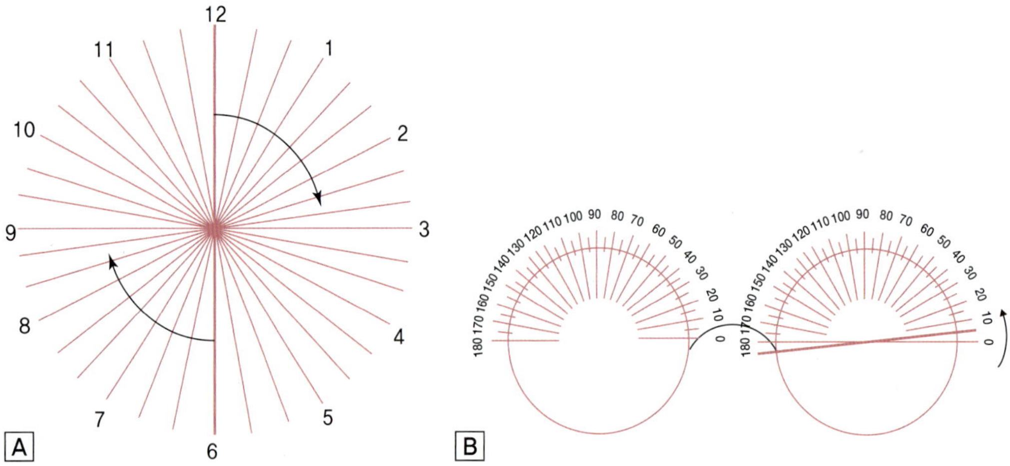

그림 5-59-2 **방사선시표의 선명 방향에 따른 가입 원주렌즈 축 회전**
Ⓐ 방사선시표의 선명한 방향이 시계 방향으로 이동, Ⓑ 가입 원주렌즈 축을 반시계 방향으로 회전

원주렌즈 가입 시 방사선시표의 선명 방향이 이동할 때 축 수정 방법

(예) 그림 5-59-1

① 방사선시표를 주시했을 때 12시가 선명(그림 5-59-1A)

→ 검안테(또는 포롭터)에 가입되어 있는 (-)원주렌즈 축을 180°로 위치시킨다(그림 5-59-1B)

② (-)원주렌즈를 증가하면서 방사선시표의 선명도를 확인한다.

→ 그림(A)와 같이 방사선시표의 선명한 방향이 12시를 기준으로 11시 방향(반시계 방향)으로 이동하였다면 난시교정렌즈 축이 180°에서 170° 방향으로 이동했다는 것을 의미한다.

③ 검안테(또는 포롭터)에 가입되어 있는 (-)원주렌즈 축을 170° 방향(시계 방향)으로 이동하면서 방사선시표의 선명도를 확인한다.

11) 크로스실린더렌즈를 이용한 난시검사

크로스실린더렌즈는 양주경선의 굴절력 크기가 같고 부호가 반대이기 때문에 스텀간격의 중심에는 최소착락원이 있으며 중간기준 축(손잡이)을 이용하여 반전할 수 있다(그림 5-60). 모든 경선의 굴절력이 동일한 눈(정시, 완정교정된 비정시, 단순굴절이상안)에 크로스실린더렌즈를 가입하여 반전하면 반전 전과 후의 최소착락원의 크기가 동일하고, 각 경선의 굴절력이 다른 눈(난시)은 반전 전과 후의 최소착락원의 크기가 다르다. 최소착락원의 크기가 클수록 물체의 선명도가 떨어지고 작을수록 물체의 선명도가 좋으며 최소착락원이 망막 위에 있을 때 물체를 가장 선명하게 인식할 수 있다. 따라서 크로스실린더렌즈를 가입하여 반전하였을 때 반전 전과 후의 시표 선명도가 다르면 각 경선의 굴절력

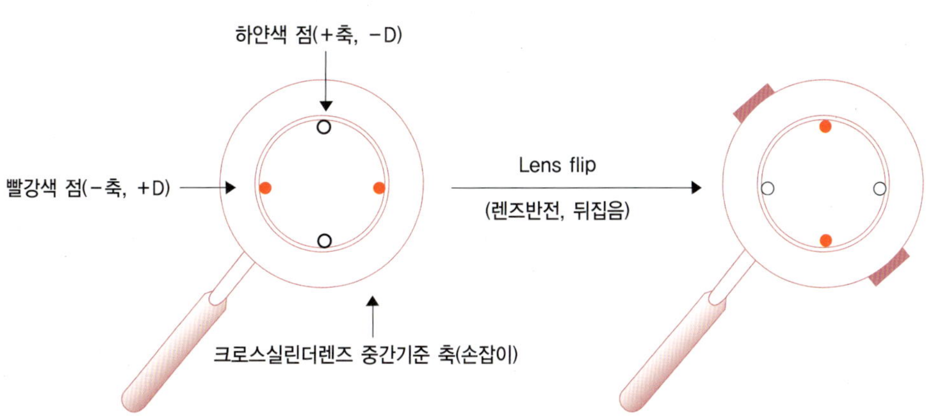

그림 5-60 크로스실린더렌즈의 반전(뒤집음)

이 다른 난시로 판단할 수 있다. 크로스실린더렌즈는 이러한 원리를 활용하여 난시축과 난시량 정밀검사, 난시유무 검사 등에 사용한다.

(1) 정시(완전교정한 비정시)의 크로스실린더렌즈 반전(그림 5-61)

정시에 크로스실린더렌즈를 가입하면 혼합 난시상태가 되어 최소착락원은 망막 위에 위치하게 된다. 크로스실린더렌즈를 반전하였을 때 반전 전과 후의 최소착락원의 위치와 크기가 변하지 않기 때문에 반전 전과 후의 시표 선명도가 동일하다. 이와 같이 정시안에 크로스실린더렌즈를 가입하여 반전하면 최소착락원의 위치와 크기는 변화가 없고, 전초선과 후초선의 방향만 90° 반대 방향으로 바뀌게 된다.

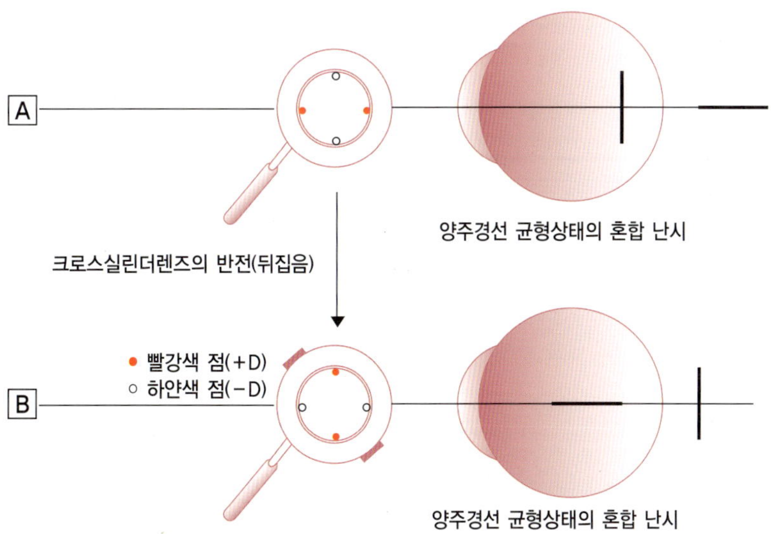

그림 5-61 정시(완전교정된 비정시)의 크로스실린더렌즈의 반전

(2) 단순비정시의 크로스실린더렌즈 반전(그림 5-62)

단순비정시에 크로스실린더렌즈를 가입하면 최소착락원이 망막 앞(근시안) 또는 망막 뒤(원시안)에 형성되고, 반전하면 단순굴절이상은 양주경선의 굴절력 차이가 없기 때문에 반전 전과 후의 최소착락원의 위치와 크기가 동일하기 때문에 선명도가 동일하다.

(3) 난시의 크로스실린더렌즈 반전(그림 5-63)

난시에 크로스실린더렌즈를 가입하여 반전하면 난시는 양주경선의 굴절력이 다르기 때문에 반전 전과 후의 최소착락원의 위치와 크기가 변하게 되어 반전하기 전과 후의 시표 선명도가 달라진다.

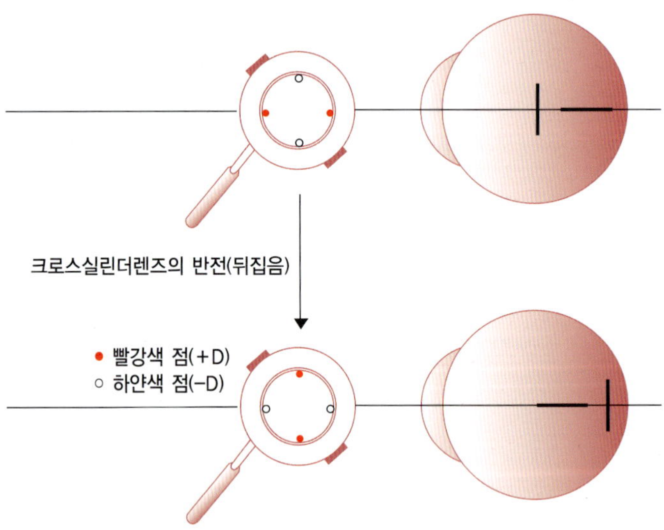

그림 5-62 단순 근시의 크로스실린더렌즈의 반전

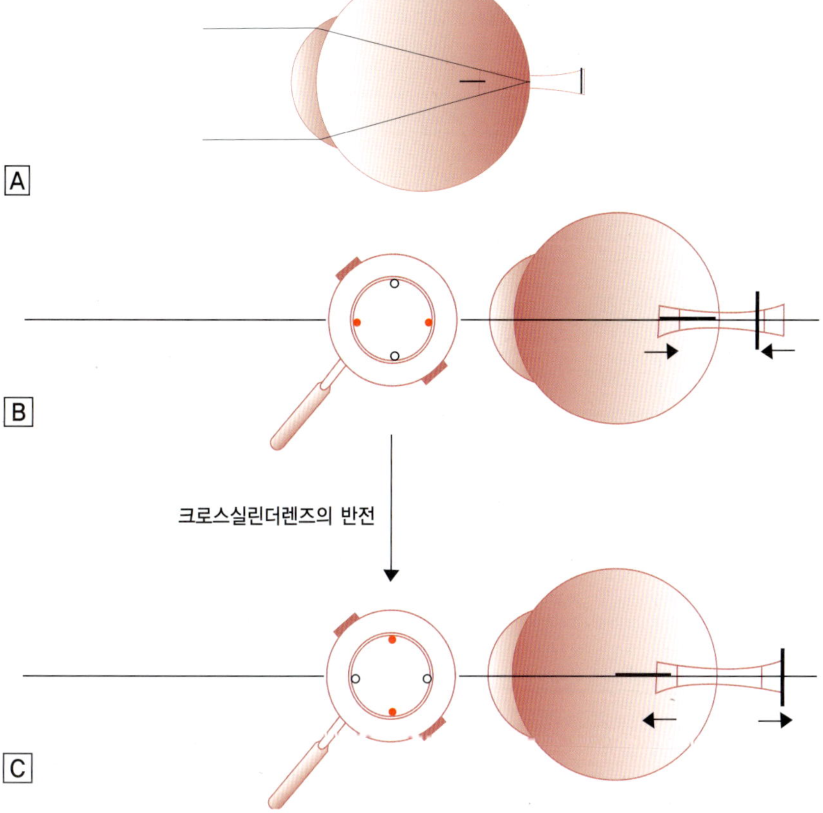

그림 5-63 직난시의 크로스실린더렌즈의 반전
Ⓐ 난시량을 교정하지 않고 최대구면 굴절력만 가입한 상태의 직난시안, Ⓑ 'a'의 상태에서 크로스실린더렌즈 가입, Ⓒ 'b' 상태에서 크로스실린더렌즈의 반전(최소착락원 크기가 커짐→선명도가 'b' 상태보다 떨어짐)

(4) 크로스실린더렌즈를 이용한 난시축 결정 원리

난시 교정 후 난시 교정렌즈축이 정확하지 않은 상태의 안경을 착용하면 새로운 난시가 발생한다. 이와 같이 발생한 난시를 잔류 난시라고 하고 잔류 난시는 크로스실린더렌즈를 이용한 난시 교정렌즈 축 정밀검사를 통하여 제거할 수 있다. 잔류 난시를 교정하는 렌즈는 완전교정안경렌즈와 착용안경렌즈의 차이이다. 즉, 잔류 난시 교정렌즈를 D, 완전교정안경렌즈를 D_1, 착용안경렌즈를 D_2라고 했을 때 잔류 난시 교정렌즈(D) = $D_1 - D_2$이다. 잔류 난시 교정렌즈 공식은 아래와 같다.

잔류 난시 D=S ○ C, Ax θ 구하는 공식

- 제1토릭렌즈(완전교정안경렌즈): S_1 ○ C_1, Ax θ_1
- 제2토릭렌즈(착용안경렌즈): S_2 ○, C_2, Ax θ_2
- 잔류 난시 교정 렌즈(S, C, Ax θ)

$$\tan 2\theta = \frac{(C_1 \mathrm{Sin} 2\theta_1 - C_2 \mathrm{Sin} 2\theta_2)}{(C_1 \mathrm{Cos} 2\theta_1 - C_2 \mathrm{Cos} 2\theta_2)}$$

$$C = \frac{(C_1 \mathrm{Sin} 2\theta_1 - C_2 \mathrm{Sin} 2\theta_2)}{\mathrm{Sin} 2\theta}$$

$$S = S_1 - S_2 + \frac{C_1 - C_2 - C}{2}$$

C−1.00, Ax 80° 로 교정되는 난시안이 C−1.00, Ax 90° 의 안경을 착용했을 때 발생하는 잔류 난시를 알아보자.

(풀이)

- 제1토릭렌즈(완전교정안경): C−1.00D, Ax 80°
- 제2토릭렌즈(착용렌즈): C−1.00, Ax 90°

C_1: −1.00, C_2: −1.00, θ_1: 80°, θ_2: 90°

$$\tan 2\theta = \frac{[(-1)\mathrm{Sin}\,160^\circ - (-1)\mathrm{Sin}\,180^\circ)]}{[(-1)\mathrm{Cos}\,160^\circ - (-1)\mathrm{Cos}\,180^\circ)]}$$

$$= \frac{-0.34}{-0.06} \fallingdotseq 5.67$$

$$2\theta \fallingdotseq 80^\circ,\ \theta = 40^\circ$$

$$C = \frac{(C_1 \mathrm{Sin}\,2\theta_1 - C_2 \mathrm{Sin}\,2\theta_2)}{\mathrm{Sin} 2\theta} \text{ 이므로}$$

$$C = \frac{[(-1)\mathrm{Sin}\,160^\circ - (-1)\mathrm{Sin}\,180^\circ]}{\mathrm{Sin}\,80^\circ}$$

$$= \frac{-0.34}{0.98} \fallingdotseq -0.35$$

$$S = S_1 - S_2 + \frac{C_1 - C_2 - C}{2} \text{ 이므로}$$

$$= \frac{0.35}{2} = 0.175 \text{ 가 된다.}$$

즉, C－1.00, Ax 80˚로 교정되는 난시안이 C－1.00, Ax 90˚의 안경을 착용했을 때 S+0.175D, C-0.35D, Ax 40˚로 교정될 새로운 난시(잔류 난시)가 발생되는 것을 알 수 있다.

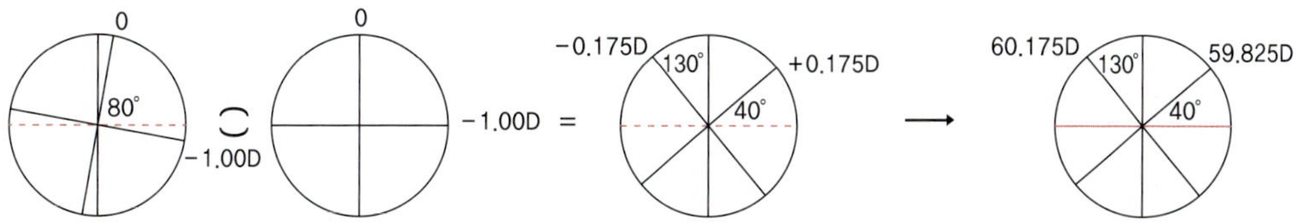

C－1.00D, Ax 80˚로 교정되는 눈 | C－1.00D, Ax 90˚의 안경 착용 | S+0.175D, C－0.35D, Ax 40˚로 교정될 잔류 난시 발생 | 40˚ 경선: 59.825D 130˚ 경선: 60.175D 상태인 새로운 난시 발생

이와 같이 난시 교정렌즈 축이 정확하게 교정하지 않은 안경을 착용하면 새로운 난시가 형성된 상태로 시생활을 하기 때문에 방사선 시표 등을 이용하여 난시를 교정한 후 정확한 난시축 정밀 검사를 하여야 한다. 난시축의 정밀검사는 시험테 또는 포롭터에 가입되어 있는 원주렌즈 축과 크로스실린더렌즈의 중간축(손잡이)을 일치시켜 반전하면서 반전 전과 후의 시표 선명도를 비교한다.

■ 난시교정 원주렌즈 축 방향에 크로스실린더렌즈의 중간기준 축(손잡이)을 일치시켜 반선하변

① 축이 정확하다.

축 방향에 크로스실린더렌즈의 중간기준 축(손잡이)을 일치시켜 반전하면, 반전 전과 후의 최소착락원의 크기가 동일하기 때문에 반전 전과 후의 시표 선명도는 동일하다.

② 축이 부정확하다.

축 오류로 인해 새로운 축을 가진 잔류 난시가 발생하여 정확하게 교정되지 않은 축 방향에 크로스실린더렌즈의 중간기준 축(손잡이)을 일치시켜 가입하면 난시안의 양주경선의 굴절력의 크기는 달라지고 반전했을 경우 반전 전과 후의 최소착락원의 크기가 다르기 때문에 반전 전과 후의 시표 선명도가 다르다.

난시 교정렌즈 축이 부정확한 경우 크로스실린더렌즈 반전 전과 후의 잔류 난시도 비교 (예)

C－1.00, Ax 80˚로 교정되는 난시안이 C－1.00, Ax 90˚의 안경을 착용했을 때 S+0.175D, C－0.35D, Ax 40˚로 교정될 새로운 난시(잔류 난시)가 발생하였다(그림 5-64A). 이 눈의 난시 교정렌즈 축 90˚에 크로스실린더렌즈 중간기준 축(손잡이)을 일치하여 반전하였을 때, 반전 전과 후의 잔류 난시도를 비교해 보자.

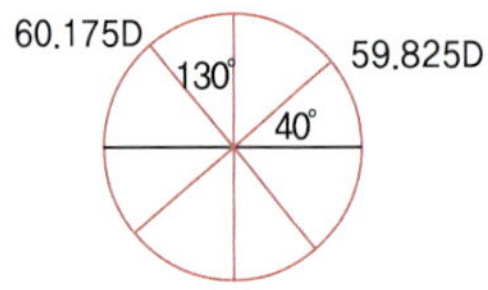

A

C−1.00D, Ax 80°로 교정되는 난시안이
C−1.00D, Ax 90°의 안경을 착용했을 때
S+0.175D, C−0.35D, Ax 40°로 교정될 새로운 난시 발생

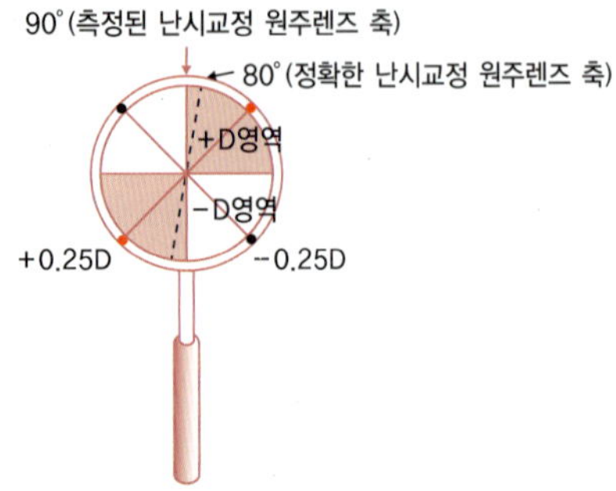

B

크로스실린더렌즈 0.25D의 중간기준 축(손잡이)을
난시교정 원주렌즈 축 방향(수직)에 위치
↔ S+0.25D, C−0.50D, Ax 45°로 가입된 상태

크로스실린더렌즈 반전

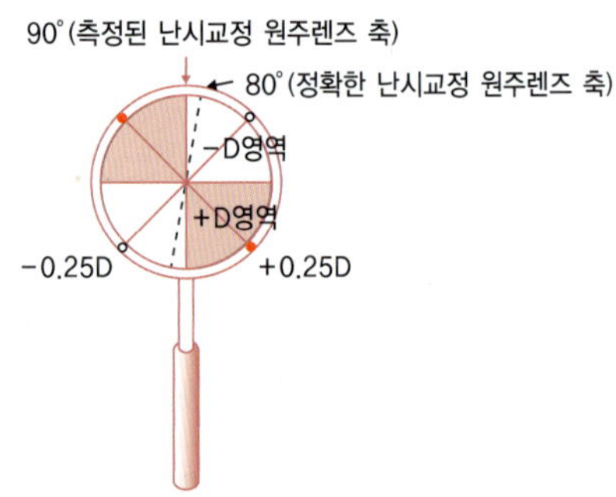

C

크로스실린더렌즈 0.25D가
S+0.25D, C−0.50D, Ax 135°로 가입된 상태

그림 5-64 난시교정 원주렌즈 축(90°)에 크로스실린더렌즈의 중간기준 축(손잡이)을 일치시켜 반전

(1) [A] 상태의 눈에 [B]와 같이 크로스실린더렌즈를 가입했을 때 잔류 난시 크기

- 제1토릭렌즈(완전교정렌즈): S+0.175D, C−0.35D, Ax 40°
- 제2토릭렌즈(착용렌즈): S+0.25D, C−0.50D, Ax 45°
- 잔류 난시 S, C, Ax θ

$$\tan 2\theta = \frac{(C_1 \mathrm{Sin} 2\theta_1 - C_2 \mathrm{Sin} 2\theta_2)}{(C_1 \mathrm{Cos} 2\theta_1 - C_2 \mathrm{Cos} 2\theta_2)}$$

$$C = \frac{(C_1 \mathrm{Sin} 2\theta_1 - C_2 \mathrm{Sin} 2\theta_2)}{\mathrm{Sin} 2\theta}$$

$$S = S_1 - S_2 + \frac{C_1 - C_2 - C}{2}$$

(풀이)

S_1: +0.175, S_2: +0.25

C_1: −0.35, C_2: −0.50

θ_1: 40°, θ_2: 45°

$$\tan 2\theta = \frac{[(-0.35)\times 0.98-(-0.50\times 1)]}{[(-0.35)\times 0.17-(-0.50\times 0)]}$$

$$= \frac{0.157}{-0.0595} \fallingdotseq -2.63$$

$$2\theta \fallingdotseq 290°,\ \theta \fallingdotseq 145°$$

$$C = \frac{[(-0.35)\times 0.98-(-0.50\times 1)]}{0.94} = \frac{0.157}{0.94} \fallingdotseq 0.17$$

$$S = 0.175-0.25-0.0085$$

$$\fallingdotseq -0.08$$

즉, S−0.08D, C+0.17D, Ax 145°로 교정될 눈으로, 잔류 난시도가 약 0.17 이다.

(2) [A] 상태의 눈에 [C]와 같이 크로스실린더렌즈를 가입했을 때 잔류 난시 크기

- 제1토릭렌즈(완전교정렌즈): S+0.175D, C−0.35D, Ax 40°
- 제2토릭렌즈(착용렌즈): S+0.25D, C−0.50D, Ax 135°
- 잔류 난시 S, C, Ax θ

$$\tan 2\theta = \frac{(C_1 \mathrm{Sin}2\theta_1 - C_2 \mathrm{Sin}2\theta_2)}{(C_1 \mathrm{Cos}2\theta_1 - C_2 \mathrm{Cos}2\theta_2)}$$

$$C = \frac{(C_1 \mathrm{Sin}2\theta_1 - C_2 \mathrm{Sin}2\theta_2)}{\mathrm{Sin}2\theta}$$

$$S = S_1 - S_2 + \frac{C_1 - C_2 - C}{2}$$

(풀이)

S_1: +0.175, S_2: +0.25

C_1: −0.35, C_2: −0.50

θ_1: 40°, θ_2: 135°

$$\tan 2\theta = \frac{[(-0.35)\times 0.98-(-0.50\times(-1))]}{[(-0.35)\times 0.17-(-0.50\times 0)]}$$

$$= \frac{-0.84}{-0.0595} \fallingdotseq 14.1$$

$2\theta \fallingdotseq 86°, \theta \fallingdotseq 43°$

$$C = \frac{-0.84}{0.99} \fallingdotseq -0.85$$

$S = 0.175 - 0.25 + 0.5 = 0.43$ 이다.

즉, S+0.43D, C−0.85D, Ax 43°로 교정될 상태의 눈으로 잔류 난시도가 0.85 이다.

(1)과 (2)의 잔류 난시도를 비교하면 (1)의 상태는 0.17이고, (2)의 상태 0.85로 (1)의 상태가 잔류 난시도가 작다. 이와 같이 크로스실린더렌즈의 중간기준 축(손잡이)을 난시교정렌즈축에 일치시켜 반전했을 때 잔류 난시도가 다르다는 것은 반전 전과 후의 시표 선명도가 다르다는 것이고 난시교정렌즈 축이 부정확하다는 것을 의미한다. (1)의 상태가 (2)보다는 잔류 난시도가 작기 때문에 시표 선명도가 더 좋을 것이다.

즉, 정확한 난시교정렌즈 축이 크로스실린더렌즈의 빨강색 점 영역에 있을 때 잔류 난시도가 작기 때문에 시표도 더 선명하다. 그러므로 크로스실린더렌즈의 중간기준 축(손잡이)을 난시교정렌즈 축에 일치시켜 반전하였을 때 시표가 더 선명하다고 하는 위치에서 난시교정렌즈 축을 크로스실린더렌즈의 빨강색 점이 있는 방향으로 5~10° 정도 이동하면 정확한 난시교정렌즈축을 찾을 수 있다. 크로스실린더렌즈의 반전은 반전 전과 후의 시표 선명도가 동일할 때까지 한다.

(5) 크로스실린더렌즈를 이용한 난시축 정밀검사

난시 교정렌즈 축이 어긋날 경우 착용한 난시교정렌즈와 미교정 난시가 결합하여 새로운 축을 가지는 잔류 난시가 발생한다. 반전이 가능한 크로스실린더렌즈를 이용하여 난시의 정확한 교정렌즈 축을 찾으면 잔류 난시가 제거된다. 난시 교정렌즈 축 확인은 크로스실린더렌즈의 중간기준 축(손잡이)을 난시 교정렌즈 축과 일치시켜 반전하여 확인할 수 있다.

1 크로스실린더렌즈를 이용한 난시교정 원주렌즈 축 정밀검사 방법

① 굴절이상을 교정한다.

② 원거리에 방향성이 없는 시표(점군시표, 일반시표의 문자시표, 환시표 등)를 위치시킨다(그림 5-65).

③ 크로스실린더렌즈 0.25D의 중간기준 축(손잡이)을 난시교정 원주렌즈 축과 일치시킨다.

④ 점군시표 혹은 일반문자시표에서 선명하게 볼 수 있는 가장 작은 문자시표 하나를 주시하도록 한다.

⑤ 피검사자에게 크로스실린더렌즈를 반전하였을 때 반전 전과 후의 시표 선명도를 말

하도록 한다.

- 선명도가 동일하다 → 교정렌즈 축 정확
- 선명도가 다르다 → 교정렌즈 축 부정확 → 축 수정

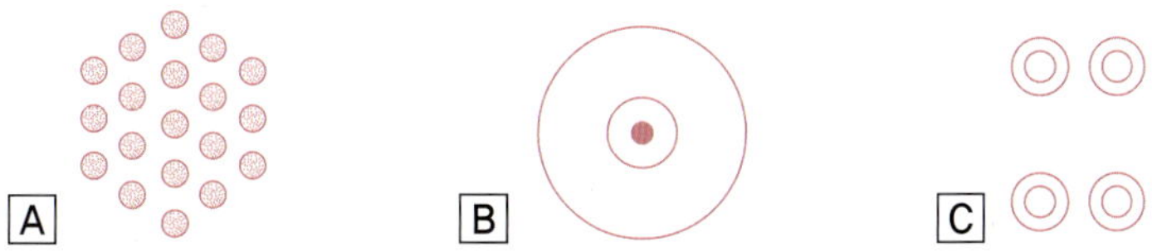

그림 5-65 **크로스실린더렌즈를 이용한 난시교정 원주렌즈 축 정밀검사에 사용하는 시표**
Ⓐ 점군시표, Ⓑ 환(링)시표, Ⓒ 환(링)시표

2 크로스실린더렌즈를 이용한 난시교정 원주렌즈 축 수정 방법

① 크로스실린더렌즈의 중간기준 축(손잡이)과 난시교정 원주렌즈 축을 일치시켜 반전하였을 때 더 선명하게 보인다고 대답하는 위치에서, 교정 원주렌즈 축을 크로스실린더렌즈의 빨강색 점이 있는 방향으로 약 5° 정도 회전한다. 크로스실린더렌즈의 반전은 반전 전과 후의 시표 선명도가 동일할 때까지 한다.

② 크로스실린더렌즈를 반전했을 때 반전 전과 후의 시표 선명도가 동일할 때 축 방향이 난시교정 원주렌즈 축 방향이다.

(예) C-1.00D, Ax 170°로 교정되는 난시안의 교정렌즈 축을 180°로 하였을 때 정확한 교정렌즈 축 170°를 찾는 과정

① 크로스실린더렌즈의 손잡이를 180°에 위치시키고 반전하였더니 반전 전(그림 5-66-1A)이 반전 후(그림 5-66-1B) 보다 더 선명하다 ↔ 약주경선의 굴절력은 커지고, 강주경선의 굴절력은 더 작아져 B보다 최소착락원의 크기가 작다.

② 난시 교정렌즈 축을 그림 5-66-1A 상태에서 크로스실린더렌즈의 빨강색 점이 있는 시계 방향으로 약 5° 회전하여 175°에 위치시킨 후 다시 크로스실린더렌즈를 반전한다.

③ 크로스실린더렌즈의 손잡이를 175°에 위치시키고 반전하였더니 반전 전(그림 5-66-2A)이 반전 후(그림 5-66-2B) 보다 더 선명하다 ↔ 약주경선의 굴절력은 커지고, 강주경선의 굴절력은 더 작아져 B보다 최소착락원의 크기가 작다.

④ 난시 교정렌즈 축을 그림 5-66-2A 상태에서 크로스실린더렌즈의 빨강색 점이 있는 시계 방향으로 약 5° 회전하여 170°에 위치시킨 후 다시 크로스실린더렌즈를 반전한다.

⑤ 크로스실린더렌즈의 손잡이를 170°에 위치시키고 반전하였더니 그림 5-66-3의 A(반전 전)와 B(반전 후)의 선명도는 동일하다. 반전 전과 후의 양주경선의 굴절력 변화가 없어 최소착락원의 크기도 변화가 없기 때문에 선명도가 동일하다.

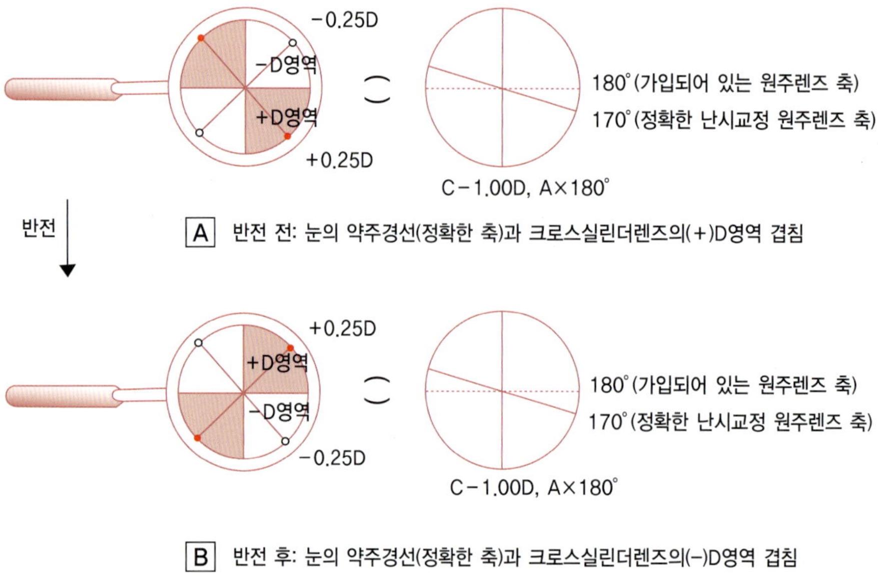

그림 5-66-1 C-1.00D, Ax 170° 로 교정되는 난시안의 정확한 교정 원주렌즈 축 확인

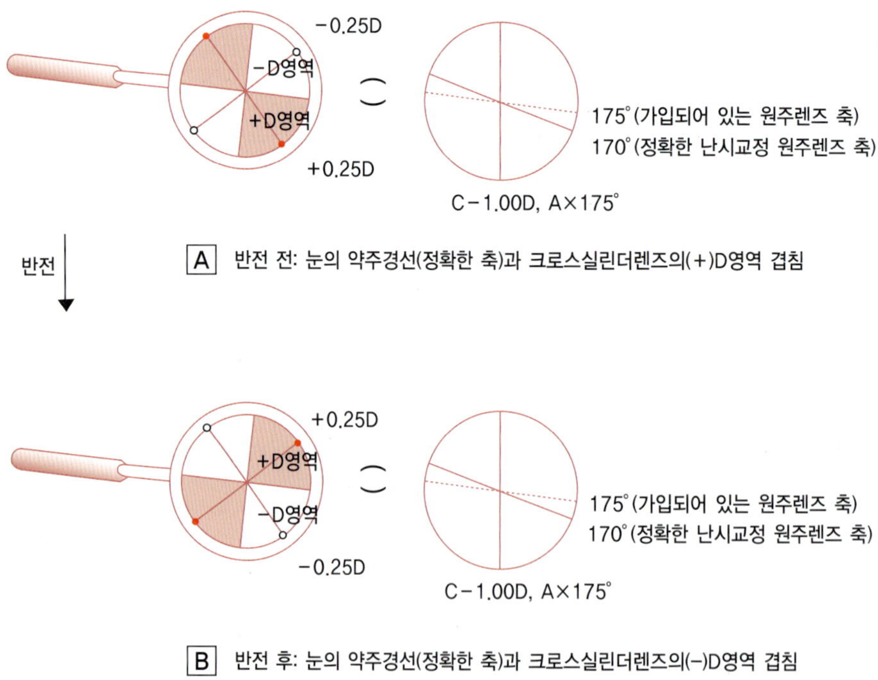

그림 5-66-2 C-1.00D, Ax 170° 로 교정되는 난시안의 정확한 교정 원주렌즈 축 확인

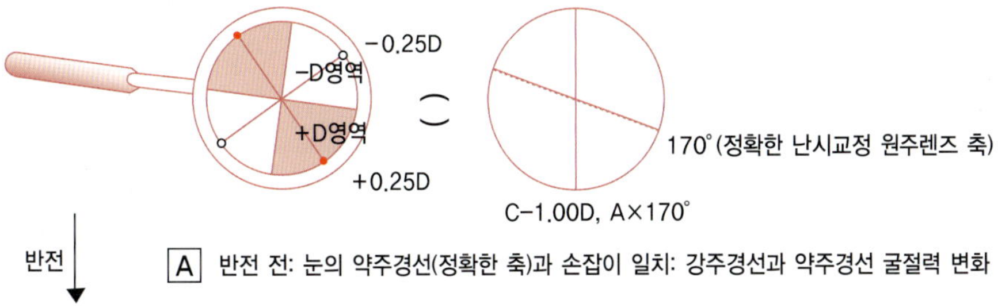

A 반전 전: 눈의 약주경선(정확한 축)과 손잡이 일치: 강주경선과 약주경선 굴절력 변화 없음

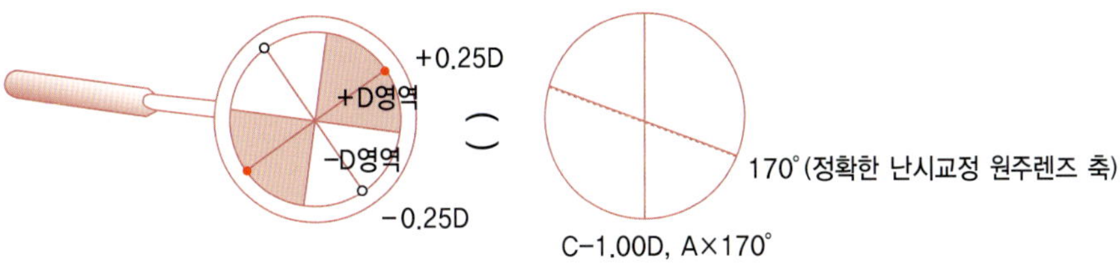

B 반전 후: 눈의 약주경선(정확한 축)과 손잡이 일치: 강주경선과 약주경선의 굴절력 변화 없음

그림 5-66-3 C-1.00D, Ax 170° 로 교정되는 난시안의 정확한 교정 원주렌즈 축 확인

(6) 크로스실린더렌즈를 이용한 난시량 정밀검사

난시량을 완전교정하지 않았을 경우 최소착락원 형태의 상이 형성되어 물체의 선명도가 떨어지고 근거리에서 세밀함을 요구하는 작업을 할 경우에 미세한 복시로 인한 피로감을 느끼게 된다. 그러므로 가능한 한 난시량은 완전교정하는 것이 바람직하다. 잔류 난시량은 반전이 가능한 크로스실린더렌즈를 이용하여 확인이 가능하다.

1 난시교정 원주렌즈 축 방향에 크로스실린더렌즈의 축을 일치시켜 반전하면

① 난시량 교정이 정확하다.

난시량이 완전교정된 눈은 모든 경선의굴절력이 같은 상태이기 때문에 크로스실린더렌즈의 축을 일치시켜 반전하면 반전 전과 후의 최소착락원의 크기가 동일하여 반전 전과 후의 시표 선명도는 동일하다.

② 난시량 교정이 부정확하다.

난시교정 원주렌즈 축에 크로스실린더렌즈의 축을 일치시키면 난시안의 양주경선의 굴절력의 크기는 달라져 반전했을 경우 반전 전과 후의 최소착락원의 크기가 다르기 때문에 반전 전과 후의 선명도가 다르다.

2 크로스실린더렌즈를 이용한 난시량 정밀검사 방법

① 굴절이상을 완전교정한다.

② 원거리에 방향성이 없는 시표(점군시표, 일반시표의 문자시표, 환시표 등)를 위치시킨다(그림 5-65).

③ 크로스실린더렌즈 0.25D의 축(-축 또는 +축)을 난시 교정렌즈 축 방향과 일치시킨다.

④ 점군시표 혹은 일반문자시표에서 선명하게 볼 수 있는 가장 작은 문자시표 하나를 주시하도록 한다.

⑤ 피검사자에게 크로스실린더렌즈를 반전하였을 때 반전 전과 후의 시표 선명도를 말하도록 한다.

- 선명도가 동일하다 → 난시량 교정 정확
- 선명도가 다르다 → 난시량 교정 부정확 → 난시량 수정

3 크로스실린더렌즈를 이용한 난시량 수정 방법

① 난시 교정렌즈 축과 크로스실린더렌즈의 축을 일치시켜 반전하여 반전 전과 후의 선명도를 비교한다.

② 난시량 저교정: 난시 교정렌즈 축과 크로스실린더렌즈의 (-)축(빨강색 점)이 일치할 때가 (+)축(하얀색 점)과 일치했을 때보다 더 선명하다 → (-)원주렌즈를 0.25D씩 증가(C-0.50D 증가할 때마다 S+0.25D 가입)

③ 난시량 과교정: 난시 교정렌즈 축과 크로스실린더렌즈의 (+)축(하얀색 점)이 일치했을 때가 (-)축(빨강색 점)과 일치했을 때보다 더 선명하다 → (-)원주렌즈를 0.25D씩 감소(C-0.50D 감소할 때마다 S-0.25D 가입)

④ 크로스실린더렌즈를 반전하였을 때 정확한 교정 원주렌즈 굴절력이 두 렌즈의 중간에 위치할 수 있다. 이때는 원주렌즈 굴절력이 더 낮은 쪽의 굴절력을 교정 굴절력으로 선택한다. 크로스실린더렌즈의 반전은 반전 전과 후의 시표 선명도가 동일할 때 까지 한다.

(예) 크로스실린더렌즈 0.25D를 이용하여 난시량이 0.50D 저교정된 근시성 직난시안의 난시량 확인 과정

① 난시량이 저교정된 단순 근시성 직난시안(그림 5-67-1)의 축 방향에 크로스실린더렌즈의 하얀색 점을 일치시킨다. 이때 스텀간격은 1.00이다(그림 5-67-2).

② ①의 상태에서 크로스실린더렌즈를 반전하면 난시 교정렌즈 축 방향과 크로스실린더렌즈의 빨강색 점이 일치한다. 이때 최소착락원이 아닌 점 형태의 상이 형성되기 때문에 피검사자는 시표가 반전하기 전보다 반전한 후가 더 선명하다고 대답할 것이다(그림 5-67-3). 즉, 난시 교정렌즈 축 방향과 크로스실린더렌즈 0.25D의 축을 일치하여 반전하였을 때 피검사자가 난시 교정렌즈 축과 크로스실린더렌즈의 빨강색 점이 일치했을 때가 하얀색 점과 일치했을 때보다 더 선명하다고 대답하면 난시량이 저교정된 것으로 판단한다.

③ 난시량이 저교정되었으므로 원주렌즈를 (−)방향으로 0.25D 증가하고 다시 크로스실린더렌즈의 하얀색 점과 난시 교정렌즈 축을 일치시킨다. 이때 스텀간격이 0.75이다(그림 5-67-4).

④ ③의 상태에서 크로스실린더렌즈를 반전하면 난시 교정렌즈 축과 크로스실린더렌즈의 빨강색 점이 일치한다. 이때 스텀간격이 0.25이다(그림 5-67-5).

- 크로스실린더렌즈를 반전하기 전(그림 5-67-4)에는 스텀간격이 0.75이고, 반전한 후(그림 5-67-5)의 스텀간격은 0.25이므로, 피검사자에게 반전하기 전과 반전한 후의 시표 선명도를 물었을 때 반전한 후의 상태인 난시 교정렌즈 축과 크로스실린더렌즈의 빨강색 점이 일치했을 때가 하얀색 점과 일치했을 때 보다 더 선명하다고 대답할 것이다. 크로스실린더렌즈의 축과 난시안의 교정렌즈 축을 일치시켜 반전하였을 때 난시 교정렌즈 축과 크로스실린더렌즈의 빨강색 점과 일치할 때가 하얀색 점과 일치할 때보다 시표의 선명도가 더 선명하면 난시량이 저교정된 상태이므로 (−)원주렌즈를 0.25D 증가하여야 한다.

⑤ ④의 피검사자 눈앞에 (−)원주렌즈를 −0.25D 추가 가입한 후(총 C−0.50D 가입한 상태) 난시 교정렌즈 축과 크로스실린더렌즈의 하얀색 점을 일치시킨다. 이때 스텀간격이 0.50이다(그림 5-67-5).

⑥ ⑤의 상태에서 크로스실린더렌즈를 반전하면 난시 교정렌즈 축과 크로스실린더렌즈의 빨강색 점이 일치한다. 이때 스텀간격이 0.50이다(그림 5-67-6).

- 크로스실린더렌즈를 반전하기 전(그림 5-67-5)의 스텀간격이 0.50이고, 반전한 후(그림 5-67-6)의 스텀간격도 0.50이므로, 피검사자는 크로스실린더렌즈를 반전했을 때 반전하기 전과 반전한 후의 시표 선명도가 동일하다고 대답할 것이다. 크로스실린더렌즈 축을 난시 교정렌즈 축과 일치시켜 반전했을 때 반전하기 전과 반전한 후의 시표 선명도가 동일하면, 난시량이 완전교정된 상태이므로 검사를 종료한다.

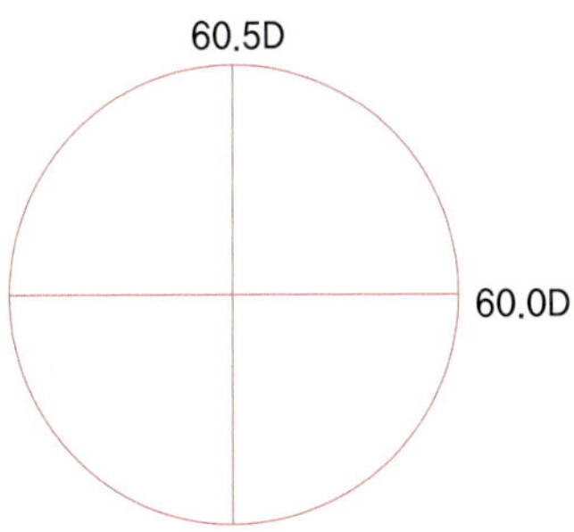

그림 5-67-1 난시량이 0.50D 저교정된 단순 근시성 직난시(난시 교정렌즈 축 방향 180°)

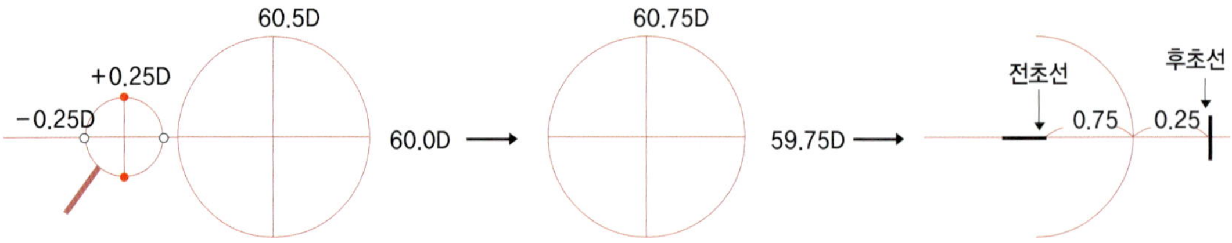

그림 5-67-2 난시교정 원주렌즈 축과 크로스실린더렌즈의 하얀색 점 일치

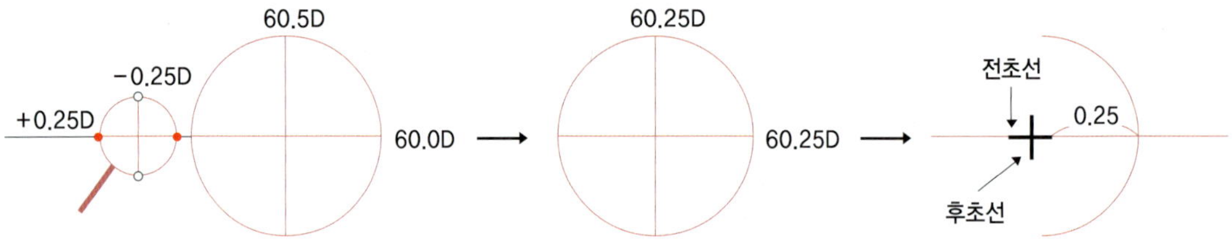

그림 5-67-3 난시교정 원주렌즈 축과 크로스실린더렌즈의 빨강색 점 일치

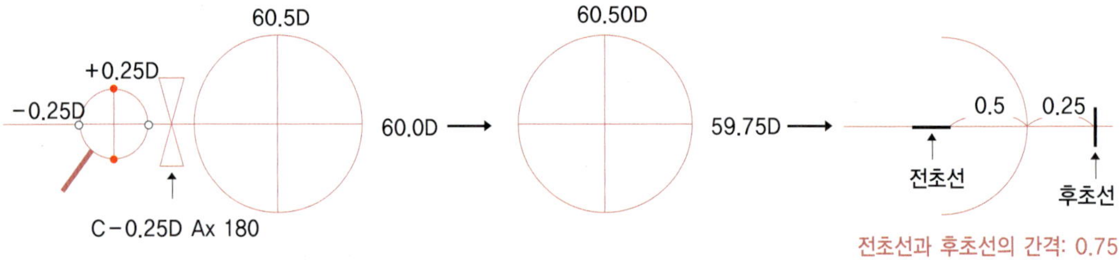

그림 5-67-4 난시안에 C-0.25D 가입 후 난시교정 원주렌즈 축과 크로스실린더렌즈의 하얀색 점 일치

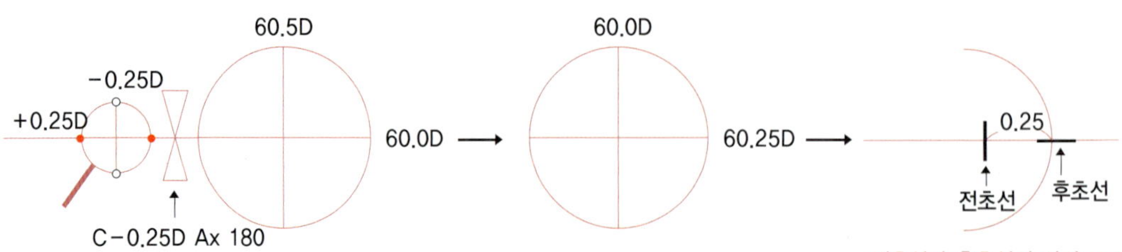

그림 5-67-5 난시안에 C-0.25D 가입 후 난시교정 원주렌즈 축과 크로스실린더렌즈의 빨강색 점 일치

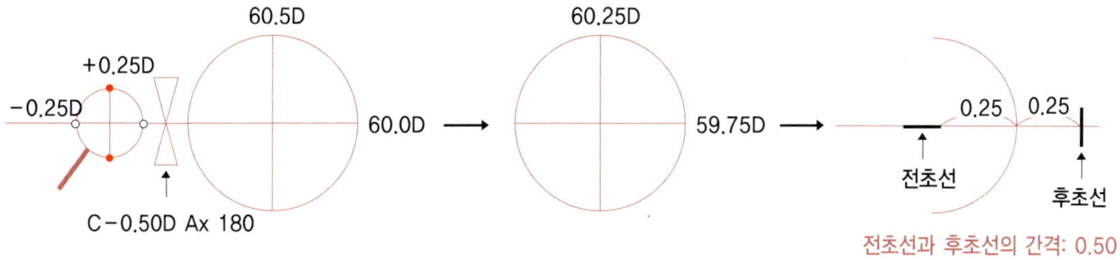

그림 5-67-6 난시안에 C-0.50D 가입 후 난시교정 원주렌즈 축과 크로스실린더렌즈의 하얀색 점 일치

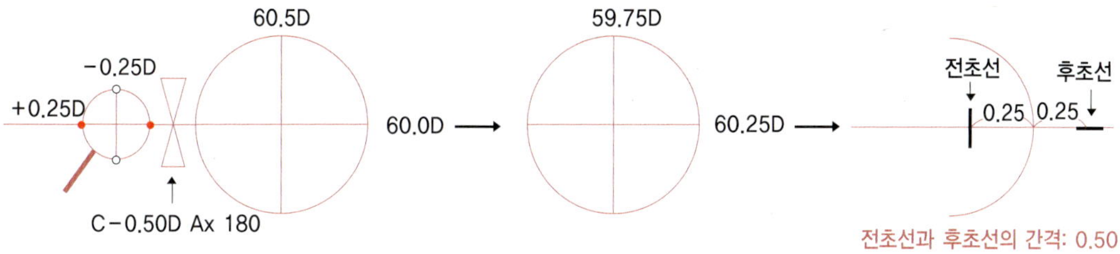

그림 5-67-7 난시안에 C-0.50D 가입 후 난시교정 원주렌즈 축과 크로스실린더렌즈의 빨강색 점 일치

(7) 크로스실린더렌즈를 이용한 난시량 측정

크로스실린더렌즈를 이용한 난시량 측정은 최소착락원이 망막 위에 있는 비운무상태에서 크로스실린더렌즈를 반전하면서 반전 전과 후의 시표 선명도를 비교하는 검사이기 때문에 난시량 측정을 종료할 때까지 최소착락원은 망막 위에 있어야 한다(양주경선 균형상태). 양주경선 균형상태에서 (-)원주렌즈를 가입하면 최소착락원이 망막 뒤로 이동하기 때문에 최소착락원을 망막 위로 이동시키기 위한 구면렌즈 조정이 필요하다. (-)원주렌즈 굴절력이 0.50D 증가할 때마다 구면렌즈를 +0.25D씩 가입한다.

Ⅰ 검사 방법

① 최대구면 굴절력을 가입한 상태에서 시작한다(양주경선 균형상태).

② S+0.50D를 가입하고 방사선시표를 주시하게 하여 난시 교정렌즈 축 방향을 결정한다.

③ 난시 교정렌즈 축 방향이 결정되었으면 ②번에서 가입한 구면렌즈 +0.50D를 제거한다.

④ 피검사자에게 시표를 주시하게 하고 ②번에서 결정된 축 방향에 C-0.25D의 축을 일치시켜 가입한다. 이때 주시시표는 방향성이 없는 시표를 사용하여야 하며 주로 점군시표, 일반문자시표 등을 사용한다.

⑤ (−)원주렌즈 축 방향과 크로스실린더렌즈의 축(빨강색 점 또는 하얀색 점)을 일치시키고 반전하면서 시표의 선명도를 비교한다.

- 난시량 저교정: (−)원주렌즈 축이 빨강색 점과 일치했을 때가 하얀색 점과 일치했을 때보다 더 선명 → (−)원주렌즈 0.25D 단계로 가입 → (−)원주렌즈 0.50D 가입할 때마다 S+0.25D 가입
- 난시량 과교정: (−)원주렌즈 축이 하얀색 점과 일치했을 때가 빨강색 점과 일치했을 때보다 더 선명 → (−)원주렌즈 0.25D 단계로 감소 → (−)원주렌즈 0.50D 감소할 때마다 S−0.25D 가입
- 크로스실린더렌즈를 이용한 난시량 측정은 난시량을 교정하지 않은 상태에서 실시하는 것이므로 (−)원주렌즈 축이 크로스실린더렌즈의 빨강색 점과 일치했을 때가 하얀색 점과 일치했을 때보다 더 선명할 것이다.

⑥ 크로스실린더렌즈의 반전은 반전 전과 후의 시표 선명도가 동일할 때까지 실시한다.

⑦ 적록검사를 실시하여 구면렌즈를 조정한다.

(8) 크로스실린더렌즈를 이용한 난시유무 검사

단안의 구면렌즈 굴절력을 측정한 후 C−0.25D의 축을 90°, 180°, 45°, 135° 등의 임의의 방향으로 하여 가입한 후 각 방향을 교정렌즈 축으로 하는 난시가 존재하는지를 검사할 수 있다.

1 검사 방법

① 가입한 (−)원주렌즈 축과 크로스실린더렌즈의 축을 일치시켜 반전하면서 시표의 선명도를 비교한다.

② 가입한 (−)원주렌즈 축과 크로스실린더렌즈의 하얀색 점이 일치할 때가 빨강색 점과 일치할 때보다 더 선명하면 그 방향을 축으로 하는 난시가 존재하지 않는다. → 다음 방향으로 원주렌즈 축을 이동하여 검사를 실시한다.

③ 가입한 (−)원주렌즈 축과 크로스실린더렌즈의 빨강색 점이 일치할 때가 하얀색 점과 일치할 때보다 더 선명하면, 난시가 존재하며 그 방향을 축으로 하는 교정 원주렌즈가 필요함을 의미한다. → 난시를 교정한다.

(9) 크로스실린더렌즈를 이용한 구면렌즈 굴절력 확인검사

크로스실린더렌즈 0.50D와 격자시표(십자시표)를 이용하여 구면렌즈 굴절력의 교정상태를 확인할 수 있다. 크로스실린더렌즈 0.50D의 축을 수평 또는 수직으로 가입한다.

1 구면렌즈 굴절력이 정확할 때

크로스실린더렌즈 0.50D의 축을 수평 또는 수직으로 가입하면 최소착락원이 망막에 있어 원거리에 있는 격자시표(십자시표)를 주시했을 때 수평선과 수직선의 선명도가 동일하다.

2 구면렌즈 굴절력이 부정확할 때

크로스실린더렌즈 0.50D의 축을 수평 또는 수직으로 가입하면 최소착락원은 망막 위에 형성되지 않으므로 격자시표(십자시표)를 주시했을 때 전초선 또는 후초선이 망막 가까이에 위치하게 되어 격자시표(십자시표)의 수평선 또는 수직선 중 한 방향의 선만 선명하게 보인다. 그러므로 크로스실린더렌즈 0.50D의 축을 수평 또는 수직으로 위치시켜 원거리에 있는 격자시표(십자시표)를 주시했을 때 수평선과 수직선의 선명도에 따라 구면렌즈 굴절력의 교정 정도를 파악할 수 있다.

3 크로스실린더렌즈를 이용한 구면렌즈 굴절력 확인 방법

① 구면렌즈 굴절력을 측정한다.
② 원거리에 격자시표(십자시표)를 위치시킨다.
③ 피검사자의 눈앞에 크로스실린더렌즈의 축(−축 또는 +축)을 수평 또는 수직으로 가입하고 격자시표(십자시표)의 수직선과 수평선 중 어느 선이 선명한가를 묻는다.
④ 격자시표(십자시표)의 수평선과 수직선의 선명도가 같다고 대답하면 구면렌즈 굴절력이 정확한 상태이므로 검사를 종료하고(그림 5-68-1), 다르면 구면렌즈 굴절력이 부정확하므로 수정한다.

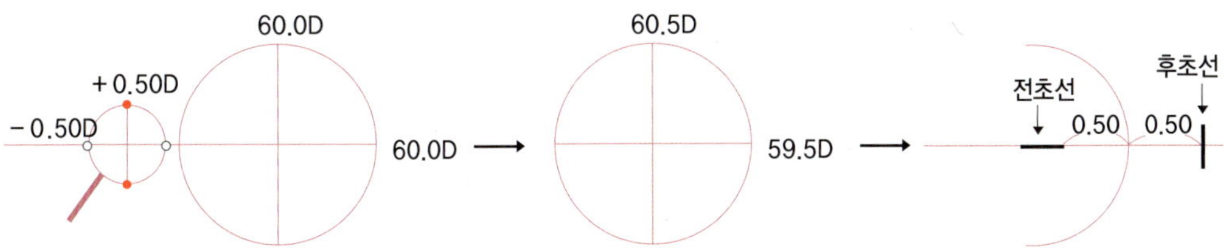

그림 5-68-1 완전교정된 눈에 크로스실린더렌즈 0.50D의 빨강색 점을 수직으로 가입

4 크로스실린더렌즈를 이용한 구면렌즈 굴절력 수정 방법

크로스실린더렌즈 0.50D의 빨강색 점(또는 하얀색 점)을 수직 또는 수평으로 가입하고 십자시표(격자시표)를 주시했을 때

① 눈이 근시상태(근시 저교정, 원시 과교정)일 때(그림 5-68-2)

㉠ 격자시표(십자시표)의 수평선과 수직선 중 피검사자의 후초선과 동일한 방향이 선명하다.

㉡ 크로스실린더렌즈를 그대로 위치시킨 상태에서 격자시표(십자시표)의 수평선과 수직선의 선명도가 동일하다고 할 때까지 구면렌즈를 (−)방향으로 0.25D씩 가입한다.

⇔ 근시안: 구면렌즈 굴절력 증가, 원시안: 구면렌즈 굴절력 감소

근시안에 크로스실린더렌즈의 빨강색 점을 수직으로 가입하면 후초선이 수직(그림 5-68-2A), 빨강색 점을 수평으로 가입하면 후초선이 수평으로 형성된다(그림 5-68-2B).

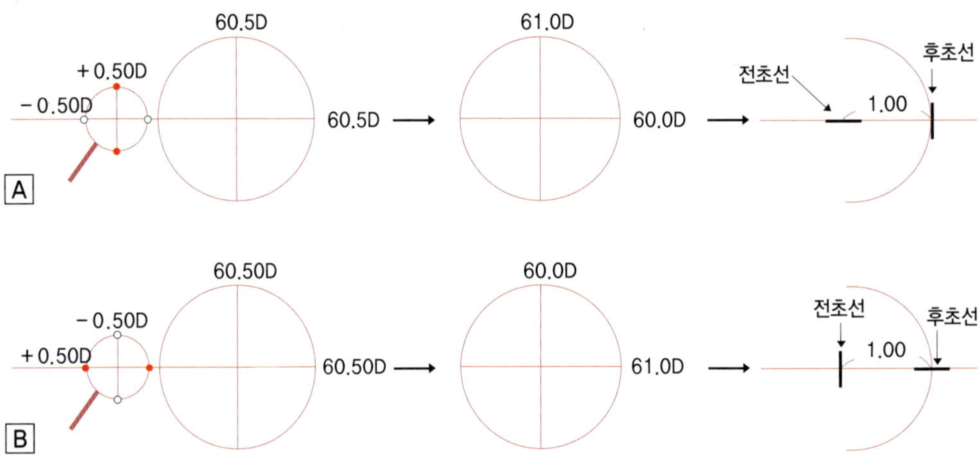

그림 5-68-2 단순 근시안에 크로스실린더렌즈 0.50D의 빨강색 점을 수직과 수평으로 가입

Ⓐ 단순 근시안에 크로스실린더렌즈 0.50D의 빨강색 점을 수직으로 가입, Ⓑ 단순 근시안에 크로스실린더렌즈 0.50D의 빨강색 점을 수평으로 가입

② 눈이 원시상태(근시 과교정, 원시 저교정)일 때(그림 5-68-3)

㉠ 격자시표(십자시표)의 수평선과 수직선 중 피검사자의 전초선과 동일한 방향이 선명하다.

㉡ 크로스실린더렌즈를 그대로 위치시킨 상태에서 격자시표(십자시표)의 수평선과 수직선의 선명도가 동일하다고 할 때까지 구면렌즈를 (+)방향으로 0.25D씩 가입한다.

⇔ 근시안: 구면렌즈 굴절력 감소, 원시안: 구면렌즈 굴절력 증가

㉢ 원시안에 크로스실린더렌즈의 빨강색 점을 수직으로 가입하면 전초선이 수평으로 (그림 5-68-3A), 빨강색 점을 수평을 가입하면 전초선이 수직으로 형성된다(그림 5-68-3B).

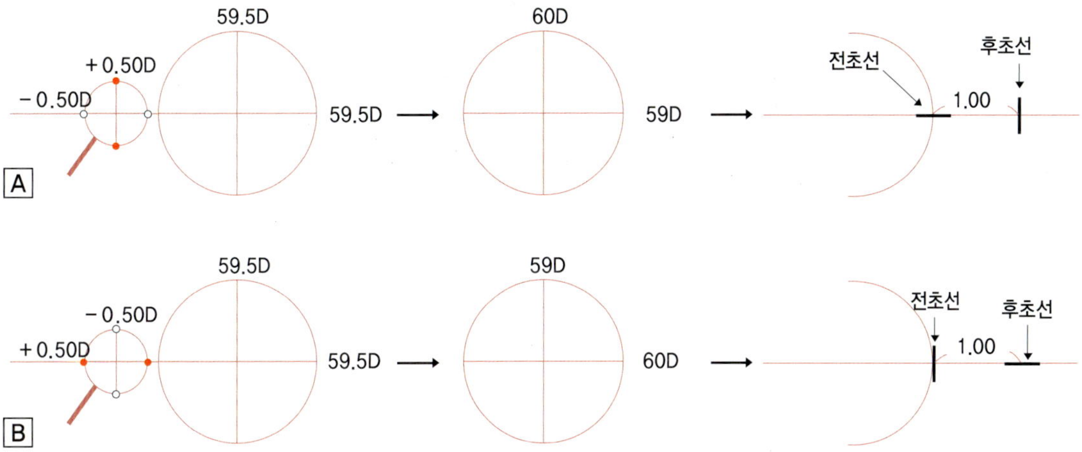

그림 5-68-3 단순원시안에 크로스실린더렌즈 0.50D의 빨강색 점을 수직과 수평으로 가입

Ⓐ 단순원시안에 크로스실린더렌즈 0.50D의 빨강색 점을 수직으로 가입, Ⓑ 단순원시안에 크로스실린더렌즈 0.50D의 빨강색 점을 수평으로 가입

12) 열공판(Stenopaic Disc)을 이용한 난시검사

열공판은 가림판에 길이가 1.5cm, 폭이 0.5~1.5mm 정도인 직선 구멍을 뚫어 놓은 형태로 열공판을 눈에 가입하면 열공선(slit)이 위치하는 경선에는 핀홀효과를 주지 않고 다른 경선에는 핀홀효과를 준다(그림 5-69). 이러한 원리로 열공판은 난시 교정렌즈 축 방향을 찾는 데 유용하게 사용된다. 난시안을 운무한 상태에서 열공판을 가입하여 회전하면서 시력을 측정하였을 때 난시 교정렌즈 축 방향과 열공판의 열공선이 일치할 때 시력이 가장 좋다. 즉, 열공선이 난시안의 약주경선과 일치하면 강주경선에는 가장 강한 핀홀효과를 주고, 약주경선에는 핀홀효과를 주지 않으므로 시력이 가장 좋게 나타난다.

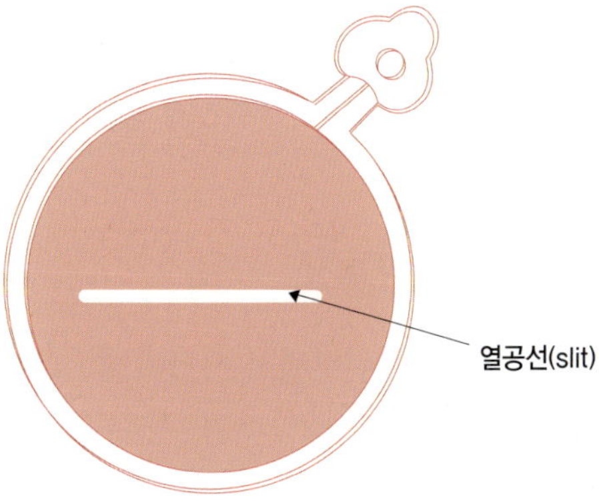

그림 5-69 열공판

(1) 열공판을 이용한 난시교정 원주렌즈 축 검사

① 난시안의 최대구면 굴절력을 측정한 상태에서 시작한다.

② 피검사자의 눈은 운무하여 열공판을 가입한 후 시력표를 주시하도록 한다.

③ 열공판을 회전하면서 피검사자에게 가장 시력이 좋은 상태를 말하도록 한다. 시력이 가장 좋을 때 열공선과 일치한 방향이 난시교정 원주렌즈 축 방향이며 약주경선 방향이다(그림 5-70).

	방사선시표 주시 시 선명한 시간	열공판 가입하여 회전 시 시력이 가장 좋을 때 열공선 방향	난시교정 (−)원주렌즈 축 방향
직난시	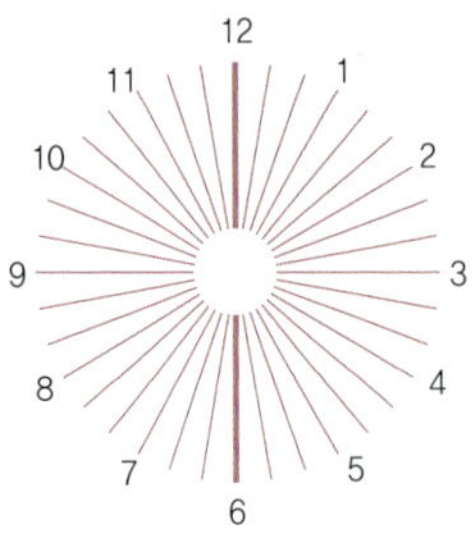	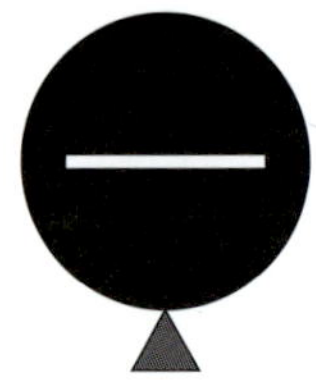	180° (1) 방사선시표 6시~12시 선명: 축 180° (2) 열공선방향 180°: 축 180°
도난시	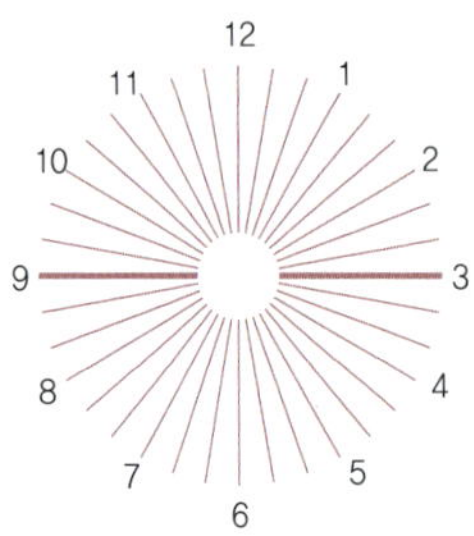	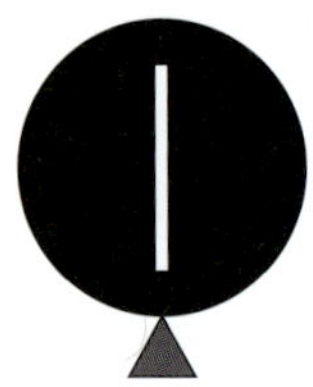	90° (1) 방사선시표 3시~9시 선명: 축 90° (2) 열공선방향 90°: 축 90°
사난시	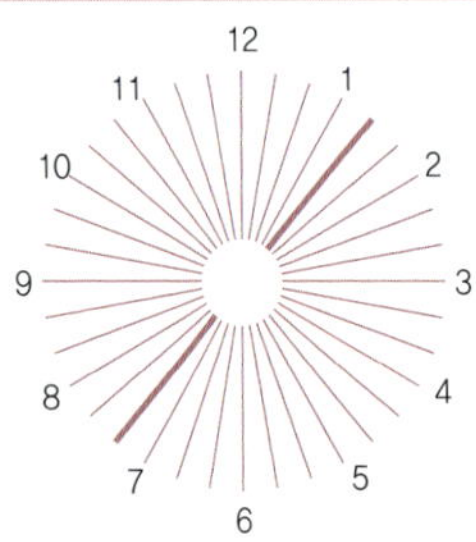	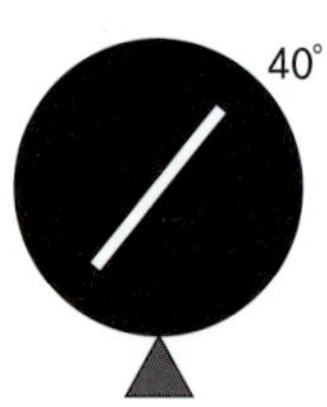	40° (1) 방사선시표 1시와 2시사이 선명: 축 40°(1시 가까운 선 선명) (2) 열공선방향 40°: 축 40°

그림 5-70 방사선시표와 열공판을 이용한 난시교정 원주렌즈 축 방향

(2) 열공판과 구면렌즈를 이용한 난시량 측정

운무상태에서 열공판을 가입하고 회전하면서 시력이 좋을 때 열공선 방향을 찾는다. 열공선이 수평에 위치했을 때 시력이 가장 좋았다면, 약주경선은 수평과 수직이다. 열공선을 수평과 수직에 각각 위치시키고 구면렌즈 굴절력을 찾는다.

① 열공선을 수평으로 위치시키고 구면렌즈를 (−)방향으로 서서히 증가시키면서 시력이 가장 좋을 때의 굴절력이 그 방향의 교정 굴절력이 된다.

(예) S−3.00D를 가입했을 때 가장 선명했다면 S−3.00D가 수평 경선 교정 굴절력이다.

② 열공선을 수직으로 위치시키고 구면렌즈를 (−)방향으로 서서히 증가시키면서 시력이 가장 좋을 때의 굴절력이 그 방향의 교정 굴절력이 된다.

(예) S−5.00D를 가입했을 때 가장 선명했다면 S−5.00D가 수직 경선 교정 굴절력이다.

③ 이 눈의 교정렌즈 굴절력은 S−3.00D, C−2.00D, Ax 180° 이다.

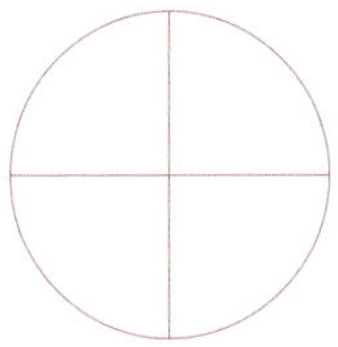

S−3.00D C−2.00D, Ax 180°

(3) 난시교정 확인

열공판을 피검사자의 눈에 가입하고 회전했을 때

1 난시 완전교정

열공선이 어느 방향으로 위치해도 시력 차이가 없다.

2 난시 미교정

- 열공판을 회전할 때 회전 방향에 따라 시표의 선명도가 다르다.
- 열공판을 회전하였을 때 가장 시표가 선명하게 보이는 위치에서의 열공선 방향이 난시의 교정렌즈 축 방향이 된다. 이럴 경우 잔류 난시를 교정하여야 한다.

13) 양안균형검사 Balancing Test

단안 자각적 굴절검사를 적절하게 실시하였더라도 비노안 피검사자에게는 최종 구면렌즈 굴절력을 결정하는 과정에서 조절이 발생할 가능성이 있으며 또한 좌안을 검사할 때와 우안을 검사할 때 발생한 조절량이 다를 수 있다. 이와 같이 좌안과 우안의 조절량이 다를 경우 양안시의 조절 불균형으로 인해 눈에 피로감을 줄 수 있다. 따라서 양안균형검사는 양안시를 하는 동안 양안의 조절불균형으로 인한 안정피로를 최소화하기 위해 두 눈의 조절균형상태를 확인하고 조정하는 검사이다. 양안균형검사는 단안의 최대 교정시력이 거의 같을 때 적절하게 실시될 수 있으며 한쪽 눈이 약시일 때는 실시하지 못한다.

(1) 양안 운무법

양안 운무법에 의한 양안균형 검사는 운무 후 단안시력을 비교하는 방법이다.

1 검사 방법

① 왼쪽 눈과 오른쪽 눈의 자각적 굴절검사를 마친 상태에서 시작한다.
② 조절이완을 위해 양안에 각각 +0.50D~+0.75D의 구면렌즈를 가입하여 운무한다.
③ 피검사자의 최고시력보다 1~2단계 큰 시표를 주시하도록 한다.
④ 피검사자가 시표를 주시하고 있는 동안 눈을 교대로 가리면서 두 눈의 시력을 비교한다.
⑤ 두 눈의 시력이 동일하다면 두 눈의 조절균형이 정확하므로 구면렌즈 조정은 필요하지 않다.
⑥ 두 눈의 시력에 차이가 있다면 어느 눈의 시력이 더 좋은지 확인하고, 시력이 더 좋은 눈앞에 +0.25D 단계씩 구면렌즈를 가입하여 시력이 좋지 않은 눈과 시력이 같아지도록 한다.
⑦ 구면렌즈 조정과정에서 두 눈의 시력을 동일하게 할 수 없을 경우에는 우세안의 시력이 좋은 상태에서 검사를 종료한다.
⑧ 양안을 개방한 상태에서 양안균형검사를 하기 위해 가입했던 구면렌즈를 양안 동시에 (−)방향으로 0.25D씩 감소하면서 처음으로 양안최고시력일 때의 구면렌즈를 찾는다. 또는 양안으로 적록검사를 실시하여 적색과 녹색바탕의 글씨가 처음으로 고루 선명할 때의 구면렌즈를 찾는다. 구면렌즈 굴절력(S)은 단안검사보다 (+)방향으로 0.25D~1.00D 정도 조정될 수 있다.

(2) 프리즘을 이용한 양안균형검사(프리즘 분리법)(그림 5-71)

수직 방향의 프리즘을 이용하여 한 줄 시표를 위, 아래 두 줄로 분리시킨 후, 양안을 개방한 상태에서 양안으로 위, 아래 시표를 주시하도록 하여 양안조절균형상태를 확인한다. 이 검사는 피검사자가 양안시가 가능해야 하며 만약에 심한 중심억제를 가지고 있다면 검사가 불가능하다.

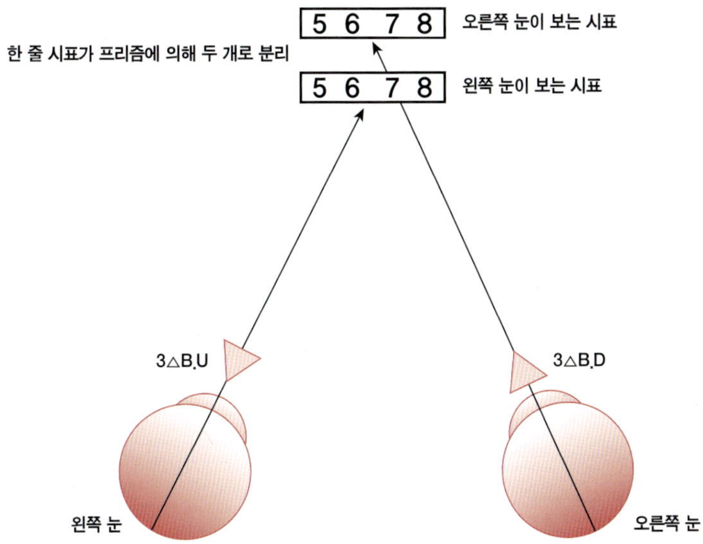

그림 5-71 프리즘을 이용한 양안균형검사

Ⅰ 검사 방법

① 오른쪽 눈과 왼쪽 눈의 자각적 굴절검사를 마친 상태에서 시작한다.

② 투영식 시력표에서 20/40(0.5)에 해당하는 한 줄 시표를 투영한다.

③ 조절이완을 위해 양안에 각각 +0.50D~+0.75D의 구면렌즈를 가입하여 운무한다.

④ 약 6△ 정도의 수직 방향 프리즘을 가입한다. 한 쪽 눈앞에 3△B.U을 가입하면 다른 한 쪽 눈에는 3△B.D를 가입한다(그림 5-71).

⑤ 시표가 두 개로 분리되어 보이는지 확인한다.

- 두 개로 분리되어 보이지 않는다면, 한 쪽 눈이 차폐되어 있는지 확인한다.
- 두 눈이 개방되어 있다면 한쪽 눈을 교대로 가리면서 오른쪽 눈과 왼쪽 눈이 보고 있는 시표의 위치를 확인한다.
- 한쪽 눈으로 보았을 때는 서로 다른 위치에 시표가 있지만 두 눈으로 보았을 때는 하나로 보인다면, 시표가 두 개로 보일 때까지 각 눈앞에 가입한 프리즘의 굴절력을 최대 8△까지 증가한다. 만약에 프리즘을 증가하여도 복시가 나타나지 않는다면 검사를 중지한다.

⑥ 시표가 두 개로 보인다면 흐려 보이는지 묻는다. 시표가 흐려 보이지만 읽을 수 있어야 한다.

- 시표를 읽을 수 없다면 시표를 읽을 수 있을 때까지 각 눈앞에 가입한 (+)구면렌즈 굴절력을 감소한다.

- 시표가 선명하게 보인다면, 시표가 흐려 보일 때까지 두 눈앞에 (+)구면렌즈를 0.25D 단계로 가입한다. 잠복 원시와 같은 굴절상태의 눈은 상당한 양의 (+)구면렌즈를 가입하여야 시표가 흐려 보일 것이다.

⑦ 위, 아래 시표 중 어느 시표가 선명하게 보이는지 묻는다.

⑧ 위, 아래 시표가 동일하게 흐려질 때까지 더 선명하게 보이는 눈앞에 (+)구면렌즈를 +0.25D 단계씩 가입한다. 흐려진 상태에서 두 개의 시표를 읽을 수 있어야 한다.

⑨ 위, 아래에 있는 시표의 흐리게 보이는 정도를 정확하게 일치시킬 수 없다면, 우세안의 선명도가 좋은 상태에서 검사를 종료한다.

⑩ 프리즘을 제거한 후 양안을 개방한 상태에서 양안균형검사를 하기 위해 가입했던 구면렌즈를 양안 동시에 (−)방향으로 0.25D씩 감소하면서 처음으로 양안최고시력일 때의 구면렌즈를 찾는다. 또는 양안으로 적록검사를 실시하여 적색과 녹색바탕의 글씨가 처음으로 고루 선명해 보일 때의 구면렌즈를 찾는다. 구면렌즈 굴절력(S)은 단안검사에서보다 (+)방향으로 0.25D~1.00D 정도 조정될 수 있다.

(3) 편광렌즈를 이용한 양안균형검사(그림 5-72)

좌안과 우안에 편광축이 90° 반대 방향으로 된 편광렌즈를 가입하고, 양안을 개방한 상태에서 두 줄의 편광시표를 양안 동시에 주시하도록 하여 양안조절균형상태를 확인하는 검사이다.

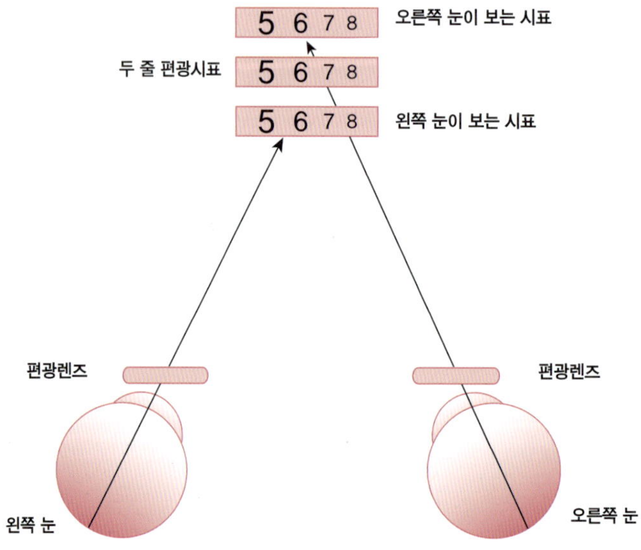

그림 5-72 편광필터를 이용한 양안균형검사

Ⅰ 검사 방법

① 단안 자각적 굴절검사를 마친 상태에서 시작한다.

② 양안에 편광축이 서로 직각(45°와 135°)을 이루고 있는 편광렌즈를 가입한다.

③ 조절이완을 위해 양안에 각각 +0.50D~+0.75D의 구면렌즈를 가입하여 운무한다.

④ 편광 방향이 45°와 135°로 된 같은 모양과 크기의 두 줄 시표를 투영하고 피검사자에게 양안으로 시표를 주시하게 한다.

- 편광축이 45°인 편광렌즈가 가입된 눈에는 두 줄 시표 중 편광 방향이 45°인 시표가 보이고, 편광축이 135°인 편광렌즈가 가입된 눈은 편광 방향이 135°인 시표가 보인다.

⑤ 좌안과 우안을 가리면서 어느 눈이 어느 시표를 보고 있는지 확인한다.

⑥ 두 줄의 시표 중 어느 시표가 더 잘 보이는지를 확인하고 더 잘 보이는 눈앞에 (+) 구면렌즈를 +0.25D 단계씩 가입한다.

⑦ 두 줄의 시표가 동일하게 흐려졌을 때 균형상태에 도달한 것이다. 흐려진 상태에서 두 개의 시표를 읽을 수 있어야 한다.

⑧ 두 줄 시표의 흐리게 보이는 정도를 정확하게 일치시킬 수 없다면, 우세안의 선명도가 좋은 상태에서 검사를 종료한다.

⑨ 편광렌즈를 제거한 후 양안을 개방한 상태에서 양안균형검사를 하기 위해 가입했넌 구면렌즈를 양안 동시에 (−)방향으로 0.25D씩 감소하면서 처음으로 양안최고시력일 때의 구면렌즈를 찾는다. 또는 양안으로 적록검사를 실시하여 적색과 녹색바탕의 글씨가 처음으로 고루 선명할 때의 구면렌즈를 찾는다. 구면렌즈 굴절력(S)은 단안검사보다 (+)방향으로 0.25D~1.00D 정도 조정될 수 있다.

14) 착용검사(적응검사) Working Test

착용검사는 자각적 굴절검사에 의해 측정된 교정 굴절력을 시험테에 가입하여 걷거나 계단을 오르내리거나 하여 위화감이 있는지의 여부를 확인하여 조제가공하기 위한 최종 처방값을 결정하는 검사이다.

- 위화감이 있다면 피검사자에 맞게 조정한다.
- 미세한 굴절이상도가 측정되었을지라도 피검사자가 일상생활에서 불편을 느끼지 않는다면 안경을 권할 필요가 없으므로 착용검사에서 안경 착용 여부를 결정한다.

(1) 안경착용 대상자에 따른 착용검사에서 조정방법

① 어린이는 완전교정한다. 어린이의 경우 적응력이 뛰어나기 때문에 난시량이 많을 경우 완전교정하여도 위화감이 적다.

② 안경을 처음 착용하는 어른의 경우 근시는 약간 저교정하고, 비노인성 원시의 경우 안정피로를 느낄 때는 완전교정을, 안정피로를 느끼지 않을 때는 약간 저교정한다.

③ 노인성 원시는 (+)안경을 착용하면 망막상을 확대시키기 때문에 노화로 인한 시력 저하에 도움이 되므로 완전교정한다.

④ 약도의 난시는 교정 후 시력이 향상되거나 편안함을 느끼면 교정한다.

⑤ 처음 안경을 착용하는 사난시는 적응이 어려우므로 부적응을 호소할 경우, 축 방향 또는 난시량을 조금씩 조정한다. 단, 난시량을 감소할 경우 구면대등값으로 조정한다.

⑥ 안경을 착용하던 사람은 이전 안경의 처방과 S±1.00D, C±0.50D 이상 차이를 두지 않는다.

근용안경 처방을 위한 가입도 검사

Addition Test for Near Distance

6 CHAPTER

I. 노안

Presbyopia

1 정의

노안(presbyopia)은 연령이 증가함에 따라 조절을 담당하고 있는 수정체의 기능이 약해져서 근거리 물체를 명확하게 볼 수 없게 된 상태의 눈으로, 굴절이상이 아닌 조절이상으로 분류한다. 노안의 발생 시기는 약 40~45세 전후로 예상하지만 개인의 성향과 직업, 눈의 사용 정도에 따라 다를 수 있다. 원거리 시력이 정상인 정시나 원거리 완전교정안경을 착용한 비정시가 근거리 작업 시에 불편한 증상을 호소하면 임상적으로 노안으로 분류한다.

2 발생원인

1) 나이에 따른 수정체의 기능 감소

수정체의 지속적인 성장과 수정체낭의 탄력성 감소는 수정체와 모양체근의 관계에서 변화를 가져와 조절을 점진적으로 감소하게 만든다.

2) 질환에 따른 조절력 감소

두 눈의 조절력 감소가 너무 이르게 나타나거나 손실의 정도가 크면 전신질환과의 관계를 의심해야 한다.

3) 약물

특정 약물과 화학물은 수정체의 신진대사를 방해하거나 모양체근 손상을 가져와 일시적 또는 지속적인 조절력 감소를 가져와 노안에 이르게 한다.

3 노안의 증상 및 징후

1) 증상

① 근거리 시력 감소

② 근거리 작업 후 원거리를 주시할 때 한동안 흐리게 보인다.

- 이는 노안 초기에 조절이완 능력이 감소되어 나타나는 현상이다.

③ 안 긴장의 호소

- 노안을 교정하지 않은 상태에서 지속적인 근거리 작업 시 눈이 끌어당기거나 잡아당기는 느낌을 호소하게 된다.

④ 안통과 두통

- 노안을 교정하지 않은 상태에서 근거리 작업 시 눈 내부, 주위 또는 눈 뒤의 통증을 호소한다.

⑤ 복시

2) 징후

① 조절력 감소

② 굴절상태 변화

- 원시량 증가
- 65세 이후에 일시적으로 근시가 증가하는 경향이 나타난다. 이것은 '제2의 시력'으로 불리는 수정체 핵의 굴절률 증가로 인한 결과로 백내장 초기에 나타나는 증상이다.
- 도난시 증가

③ 조절과 폭주의 불균형

- 임상적으로 노안에서의 AC/A비는 의미가 없다.

II. 조절력과 명시역

조절은 근거리 물체를 주시할 때 수정체가 볼록해지면서 눈의 굴절력이 증가되는 현상이다. 그런데 나이가 들면서 수정체낭의 탄력성이 감소하고 수정체가 딱딱해지고 모양소대는 느슨해지는 등의 생리적 변화로 인해 굴절력을 증가시키는 조절의 능력이 저하된다. 이러한 조절력의 감소는 조절을 통해서 볼 수 있는 명시역(조절역) 감소와 근거리 시력의 저하로 인한 근거리 작업의 불편함을 초래한다.

1 조절력

수정체가 최대로 굴절력을 증가시킬 수 있는 능력으로 '디옵터(Diopter)'로 표시한다.

2 조절근점

수정체가 최대로 조절했을 때(최대동적굴절상태) 명시할 수 있는 외계의 한 점

원점(far point): 수정체가 조절휴지상태에서 가장 멀리 볼 수 있는(망막에 상이 형성되는) 외계의 한 점

3 조절범위(조절역, range of accommodation): 명시역

① 원점과 근점 사이의 공간(조절에 의해 명시가 가능한 공간)

② 명시역의 위치는 교정 전과 후가 다르다.

- 정시: 조절력이 클수록 명시역이 넓다(그림 6-1-1).
- 근시: 교정 전보다 교정 후 명시역이 눈에서 멀어진다(그림 6-1-2).
- 원시: 교정 전보다 교정 후 명시역이 눈에서 가까워진다(그림 6-1-3).

③ 명시역(조절범위)은 단초점 안경을 착용했을 때와 다초점 안경을 착용했을 때 다르다.

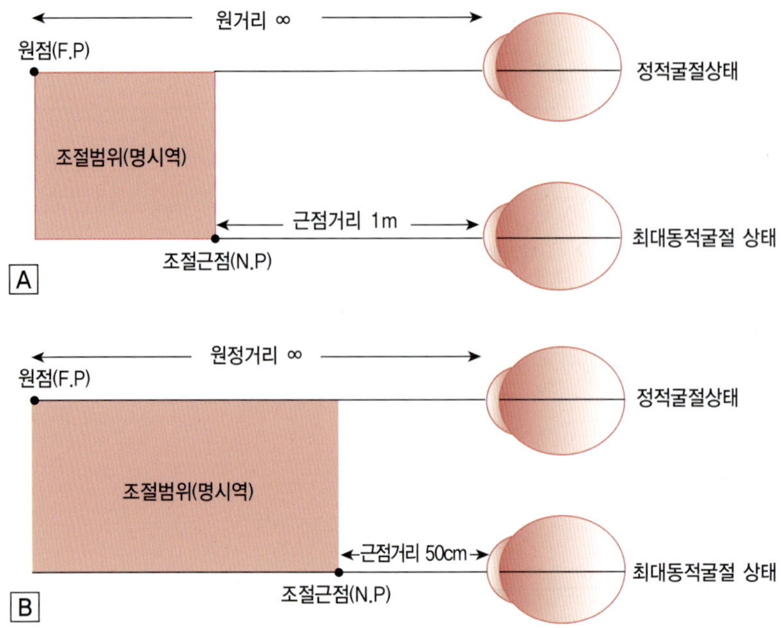

그림 6-1-1 정시안의 조절근점에 따른 명시역

Ⓐ 조절력이 1.00D인 정시안의 명시역: ∞ ~ 눈 앞 1m

Ⓑ 조절력이 2.00D인 정시안의 명시역: ∞ ~ 눈 앞 50cm

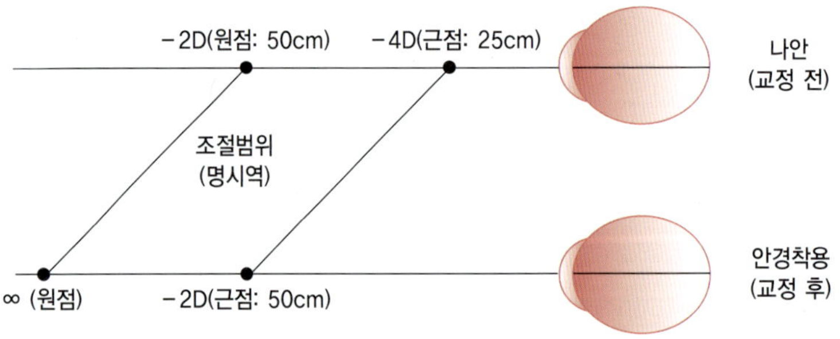

그림 6-1-2 조절력 2D인 62D 근시안의 교정 전과 후의 명시역

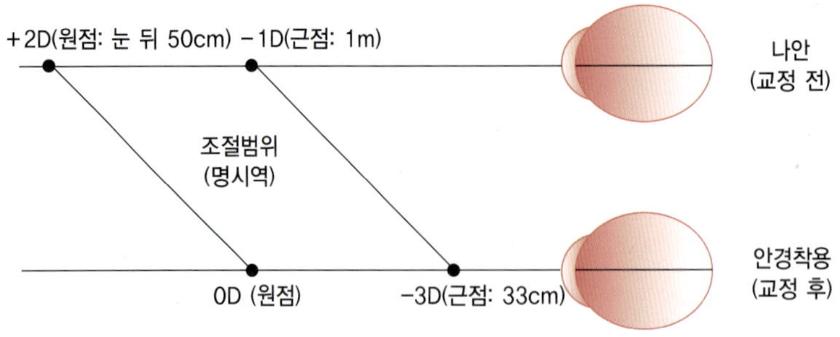

그림 6-1-3 조절력 3D인 58D 원시안의 교정 전과 후의 명시역

III. 가입도

Addition

1 정의

가입도는 굴절력의 부족으로 인해 근거리 작업 시 어려움을 느낄 때 부족한 굴절력을 보충해 주는 것으로 (+)구면렌즈를 활용한다(표 6-1).

표 6-1. 나이에 따른 예상 가입도

이용공식(x: 나이)	나이	가입도(Add, D)
Add=(x−30)/10	40	1
	45	1.5
	50	2
Add=4x/100	55	2.25
	60	2.5
	65	2.5
	70	2.75
	75	3
Add=3D	80	3

2 노안과 가입도

노안은 근거리를 주시할 때 조절을 담당하는 수정체의 기능이 약해져서, 근거리 작업에 필요한 만큼의 굴절력을 증가시키지 못해 근거리 시생활에 불편함을 느낀다. 노안의 선명하고 편안한 근거리 시생활에 적합하도록 굴절력을 보충해 주는 것이 가입도이며, 항상 (+)구면 굴절력을 갖는다. 가입도의 자각적 검사 방법에는 조절력을 토대로 한 방법, 크로스실린더렌즈법, 적록검사법, 상대조절력 이용법이 있고, 타각적 검사 방법에는 동적검영법이 있다.

3 가입도의 종류

1) 이론가입도(잠정가입도)

- 조절력을 모두 사용하여 근거리 작업을 하도록 하는 가입도이다.

2) 실제가입도(조제가공가입도)

- 조절력을 남긴 상태에서 근거리 작업을 하도록 하는 가입도이다.
- 실제가입도는 이론가입도보다 크다(조절력이 남아 있는 노안의 경우).
- '조제가공 가입도' 또는 'Final 가입도' 라고도 한다.

4 가입도 측정 Addition Test

1) 조절력 이용

조절력을 토대로 한 가입도 검사는 피검사자가 근거리 작업을 편안하게 할 수 있도록 피검사자의 조절력의 1/2~1/3 정도를 남기고 가입도를 결정하는 방법이다. 이 방법에서는 피검사자의 작업거리를 정확하게 측정하는 것이 가장 중요하다.

(1) 검사 방법

① 피검사자의 작업거리에 적합한 조절력 측정한다(push-up 방법, 렌즈부가법)

② 이론가입도

조절력을 모두 사용하도록 가입도를 결정한다.

③ 실제가입도

유용조절력을 활용하여 가입도를 결정한다.

유용조절력은 실제 사용할 수 있는 조절력이다.

(예) 조절력을 토대로 한 가입도 검사

작업거리가 25cm, 조절력이 2.00D일 때 이론가입도와 유용조절력을 이용한 실제가입도는 얼마인가?
(유용조절력: 조절력의 1/2)

(1) 이론가입도: 2D

작업거리 25cm 주시 시 조절력 4D 필요
피검사자의 조절력 2D를 모두 사용한 가입도 = 4D - 2D = 2D

(2) 실제가입도: 3D

작업거리 25cm 주시 시 조절력 4D 필요
피검사자의 조절력 2D 중 1/2인 1D 사용, 실제가입도 = 4D - 1D = 3D

2) 크로스실린더렌즈를 이용한 가입도 측정: 격자시표, Cr.c ± 0.50D

크로스실린더렌즈를 이용한 가입도 검사는 완전교정한 눈에 크로스실린더렌즈를 가입하여 최소착락원이 망막중심와에 오는 양주경선 균형상태의 혼합 난시 상태에서 측정한다. 근거리를 주시할 때 최대조절력을 사용하여도 최소착락원이 망막 뒤에 위치하는 노안의 경우, 전초선이 후초선보다 망막에 가깝게 위치하게 된다. 따라서 노안 앞에 크로스실린더렌즈의 축을 수평 또는 수직으로 위치시키고 근거리에 놓여 있는 격자시표를 주시했을 때 피검사자의 전초선과 동일한 방향이 선명하면 가입도가 필요한 노안이라고 판정한다.

3) 크로스실린더렌즈를 이용한 가입도 검사 방법

① 원용굴절이상도를 완전교정한 상태에서 실시한다.

② 피검사자가 주로 보는 작업거리에 격자시표를 위치시킨다(그림 6-2).

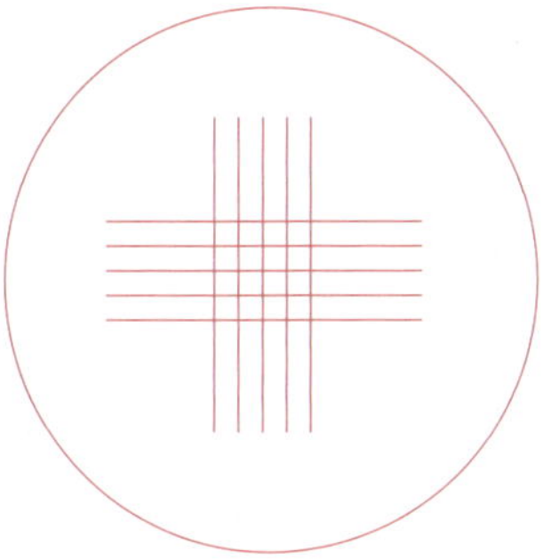

그림 6-2 격자시표

③ 시표에 조명을 비춘다. 피검사자의 눈에 조명이 비추일 경우 동공의 크기가 감소하여 핀홀효과로 인한 초점심도가 증가하여 정확한 가입도를 측정할 수 없으므로 조명이 눈에 비추지 않도록 주의한다.

④ 피검사자에게 시표를 주시하도록 한다.

- 처음에 시표를 선명하게 볼 수 없으면 선명하게 볼 수 있을 때까지 (+)구면렌즈를 가입한다.
- 시표가 선명하게 보이는데 수평선과 수직선의 선명도가 다르다면 난시량이 정확하게 교정되지 않은 상태이므로 두 눈에서 격자시표의 수평선과 수직선의 선명도가 같아질 때까지 원주렌즈 굴절력을 조정한다.

⑤ 눈앞에 크로스실린더렌즈 0.50D의 −축(빨강색 점)이 수직 방향에 오도록 위치시킨다.
※ 크로스실린더렌즈의 +축(하얀색 점)을 수직 방향에 위치시킬 수도 있다.

⑥ 피검사자에게 격자시표의 수평선과 수직선 중 어느 선이 더 선명하거나 혹은 두 선의 선명도가 동일한지를 묻는다.

- 두 선의 선명도가 동일하다 → 근거리 시표를 판독할 수 있는 조절능력이 있다.
→ 가입도 불필요
- 수평선(전초선과 동일한 방향)이 선명하게 보인다 → 노안 → 가입도 필요 → 가입도 측정(그림 6-3A).

⑦ 수평선(전초선과 동일한 방향)이 더 선명하다고 대답할 경우 수평선과 수직선의 선명도가 동일할 때까지 (+)구면렌즈를 0.25D씩 증가한다. 이때 원용굴절력에 추가 가입한 (+)구면렌즈 굴절력이 이론가입도(잠정가입도)이다(그림 6-3B).

⑧ 수직선(후초선과 동일한 방향)이 처음으로 선명할 때까지 (+)구면렌즈를 가입한다. 이때 원용교정 굴절력에 추가 가입한 (+)구면렌즈 굴절력이 실제가입도이다(그림 6-3C).

크로스실린더렌즈와 격자시표를 이용한 조절력검사

조절력=[1/시표거리(m)]-[격자시표의 수직선과 수평선의 선명도가 동일할 때까지 원용교정 굴절력에 추가 가입된 구면렌즈 굴절력]

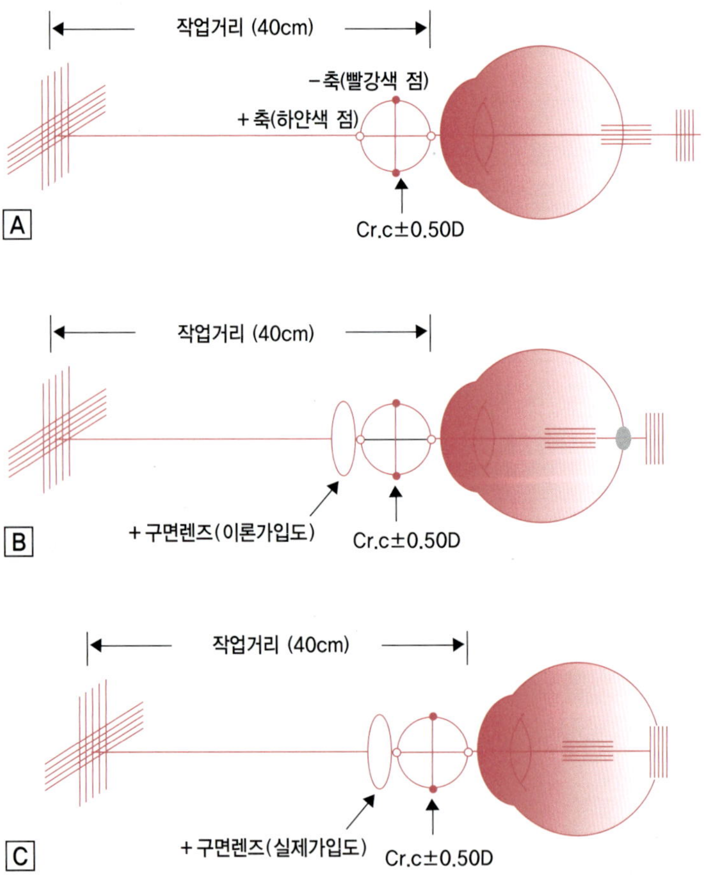

그림 6-3 **크로스실린더렌즈와 격자시표를 이용한 가입도검사**

Ⓐ 노안에 Cr.c±0.50D의 -축(빨강색 점)을 수직 방향으로 위치(전초선 선명), Ⓑ 전초선과 후초선의 선명도가 동일할 때까지 (+)구면렌즈 가입(이론가입도), Ⓒ 후초선이 선명할 때까지 (+)구면렌즈 가입(실제가입도)

4) 적록시표를 이용한 가입도검사

적록시표를 이용한 가입도검사는 색수차를 이용한 방법이다. 노안은 근거리 작업 시 굴절력이 부족하므로 근거리 적록시표를 주시했을 때 녹색의 상이 망막중심와 가까이 형성된다. 즉, 근거리에 있는 적록시표를 주시할 때 녹색바탕의 시표가 적색바탕의 시표보다 더 선명하면 노안이라고 판정한다.

(1) 적록시표를 이용한 가입도 검사 방법

① 원용굴절이상도를 완전교정한 상태에서 시작한다.

② 피검사자가 주로 보는 작업거리에 근거리 적록시표를 위치시킨다.

③ 녹색의 시표가 더 선명하게 보이면 적색과 녹색 바탕의 시표의 선명도가 동일할 때까지 피검사자의 두 눈앞에 (+)구면렌즈를 0.25D씩 가입한다. 이때 추가로 가입한 (+)구면렌즈 굴절력이 이론가입도(잠정가입도)이다.

④ 적색바탕의 시표가 녹색바탕의 시표보다 처음으로 더 선명해 보일 때까지 추가 가입한 (+)구면렌즈 굴절력이 실제가입도이다.

5) 상대조절력을 이용한 가입도검사

근거리 작업거리에 시표를 위치시키고 (−)렌즈와 (+)렌즈를 이용하여 상대조절력을 측정한다.

① 양성상대조절력: 시표가 선명하게 보이면 처음으로 흐려 보일 때까지 (−)렌즈를 가입한다.

② 음성상대조절력: 시표가 흐려 보이면 처음으로 선명하게 보일 때까지 (+)렌즈를 가입한다.

$$\text{가입도} = \frac{\text{양성상대조절력} + \text{음성상대조절력}}{2}$$

(예) 원용교정안경 OU: S−3.00D, C−1.50O, Ax 180° 이고, 근거리 작업거리에서 양성상대조절력 −0.50D, 음성상대조절력 +2.50D일 때 가입도와 근용안경 굴절력은 얼마인가?

① 가입도=[(−0.50D)+2.50D] / 2=1.00D

② 근용안경 굴절력=원용교정안경 굴절력 + 가입도이므로

(S−3.00D, C−1.50O, Ax 180°)+(S+1.00D)=**S−2.00D, C−1.50O, Ax 180°**

---

6) 동적검영법(M.E.M)을 이용한 가입도 검사

(1) 이론가입도(잠정가입도): 자신의 조절력을 대부분 사용한 상태의 가입도

① 근거리에서 검영기를 들고 검영기에 부착되어 있는 시표를 보도록 한다(그림 6-4).

② 발산광선으로 검영하였을 때 동행이면 근점이 검영기 뒤에 있고, 역행이면 근점이 검영기 앞에 있다. 동행이면 가입도 처방이 필요한 노안이다.

③ 이론가입도는 동행이 나타나는 상태에서 처음 중화가 나타날 때까지 (+)구면렌즈를 가입한다. 이때 중화점이 저중화점이고, 저중화점까지 원용교정 굴절력에 추가 가입한 구면렌즈 굴절력이 이론가입도이다.

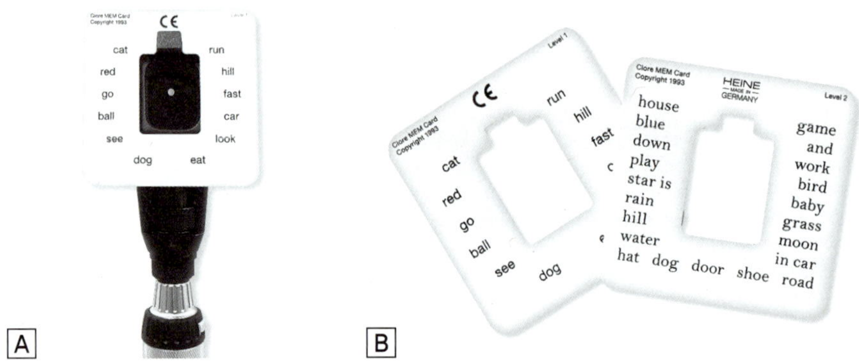

그림 6-4 근거리 동적검영법
Ⓐ 근거리 시표 부착한 검영기, Ⓑ 근거리 동적검영법에 사용하는 시표

(2) 실제가입도: 자신의 조절력을 어느 정도 남긴 상태의 가입도

① 원용교정 굴절력에 근거리 작업거리에 필요한 굴절력만큼 (+)구면렌즈를 가입한 상태에서 시작한다. 피검사자의 눈을 운무하면 조절 안정상태에서 검사를 할 수 있다.

② 발산광선으로 검영했을 때 역행이 나타나고 검사렌즈를 (−)방향으로 가입하면서 중화점을 찾는다. 이때 중화점을 고중화점이라고 한다.

③ 실제가입도는 역행 상태에서 고중화점을 찾았을 때까지 원용교정 굴절력에 추가 가입한 구면렌즈 굴절력이다.

5 최종 가입도 결정

가입도를 측정한 후 최종 가입도를 결정하기 위해서는 다음과 같은 사항을 고려해야 한다.

① 실생활에서 사용하는 근거리 작업거리를 확인해야 한다.

② 근거리 작업의 특성을 고려해야 한다. 근거리 작업을 지속적으로 많이 하는 세공사, 교정사 등은 근거리에서 아주 선명한 시력을 필요로 하기 때문에 근거리 작업거리

와 시력을 정확하게 측정해야 한다.

③ 육체적 특성을 고려해야 한다. 일반적으로 팔이 긴 사람은 가입도량이 적고, 팔이 짧은 사람은 가입도량이 상대적으로 많다.

④ 근거리 작업할 때의 조명을 고려해야 한다. 근거리 작업에서 조명은 시력에 큰 영향을 미친다. 조명이 높으면 동공축소로 인한 초점심도의 증가와 시표의 contrast 증가로 인해 근거리 시작업의 효율성을 높여 준다.

⑤ 가입도의 변화량은 기존의 가입도와 비교하여 0.50D 이하로 변화시킨다. 가입도가 낮을수록 근용안경을 착용하고 볼 수 있는 명시역이 넓고, 높을수록 명시역이 좁아진다.

⑥ 가입도를 측정한 지점에서 시표를 앞, 뒤로 이동하면서 가입도 교정 정도를 확인한다.

- 적정가입도: 시표를 앞, 뒤로 이동할 때 선명도가 비슷하다.
- 가입도 과교정: 시표가 주시거리를 짧게 할수록 더 선명하다.
- 가입도 저교정: 시표가 주시거리를 길게 할수록 더 선명하다.

⑦ 명시역을 확인하다.

6 가입도 특성 및 측정 시 주의사항

① 가능한 한 가입도는 낮게 처방한다. 가입도가 낮을수록 명시역이 넓다.

② 가입도는 0.75D 이하로 처방하는 것은 드물다.

③ 가입도가 낮을 때(약 1.00D) 노안을 교정하는 것이 바람직하다.

④ 조절력이 남아 있는 경우 가입도의 크기는 근거리 작업거리 vergence 이하이다.

⑤ 노안에서 폭주 문제점이 있을 경우, 증상이 완화되도록 가입도를 조정할 수 있다.

- 폭주과다: 가입도를 과교정한다.
- 폭주부족: 가입도를 저교정한다.

IV. 근용안경 굴절력

- 근용안경 굴절력은 원용교정 굴절력검사를 종료한 후 노안으로 판정되었을 경우, 가입도 검사를 하여 근용안경 굴절력을 산출한다(그림 6-5).
- 근용안경 굴절력은 원용교정 굴절력에 가입도를 더한(plus) 굴절력이다. 이때 원주렌즈 굴절력은 원용과 동일하다(그림 6-6).
- 원용과 근용안경의 S.C 표기 방법은 동일하게 한다.

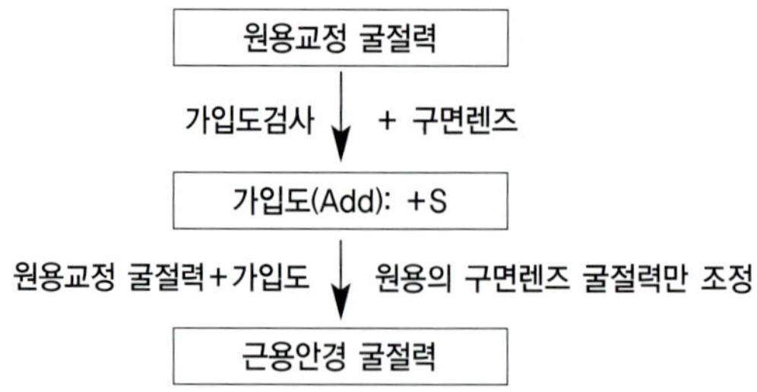

그림 6-5 근용안경 굴절검사 flow

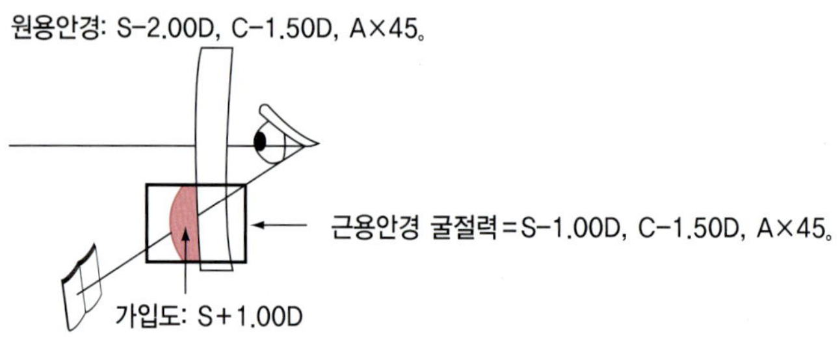

그림 6-6 근용안경 굴절력

(예) 크로스실린더렌즈를 이용한 가입도와 근용안경 굴절력

50세 피검사자의 원용교정 굴절력을 포롭터를 이용하여 측정한 결과 S-4.00D, C-1.00D, Ax 45° 였다. 근용가입도를 측정하기 위해 격자시표를 눈앞 40cm에 위치시키고, 크로스실린더렌즈 0.50D의 빨강색 점을 90° 로 가입하였다. 피검사자가 격자시표를 주시하였더니 수평선이 선명하였고, 포롭터의 구면렌즈 굴절력이 S-3.00D일 때 격자시표의 수평선과 수직선의 선명도가 동일하였고, 포롭터의 구면 굴절력이 S-2.50D일 때 수직선이 처음으로 선명하다고 대답하였다.

(1) 이론가입도(잠정가입도)는 얼마인가?

S+1.00D ⇔ 포롭터의 구면렌즈가 S-4.00D에서 S-3.00D로 변화했을 때, 격자시표의 수평선과 수직선의 선명도가 같았다.

(2) 실제가입도는 얼마인가?

S+1.50D ⇔ 포롭터의 구면렌즈가 S-4.00D에서 S-2.50D로 변화했을 때, 격자시표의 수직선이 처음으로 수평선보다 선명하였다.

(3) 실제가입도를 사용한 근용안경 굴절력은 얼마인가?

S-2.50D, C-1.00D, A x 45° ⇔ 근용안경 굴절력=원용교정 굴절력+실제가입도

V. 이중초점안경의 불명시역: 선명시역의 갭(gap)

노안이 이중초점안경을 착용했을 경우 중간 영역이 안 보이는 경우가 있는데, 이것을 '이중초점안경의 불명시역' 이라고 한다. 불명시역을 없애기 위해서는 삼중초점이나 누진다초점 안경 또는 단초점안경(원용 및 근용 안경을 각각 사용)을 착용하여야 한다. 이와 같은 현상은 조절력이 1.50D 이하로 떨어지는 60대 후반에 발생한다. 근용부의 명시역은 원용부 명시역에 가입도를 더하면 된다.

즉, 근용부의 명시역은 원용부 명시역에서 가입도 크기 만큼 눈앞으로 이동한다.

1 원용굴절이상도가 완전하게 교정된 경우

① 원용부 → 원점: ∞, 근점: 최대조절력

② 근용부 → 원점: 가입도, 근점: 원용부 근점(최대조절력)+가입도

2 원용굴절이상도가 미교정되었을 경우

① 원용부 → 원점: 미교정된 굴절이상도, 근점: 최대조절력+미교정된 굴절이상도

② 근용부 → 원점: 원용부 원점+가입도, 근점: 원용부 근점+가입도

(예) 완전교정 굴절력이 'S+1.50D', 최대조절력 1.00D인 원시안이 'S+1.00D, Add+2.00D'의 이중초점안경을 착용했을 때 불명시역은?(그림 6-7)

이중초점 안경착용 시

- 원용부 → 원점: 눈뒤 2m(59.5D 눈, +0.50D), 근점: 눈앞 2m(60.5D 눈, −0.50D)
- 근용부 → 원점: 눈앞 67cm(61.5D 눈, −1.50D), 근점: 눈앞 40cm(62.5D 눈, −2.50D)
- 불명시역 → 눈앞 2m와 67cm 사이

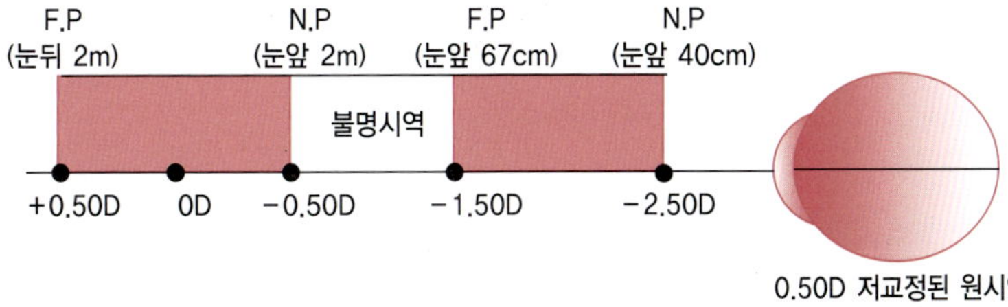

그림 6-7 0.5D 저교정된 원시안의 이중초점안경착용 시 불명시역

안경 처방

CHAPTER 7

I. 근시

Myopia

1 단안 근시와 부등시

한 눈만 근시이고 다른 눈은 정시이거나 시력이 좋을 때 대부분의 경우에 좋은 눈의 시력으로 인해 근시가 교정되지 않아도 시력 저하와 같은 증상이 존재하지 않기 때문에 안경교정의 필요성을 모르고 지나치는 경우가 많다. 검사자 입장에서도 근시의 정도에 따라 안경을 처방하기가 애매한 경우가 발생한다. 이때는 두 눈의 융합능력을 평가하여 처방 여부를 결정하는 것이 바람직하다.

사례 1

나이: 8세

증상: 없음

MR: OD Plano VA 1.2

OS −1.75D VA 1.2

진단: 단안 근시 및 부등시

처방: 현재는 증상이 없고 근시량이 크지 않기 때문에 안경 처방을 하지 않아도 무방함, 그러나 근시는 진행하기 때문에 어느 시점에서는 안경이 처방되어야 함

경과: 근시가 심하지 않고 현재 시력이 좋기 때문에 약시로 발달하지는 않을 것으로 보임

사례 2

나이: 10세

증상: 본인 스스로 가끔씩 오른쪽 눈이 왼쪽 눈보다 시력이 더 나쁜 것을 인식하고 있음, 안경을 쓰게 될 것이 두려워서 부모님께 말씀드리지 않았으나, 학교 시력검진 결과가 부모님께 통보되면서 내원함

CR: OD −4.00 VA 1.2
OS PL = +0.25 x 60 VA 1.2

진단: 단안 근시 및 이종 부등시

처방: 본인이 안경을 쓰려고 하는 마음이 전혀 없으므로 처방하지 않음

경과: 현재에도 부등시량이 상당히 있고 앞으로도 근시가 진행되면서 몇 년 후에 본인이 증상을 호소할 것임

재방문: 4년 후(당시 나이 14세) 눈이 아프고 독서 시 두통 호소로 인해 재방문

MR: OD −6.25 = −0.50 × 105 VA 1.0
OS +0.25 = −1.50 × 170 VA 1.2

K-reading: OD 43.87@105 / 44.25@15
OS 43.50@170 / 45.75@80

최종 처방: 안경 착용에 대한 의지가 없어서 콘택트렌즈 착용을 권유하여 콘택트렌즈를 처방하였으며 가끔씩 안경을 착용하도록 함

Rx. OD −6.00 −0.50 × 105 Front curve +6.25D
OS +0.25 −1.50 × 170 Front curve +4.25D CT OD 3.2mm; OS 1.8mm

∴ 2주간의 적응 기간을 거치면서 증상은 사라졌고, 지속적으로 안경 착용이 가능함

2 과교정 근시

일반적으로 근시 자체로 인해 안정피로 증상을 가져오지는 않는다. 근시가 안정피로 증상을 동반한다면 뭔가 다른 이상을 의심해 볼 필요가 있다. 경우에 따라 조절마비제 굴절검사가 이루어져야 한다. 근시교정안경으로 인해 증상이 나타나거나 증상이 커진다면 더욱더 안경 처방이 과교정되었을 가능성을 염두에 두어야 한다.

사례 1

나이: 39세

증상: 피곤함, 2개월 동안 눈이 타오르는 것 같은 증상 호소, 독서 시 흐림

현 안경: OD −4.25 = +2.50 × 90 VA 1.0
OS −3.00 = +1.00 × 90 VA 1.0

NPA(cc): OD 30cm
OS 25cm

MR: OD −2.00 = +2.00 × 90 VA 1.0
OS −2.25 = +1.25 × 10 VA 1.0

AMP: OD 5.25D
OS 5.00D

진단: 현재 사용 중인 안경이 과교정 상태로 증상의 원인이 되고 있음

처방: 현성 굴절검사 결과로 처방

사례 2

나이: 35세
증상: 눈이 타오르는 것 같은 느낌과 원거리 시력 흐림 호소. 3년 된 안경 착용 중
현 안경: OD −8.50 +1.50 × 90 VA 0.67
OS −10.00 +1.50 × 95 VA 0.67
MR: OD −7.50 +1.75 × 125 VA 1.0
OS −8.50 +1.25 × 85 VA 0.9
진단: 과교정안경 착용 중
처방: 현성 굴절검사 결과로 처방

3 조절경련이 동반된 근시

조절경련이 원인인 경우에 대부분은 근시가 발생했거나 근시가 진행되는 것으로 잘못 이해되기 쉽다. 일반적인 근시 진행과는 다르게 조절경련이 동반되는 경우에는 상대적으로 원거리 흐림 증상이 빠르게 나타나거나 안정피로 증상이 갑자기 나타나는 특징이 있다. 미교정 난시가 존재하는 경우, 최대시력을 얻기 위해 눈은 지속적인 조절 노력을 할 것이다. 섬모체 경련 유무를 확인하기 위해 조절마비제 굴절검사로 총 난시량을 측정해야 한다.

사례 1

나이. 29세
증상: 안긴장, 독서 시 안통, 간헐적 근거리 흐림
Vsc: OU 1.0
NPA: OU 14cm
AMP: 7D
CR: OD +0.62 = +0.37 × 70 VA 1.2
OS +1.25 = +0.75 × 145 VA 1.0
PCR: OD PL = +0.37 × 70 VA 1.2
OS +0.50 = +0.75 × 15 VA 1.0
진단: 아주 작은 양의 난시임에도 불구하고 증상의 원인이 되었고, 이는 섬모체 경련과 관련되는 것으로 보임
처방: 후조절마비제 결과대로 처방
경과: 안경 착용으로 시력 및 다른 증상이 모두 제거됨

II. 원시

Hyperopia

1 원시성 부등시

미교정 원시는 약시로 발달될 수 있고, 더 원시성인 눈이 더 심한 약시로 발달되는 것이 일반적이다. 만약 사시가 존재하지 않고 두 눈의 교정시력 차이가 거의 없다면 다른 처치 없이 두 눈의 교정을 안경이나 콘택트렌즈로 할 수 있다.

사례 1

나이: 4세

Vsc: OD 0.7
OS 0.4

CR: OD +2.50D VA 0.8
OS +4.50D VA 0.7

진단: 부등시이지만 두 눈에 완전교정을 해도 안경 착용이 가능한 상태이다.
어릴수록 새 안경에 대한 적응력이 뛰어나므로 오전부터 종일 착용하는 습관을 들이면 적응에 도움이 된다.

처방: 조절마비제 굴절검사 결과대로 처방

2 사시가 동반된 고도 원시

원거리와 근거리에서 각각 편위의 종류와 크기를 검사한다. 굴절 교정이 사시 교정에 얼마나 영향을 미치는지 확인하고 안경 처방에 참고한다.

사례 1

나이: 7세

현 안경:	OD +5.00 = +1.00 × 180	VA 0.9
	OS +5.00 = +1.00 × 10	VA 1.0
CT(sc):	at 6m	15△ esophoria
	at 40cm	25△ right esotropia
CT(w/ +2.50D):	at 6m	orthophoria
	at 40cm	10△ esophoria

진단: +2.50D 추가로 인해 원거리에서는 사위가 교정되었고, 근거리에서 사시가 사위로 바뀌는 원시 교정이 사시 교정에 효과가 있는 조절성 내사시

처방: 원거리 안경에 추가로 근거리에 +2.50D 가입도를 넣은 이중초점 처방

3 어린이를 위한 이중초점

이중초점 안경은 노안뿐 아니라 어린이에서도 조절성 내사시의 치료 목적으로 제시된다.

사례 1

나이: 16세

안경력: 4세에 간헐적 교대성 부분 조절성 내사시로 진단 받았고 외관상 눈은 똑바르게 보이지만 근거리에서 양안시를 유지할 수 있도록 이중초점 안경 처방을 받았음, 몇 년간 안경을 착용하다가 그 이후에는 착용하지 않았고 현재도 착용하지 않음, 눈을 똑바로 하기 위해 조절을 휴지하는 방법을 터득하여 좋은 시력을 유지하고 있음

증상: 원거리 시력 흐림

Vsc: OU 1.0

MR:	OD + 1.00 = +0.25 × 180	VA 1.0
	OS + 1.00 = +0.25 × 165	VA 1.0
CT(cc):	at 6m	22△ esotropia
	at 35cm	44△ esotropia
	at 35cm w/ +3.00D	6△ esotropia

입체시: 없음

융합: 2°

AC/A 비: +3.00D로 인해 편위의 감소는 고도 AC/A비(38△/3.00 = 12.6△/1.00)를 제시

처방:	OD +0.75 = +0.25 × 180	
	OS +0.75 = +0.50 × 165	Add OU +2.50

경과: 새 안경 처방으로 원거리와 근거리에서 흐림 사라짐

---

4 20~40세의 원시

미교정 저도 원시는 어릴 때는 특별한 증상이 나타나지 않을 수도 있지만, 나이가 들수록 근거리에서 눈의 사용 정도에 따라 증상이 나타난다. 그에 따라 성인의 미교정 원시는 증상을 제거하기 위한 교정이 요구된다.

사례 1

나이: 28세

증상: 피로감 호소, 독서 시 흐림

현 안경:	OD −0.50 = +3.75 × 105	VA 0.8
	OS +1.00 = +0.50 × 10	VA 1.0
MR:	OD +1.75 = +3.00 × 105	VA 1.0
	OS +2.00 = +1.00 × 90	VA 1.0
조절범위(cc):	OU 4.75D	
CR:	OD +4.00 = +3.00 × 105	VA 1.0
	OS +4.25 = +0.75 × 90	VA 1.0

진단: 나이보다 적은 조절로 인해 조절마비제 굴절검사를 실시하였고 잠복 원시가 발견됨

처방: 근거리 증상 제거를 위해 +2.50D 가입도 안경 처방

---

5 40세 이상의 원시

40세 이상 원시에서는 노안의 발생과 함께 원거리에서 필요로 하는 원시 교정량이 점차적으로 증가한다. 이는 조절력이 저하되면서 잠복 원시가 점차 감소하고 현성 원시가 증가되기 때문이다. 그래서 원용부 교정량을 증가시켜야 원거리 시력이 향상될 것이고, 그에 따라 근거리 시력도 향상할 것이다.

사례 1

나이: 47세
증상: 원거리와 근거리에서 흐린 시력 호소, 현재 사용 중인 안경은 3년 전 처방받았음

현 안경:	OU +1.00	VA 0.5	Add OU +1.50	at 65cm
MR:	OU +2.00	VA 1.0	Add OU +1.50	at 40cm

진단: 현성 원시 증가
처방: 원거리에서 1D 추가 처방은 원거리와 근거리 모두 증상을 완화시킴
경과: 원용부 교정 굴절력 증가로 독서거리가 조금 더 가까워짐

6 조절경련이 동반된 잠복 원시

미교정 원시는 근시에 비해 조절 요구가 훨씬 더 많이 요구된다. 그래서 조절경련이 발생하는 확률도 더 높아진다. 아주 작은 굴절이상이 있는 경우에도 섬모체 긴장이 증가하면서 쉽게 경련이 나타나기도 한다. 이런 경우 굴절이상이 중요한 원인적 요인이 되는 것은 아닌 것으로 보인다.

사례 1

나이: 28세
증상: 두통, 어지러움, 멀미 증상, 근업 어려움

Vsc:	OD 1.2	
	OS 1.0	
NPA:	OU 30cm	
MR:	OD +0.75 = +0.25 × 150	VA 1.0
	OS +0.75	VA 1.0
AMP:	OD 4.00D	
	OS 3.50D	

1차 진단: 나이에 비해 조절력이 낮은 것 외에 다른 문제는 없어 보임
증상의 원인은 조절부족(accommodative insufficiency) 때문인 것으로 추측
미교정 원시와 섬모체 경련을 구분하기 위하여 조절마비제 굴절검사 실시

CR:	OD +2.50 = +0.25 × 150	VA 1.0
	OS +3.25	VA 1.0

2차 진단: 잠복 원시와 조절경련 모두 의심됨
후조절마비제 굴절검사를 통해 잠복 원시와 섬모체 경련이 존재하는 것으로 진단

처방: 원거리에서 약간의 흐림을 가져올 수 있는 가능성이 있지만 현성 굴절검사 결과보다 좀 더 높게 (+)렌즈 처방
Rx. OD +1.25 = +0.25 × 150
OS +1.75 = +0.25 × 140
경과: 2개월 후 두통은 완전히 사라졌고 원거리 시력도 향상되었고 근거리 문제도 해결됨
2년마다 추가적인 (+)교정을 해서 증상 해소가 유지되도록 함

III. 난시

Astigmatism

1 고도 난시 어린이

고도 난시는 약시로 발달될 수 있기 때문에 조절마비제 굴절검사를 하여 완전교정하는 것이 필요하다.

사례 1

나이: 8세
증상: 학교 검진결과에서 '시력 정상 이하'로 통보받음. 자각 증상 없음
Vsc: OU 0.2
MR: OD −3.50 = 0.50 × 105 VA 0.3
OS −3.00 = +3.00 × 75 VA 0.25
K-reading: OU 4.75D 정도의 각막 난시
CR: OD −1.25 = +4.50 × 120 VA 0.5
OS −1.00 = +4.50 × 60 VA 0.4
처방: 조절마비제 굴절검사 결과대로 처방
경과: 약시는 조금씩 회복될 것이나 정상 시력을 얻기 위해서는 1~2년이 걸릴 수도 있음
주의: 고도 난시를 극복하기 위한 현성 굴절검사에서 근시가 과도하게 측정되었음

2 근거리에서 난시

경우에 따라 원거리와 근거리에서 축뿐만 아니라 난시량이 현저하게 차이를 보이는 경우가 있다. 원거리와 근거리에서 각각 굴절검사를 하여 그 결과대로 두 개의 안경으로 교정하는 것이 필요하다.

사례 1

나이: 30세
증상: 어렸을 때부터 편두통성 두통 호소
현 안경: OD +1.75 = +4.00 × 90 VA 0.4
OS −1.25 = +3.75 × 125 VA 0.5

MR(far): OD +2.50 = +4.00 × 90 VA 0.5
OS −1.75 = +3.75 × 120 VA 0.8
MR(near): OD +2.00 = +5.00 × 90
OS −2.00 = +4.50 × 115
처방: 근거리 굴절검사 결과로 교정하여 근거리 시력이 회복을 보였다면 근거리용 안경을 따로 처방

3 어린이에서 난시 변화

난시는 보통 원시나 근시와 함께 존재하는 경우가 많고 성장기에는 근시의 진행에 따라 난시가 점차 증가하기도 한다. 드물게 어린이에서 난시의 변화가 크게 나타나기도 하는데, 이는 각막 및 수정체와 관련된 것으로 증상이 있는 한 정기검사 결과에 따라 처방한다.

사례 1

나이: 7세
증상: 없음
Vsc: OU 0.6
CR: OD −0.50 = +1.25 × 10 VA 1.0
OS −1.00 = +2.50 × 175 VA 1.0
진단: 저도 근시 및 난시
처방: 증상이 없으므로 처방하지 않음
경과: 1년마다 정기검사를 받도록 권유. 근시의 진행 또는 난시로 인한 증상 주시 필요
재방문: 5년 후(당시 12세)
CR: OD −0.37 = +0.50 × 5 VA 1.0
OS −0.25 = +1.00 × 175 VA 1.0
진단: 굴절이상에 변화가 있으나 증상을 호소하지 않기 때문에 처방하지 않음

4 섬모체 경련

미교정 난시가 있는 경우 발생한다. 미교정 난시가 조절을 자극해 조절경련을 가져오기도 한다. 난시를 교정하여 경련을 제거하는 것이 필요하다. 미교정 난시는 현성 굴절검사에서 근시의 과교정을 가져오는 결과를 보여준다. 미교정 난시가 교정되면서 교정해야 할 근시량이 감소한다.

사례 1

나이: 17세
증상: 두통, 일주일에 2~3일간의 눈의 통증
현 안경: OD −4.25 = +4.00 × 125 VA 0.8
OS −2.75 = +4.25 × 55 VA 0.6

CR: OD −2.50 = +3.50 × 120 VA 1.0
OS −1.00 = +3.50 × 60 VA 1.0
처방: 후조절마비제 굴절검사에서 예전 안경으로 돌아가려는 경향이 보여서 안경 처방을 조정하여 처방
Rx. OD −3.25 = +3.50 × 122
OS −2.00 = +4.00 × 60

5 부등시성 난시

난시가 현저하게 부등한 경우 두 눈이 완전하게 교정되지 못하면 부등상시와 근육 불균형을 가져올 수 있다. 이로 인한 증상도 호소한다.

사례 1

나이: 41세
증상: 특별한 증상 없음, 막연한 시력 불편 호소, 편안한 안경을 경험하지 못했음
MR: OD −4.00 = +0.75 × 90 VA 1.0
OS −2.50 = +5.50 × 80 VA 1.0 Add OU +1.00 8point at 40cm
재검사: 새 안경 처방에 적응하지 못하여 재검사가 이루어짐
Rx. OD −4.25 = +1.00 × 97 VA 1.0 Add OD +1.25
OS −2.50 = +5.50 × 75 VA 1.0 Add OS +150(K Ultex)
seg top은 동공 중심에서 3mm 아래에 맞춤
(정상적인 5~6mm 대신)
처방: 이중초점 분할부를 조정한 후 재검사 결과에 따라 새 안경으로 처방

6 이중초점 난시

노안이 오는 시기에 난시가 있던 사람은 나이와 함께 난시의 축이 도난시 방향으로 변하고 난시량도 변한다. 난시가 없던 사람도 난시가 일부 발생한다. 노안교정이 안 된 예전 안경의 난시와 동일하지 않을 수 있다는 것을 유의한다.

사례 1

나이: 48세
증상: 평생 만족스러운 안경을 처방받아 본 적이 없음
MR: OD −1.75 = +2.50 × 80 VA 1.2
OS −5.25 = +4.75 × 90 VA 1.0 Add OU +1.75 8−point at 40cm
조정: (−)원주로 바꾸고 수직 부등사위를 측정하여 3Δ의 수직 불일치를 발견하였으나 2.25Δ만 보상해 주고 슬래이브−업 가공을 주문하기로 결정
Rx. OD +0.75 = −2.50 × 170
OS −0.50 = −4.75 × 180 BC: OU +6.00D, Slab−off: OS seg 2.25Δ
처방: 피검사자도 만족하였고 새 안경으로 처방됨

7 부정 난시

부정 난시는 각막에 의해 발생되는 경우가 가장 많기 때문에 각막곡률검사나 placido disc로 부정 난시의 원인이 각막에서 기인된 것인지 평가해야 한다. 경우에 따라서 검영법 반사로 확인하는 것이 더 유용하기도 하다.

사례 1

나이: 65세
안경력: 경한 후포도구균이 동반된 축성 근시
왼쪽 눈 각막에 오래된 상처와 점진적인 수정체의 핵 경화 증가
VA: 꽤 제한되어 있음
MR: OD −8.25 = +0.50 × 75 VA 0.1
OS −7.50 = +3.50 × 15 VA 0.4 Add OU +2.00 8−point at 20cm
1차 재방문: 7주 후 각막염이 시작되었고 상피의 불규칙은 감퇴
왼쪽 눈은 완전히 깨끗하고 작은 중심 부위가 만들어져 시력 향상을 가져옴
Rx. OD −12.25 = +2.25 × 165 VA 0.8 Add OD +2.25 4−point at 30cm
OS −8.50 = +4.00 × 20 VA 0.67 Add OS +2.25 6−point at 30cm
2차 재방문: 3개월 뒤 작은 각막 상처가 존재함에도 불구하고 시력은 향상되어 유지됨

8 의학적 문제의 영향

당뇨병, 고혈압, 관절염과 같은 전신질환은 시력에 상당히 영향을 미치고 정상적인 시력 교정이 어려운 경우도 있기 때문에 건강상태를 우선 확인하는 것이 필요하다.

사례 1

나이: 58세
증상: 원거리와 근거리에서 흐림
현 안경: OD −1.50 = +1.75 × 180 VA 0.3
OS −1.50 = +1.75 × 10 VA 0.3 Add OU +2.50 10−point at 37cm
MR: OD −1.50 = +4.25 × 172 VA 1.0
OS −0.75 = +4.75 × 9 VA 1.0 Add OU +2.25 6−point at 35cm
K−reading: OD 42.50@180, 42.25@90
OS 42.75@6, 42.00@96
1차 처방: 굴절검사 결과대로 새 안경을 처방
재방문: 1개월 후 다시 방문하여 새 안경으로는 아무것도 보이지 않는다고 호소
시력은 양안 모두 0.25 정도로 감소된 상태
2차 MR: OD −1.50 = +1.75 × 180 VA 1.0
OS −1.50 = +1.75 × 10 VA 1.0 Add OU +2.25 6−point at 37cm
문진: 3개월 전에 간에 부종이 있고 당뇨가 의심되는 것으로 진단 받음
최근 알코올 주량을 상당히 감소시켰고 혈당검사에서 당뇨병으로 진단됨
6주 후 다시 방문 요함

3차 MR: OD −1.50 = +1.50 × 180 VA 1.2
OS −1.25 = +1.50 × 5 VA 1.2 Add OU +2.00
처방: 굴절검사 결과대로 새 안경 처방, 1년간 안정적인 굴절상태 유지되었음

IV. 노안

Presbyopia

1 노안인가/아닌가 혼동되는 경우

간혹 노안인지 아닌지 약간의 혼란이 오는 경우가 있다. 그래서 근용안경 처방을 어떻게 해야 할지 망설여지기도 한다. 우선 노안의 정의는 피검사자 본인의 증상에 달려 있다. 즉, 증상이 있으면 노안이고 증상이 없거나 거리 조정으로 극복 가능하면 증상이 없을 수 있기 때문에 노안이 아니라고 할 수도 있다.

사례 1

나이: 43세

안경력: 평소 40cm에서 독서

AMP: OU 4.5D

진단: 이 사람은 노안인가 아닌가?

∴ 이 경우 피검사자가 근업 시 필요한 조절량은 2.50D이고 피검사자의 조절력은 4.5D이기 때문에 만약 3D의 조절을 사용한다면 조절예비량의 1/3이 남을 것이고 근업을 편안하게 할 수 있다. 가지고 있는 조절의 1/3에 해당되는 예비량을 보존할 수 있다면 노안이 아닌 것이다. 또 피검사자가 근업 시 증상을 호소한다면 노안이고 그렇지 않다면 노안이 아니라고 할 수 있다.

2 예비노안

40세 이전에 조절력이 문제가 될 만큼 감소하는 것은 일반적이지는 않다. 조절력이 감소되는 원인은 미교정 원시가 존재하거나 뇌질환이나 당뇨병과 같은 전신질환, 녹내장과 같은 안질환, 아트로핀과 같은 약물 사용 또는 종양 등의 결과로 나타난다. 그러나 그 외에 아직 원인 불명인 경우도 있다.

사례 1

나이: 31세

문진: 사용 중인 약이 독서시력을 저하시키는지 알기 원함

MR: 1D 미만의 원시

AMP: OU 4D

처방: 근거리를 위해 근용교정 처방됨

Rx. OD +0.75D

OS +0.50D

진단: 안경이 독서에 도움은 되지만 약물 복용이 조절을 향상시키지는 못함

3 원시성 노안

잠복 원시로 인해 조절력이 저하되는 근거리 문제로 잘못 해석될 수 있다. 경우에 따라 나이와 상관없이 필요하다면 조절마비제 굴절검사로 잠복 원시를 확인해야 한다.

사례 1

나이: 40세

증상: 장시간 독서 시 두통이 시작되면서 시력이 흐려짐

VA: OD 1.2 NPA: 33cm

OS 1.2 NPA: 37cm

MR: OD +0.50 VA 1.2

OS +0.25 = +0.25 × 45 VA 1.2 Add OU +1.00 8-point at 33cm

AMP: OU 5D

진단: 조절범위와 근점 관계 부적합은 잠복 원시의 가능성 제시, 조절마비제 굴절검사 실시

CR: OD +2.00 VA 1.2

OS +2.25 VA 1.2

PCR: 후조절마비제 굴절검사에서 시력은 0.8 정도로 흐려짐

Rx. OD +1.25

OS +1.50

경과: 피검사자는 남아 있는 미교정 잠복 원시를 극복하기 위해 자신의 조절은 0.75D만 사용하면 되고 그의 5D의 조절범위 중에서 남겨진 4.25D는 근업 시에 사용하면 됨

4 근시성 노안

근시는 노안에 가까울수록 원거리 시력 교정을 정확하게 하면 근거리 시력이 나빠진다는 것을 유의한다. 명확한 원거리 시력이 요구되는 경우가 아니라면 근시를 약간 저교정 상태로 놔두기도 한다.

사례 1

나이: 42세

증상: 원거리 흐림

현 안경: OD −6.25 = +0.50 × 15 VA 1.0

OS −5.25 = +1.00 × 175 VA 1.0

NPA: OU 20cm

AMP: 4.50D

MR: OD −6.75 = +0.50 × 15 VA 1.0
OS −5.75 = +1.00 × 175 VA 1.0

1차 처방: 새 안경 처방

2차 처방: 이중초점안경 처방
Rx. OD −7.25 = +0.50 × 25 VA 1.0
OS −6.25 = +0.75 × 175 VA 1.0 Add OU +1.00

5 중간거리 문제

원거리와 근거리에 못지않게 중간부 시력의 요구를 고려해야 한다.

사례 1

나이: 41세

안경력: 10년 된 안경을 착용 중이고 사무를 볼 때는 안경을 벗음

현 안경: OD −1.75 VA 0.8
OS −1.25 VA 0.8

NPA(sc): OU 25cm

AMP: OU 2.5D

MR: OD −1.75 = +0.50 × 110 VA 1.0
OS −1.75 = +0.50 × 80 VA 1.0 Add OU +1.00 8-point at 38cm

진단: 조절력이 낮으나 피검사자는 증상이 없고 근업 시 안경을 제거하기 때문에 아직까지는 이중초점안경 처방이 불필요함

1차 재방문: 2년 후(당시 43세) 독서 시 예전처럼 안경 벗기를 계속하고 있었고 가입도를 +1.25D로 증가시켜 다른 이중초점을 처방

2차 재방문: 2년 후(당시 45세) 피검사자가 불편해 하는 중간거리부 문제를 해결하기 위해 삼중초점을 처방하였으나 본인이 거부

3차 재방문: 6년 후(당시 51세) 새 이중초점안경을 착용하고 있으나 중간거리부가 문제됨
OD −1.25 = +0.50 × 100 VA 1.0
OS −1.25 = +0.50 × 105 VA 1.0 Add OU +2.25 8-point at 40cm

∴ 마침내 원용부로 중간부를 해결하기에 역부족임을 절실히 느낀 후 삼중초점으로 처방받음

6 불균등한 조절과 가입도

정상적으로 두 눈의 조절력은 동등하지만 조절근점이 다른 경우에는 안경교정이 적당한지 확인해야 한다. 그렇지 않고 조절이 부등한 경우는 예비노안 시기와 단안성 병리적 문제를 가진 경우에서 볼 수 있다. 만약 조절 부등이 존재하더라도 노안 이전에는 특별한 증상을 보이지는 않는다.

사례 1

나이: 40세

증상: 독서 시 흐림

현 안경:	OD +1.00D	VA 0.8
	OS +1.00D	VA 0.8
NPA(cc):	OD 33cm (3D)	
	OS 45cm (2.2D)	
MR:	OD +1.50	VA 1.0
	OS +1.50	VA 1.0
NPA(MR):	OD 29cm (3.5D)	
	OS 40cm (2.5D)	
NPA(OU +1.00D):	OD 22cm (4.5D)	
	OS 29cm (3.5D)	

진단: 굴절검사에 의한 조절근점이 여전히 두 눈에 불균등하므로 현성 굴절검사 교정 +1.50 상태에서 +3.00D를 이용하여 프린스 법칙으로 조절력을 측정

AMP(Prince rule):	OD 6.50D − 3.00D = 3.50D 범위	
	OS 5.50D − 3.00D = 2.50D 범위	
CR:	OD +2.50	VA 1.0
	OS +2.50	VA 1.0
PCR:	OU +1.50D (현성과 동일)	

진단: 부등한 조절력의 원인은 잘못된 굴절검사가 아니었음, 불균등한 가입도 처방이 불가피함

Rx.	OD +1.50	Add +0.75	
	OS +1.50	Add +1.25	8point at 40cm

처방: 오른쪽 눈은 1.75D의 조절을 했는데 40cm에서 2.5D가 필요하기에 부족한 +0.75D의 가입도를 주었음, 왼쪽 눈은 1.25D의 조절을 했는데 2.5D의 범위 절반 정도였음, 결국 동등한 근거리 시력을 가지게 되었고 각 눈은 동일한 조절 분배를 함

경과: 조절력의 차이는 시간과 함께 감소할 것, 이런 경우 각 눈의 굴절에 각 눈의 근점을 분리해서 측정하는 것이 중요함

V. 부등시

Anisometropia

1 원시성 부등시

원시를 늦게 발견하면 원시성 눈이 약시로 발달되기 쉽다. 사시가 동반되지 않는 이상 검사받는 시기가 늦어지면서 5세 이상이 되어서야 검사를 받는 경우가 많다. 완전교정을 해야 하고 약시 예방 훈련이 함께 이루어져야 한다.

사례 1

나이: 4세

CR: OD +2.75 VA 0.8

OS +3.50 = +1.00 × 90 VA 0.8

재방문: 4년 후(당시 8세)

증상: 엄마가 보기에 왼쪽 눈이 더 작아 보임

CR: OD +1.00 = +0.50 × 90 VA 1.2

OS +3.50 = +1.00 × 90 VA 1.2

처방: 조절마비제 굴절검사 결과대로 안경 처방

2 성인 부등시

증상이 없는 부등시는 시력이 좋고 융합이 존재한다면 안경 처방이 불필요하다. 그러나 청소년기에는 증상이 없더라도 성인이 되면서 더 원시성 부등시로 발달된다. 증상은 주로 근업과 관련된 안정피로가 나타난다. 20~30대 성인이 되어 조절력이 감소함에 따라 처음 안경 처방을 받는다.

사례 1

나이: 30세

증상: 눈의 피로감과 긴장

안경력: 4년 된 안경이 있으나 안경을 착용하면 피로감이 더 생기고 전면부 두통이 발생하여 착용하지 않고 있음

MR: OD PL = −0.25 × 170 VA 1.0

OS +1.25 = −0.75 × 90 VA 1.0

처방: 굴절검사 결과대로 안경 처방됨, 그러나 양안의 수직경선에 1.50D 차이가 나기 때문에 오른쪽 렌즈에 1△ BU을 추가하였고 증상이 없음을 확인함

Rx. OD Plano = −0.25 × 170

OS +1.25 = −0.75 × 90 Slab-off: OD 1△BU(슬래이브 업 선은 14mm 높이에 위치)

3 노안 부등시

안경을 한 번도 착용해 본 경험이 없는 사람이 노안이 되면서 안경을 필요로 해서 처음 착용하는 경우가 있다. 더구나 부등시가 있는 경우라면 문제가 간단하지 않다.

사례 1

나이: 45세

증상: 원거리 흐림

MR: OD −0.25 VA 1.2

OS −1.75 VA 1.2 Add OU +1.75 8-point at 42cm

처방: 증상이 적지만 왼쪽 분할부에 1△슬래이브 업을 한 이중초점안경을 처방, 부등상시에 대한 고려는 하지 않았음, 피검사자는 안경 착용을 포기함

재방문: 10년 후(당시 55세)

증상: 원거리와 근거리에서 절실하게 교정이 요구됨

처방: 굴절검사대로 처방

Rx. OD BC +6.00; 중심 두께 2.2mm

OS BC +8.00; 중심 두께 2.2mm　　Slab-off 1△, left segment

∴ 이 처방은 오른쪽 눈에 0.7% 정도 더 큰 상을 만든다. 부등상시와 수직사위가 둘 다 교정될 것이다.

4 부등상시

사례 1

나이: 52세

안경력: 5년 전에 근용안경 없이 읽을 수 있음을 발견했으나 오른쪽 눈의 시력이 흐렸음, 오른쪽 눈은 초기 백내장을 진단받고 이중초점을 처방받음, 그러나 독서할 때마다 수직성 복시의 원인이 되었고 또한 원거리도 불편하게 만들었음

현 안경: OD −5.25　VA 0.5　Add OU +2.25　OD 8-point at 30cm

OS +0.50 = +1.25 × 165　VA 1.0　Add OU +2.25　OS 8-point at 40cm

BC: OD +4.00　OS +7.00

CT: OD 1.0mm　OS 3.0mm

진단: 안경 없이 30° 아래를 직선으로 주시하면 근거리에서는 수직사위가 없으나 이중초점을 통해 6△ 왼쪽 눈 상사위 존재. 새 굴절검사에서 약간의 변화를 보여 주었음

MR: OD −6.00 = +0.50 × 60　Add OU +2.25　VA 0.67

OS +0.50 = +1.25 × 165　Add OU +2.25　VA 1.0　Add OU +2.25　8-point at 40cm

진단: 이 교정에서 광학 중심 8mm 아래에 왼쪽 눈 상사위의 유발과 오른쪽 눈의 6△BD 정도의 프리즘 차이가 있는 것을 쉽게 계산할 수 있었음, 게다가 오른쪽 눈은 이미 (−)렌즈를 통해 더 작은 상을 보고 있었는데 두 가지 다른 최소화 요인인 편평한 곡률과 얇은 렌즈로 인해 한층 더 장애가 됨

처방: 이 모든 문제를 교정하고자 시도함. 오른쪽 눈에 더 두껍고 더 steep한 렌즈 그리고 유발된 BD△효과를 최소화하기 위해 렌즈에 할 수 있는 최대의 slab-off 가공을 처방함

Rx. OD −6.00 = +0.50 × 60

OS +0.50 = +1.25 × 165　Add OU +2.25　Slab-off: 3.0△BU, 오른쪽 눈 근용부 위

BC: OD +7.00　OS +4.00

CT: OD 2.2mm　OS 2.2mm

(1.5△로 인해 독서 시 필요한 하방시 infraversion의 양을 감소시키기 위해 현재 안경보다 근용부를 2mm 더 높게 위치시켰음)

경과: 이 처방에서 BC 변화로 단순히 균등한 것 이상의 더 많은 크기 보상을 제공하였고 18개월 뒤 수정체 수술 전까지 피검사자는 증상으로부터 자유로워짐.

VI. 약시

Amblyopia

1 고도 원시

고도 원시는 내사시로 발달될 가능성이 크고 이는 또 약시로 발달될 수 있기 때문에 최대한 교정을 빨리 해주는 것이 필요하다. 조절마비제 굴절검사 결과를 완전교정하는 것이 가장 효과적이다.

사례 1

나이: 5세

증상: 엄마가 보기에 TV 앞에 너무 가까이 앉는다고 느낌

CR: OD +8.25 = −1.00 × 25 VA 0.1

OS +8.75 = −2.00 × 5 VA 0.2 OU 0.2

CT: at 6m & at 40cm 5△esophoria

입체시: 100sec

억제: 없음

주시: 중심주시

처방: 조절마비제 굴절검사 결과로 처방. 1개월 뒤 재검사하기로 함

불편함 없이 교정안경을 종일 착용

재검사: VA(cc): OD 0.3

OS 0.3

OU 0.4

성과: 3년간 굴절 교정의 변화는 작았지만 시력이 점진적으로 0.8까지 향상하였음

2 단안 원시성(중심주시 존재)

사례 1

나이: 12세

증상: 독서 후 칠판을 볼 때 흐림, 불규칙적인 두통, 오른쪽 눈보다 왼쪽 눈이 성가신 느낌

안경력: 2년 전에 눈검사를 받았으나 처방안경 착용하지 않았음

CR: OD Plano VA 1.0

OS +3.75 = −2.00 × 5 VA 0.3 OU 1.0

CT: at 6m 5△ esophoria

at 40cm 8△ esophoria

입체시: 100sec

억제: 없음

주시: 중심주시

처방: 조절마비제 굴절검사 결과대로 처방, 1개월 후에 재방문하도록 하였으나 3개월이 될 때까지 방문하지 않았음, 새 안경 착용 시 처음 이틀간 복시가 나타났으나 현재는 증상 없이 종일 착용하고 있음

VA(cc): OD 1.2
OS 1.0
OU 1.2
CT(cc): at 6m　2△ esophoria
at 40cm　4△ esophoria
입체시(cc): 20sec

3 단안 원시성(간헐적 억제 존재)

사례 1

나이: 6세
증상: 없음(유치원 정기검사로 방문)
CR: OD +3.00 = −1.00 × 103　VA 0.3
OS +0.25　VA 1.0　OU 1.0
CT: at 6m & at 40cm　3△ esophoria
주시: 중심주시
억제: 간헐적 억제(OD)
입체시: 140sec
처방: 조절마비제 굴절검사 결과대로 처방되었음, 2주 후에 재검사 결과 시력의 변화 없었음, 하루에 3시간 직접 차폐와 억제방지 치료(적-녹안경)가 처방됨, 조절 치료는 flipper렌즈(±1.25)를 사용하여 4주간 훈련
경과: 8주 후에 인쇄물을 점진적으로 작게 만들고 조절 flipper렌즈는 점진적으로 강하게 하여 양안시 향상

4 굴절성 약시가 동반된 고도 원시

가능한 한 빨리 교정하는 것이 시력을 최대한 발달시킬 수 있다. 더 약시성 눈을 가리는 차폐치료가 필요하다. 만약 난시가 동반된 원시라면 더욱이 안경교정이 중요하다.

사례 1

나이: 5세
Vsc: OD 0.3
OS 0.6
CR: OD +5.00D = +2.00 x 180　VA 0.4
OS +2.25D = +0.50 x 180　VA 0.9
처방: 오른쪽 눈을 완전교정해 주고 왼쪽 눈은 차폐를 시작함, 왼쪽 눈 시력을 유지시키기 위해서는 일주일에 하루 정도는 왼쪽 눈을 사용하도록 함

VII. 저시력

Low vision

1 원거리 광학 도구가 요구되는 경우

사례 1

나이: 10세

안경력: 황반변성이 동반된 근시

MR: OD −6.00 = −1.00 × 90 VA 0.05

OS −4.00 = −1.25 × 90 VA 0.14

NVA(sc&cc): OD 14−point at 15cm

OS 6−point at 15cm

처방: 2.5×단안 망원경을 왼쪽 안경렌즈에 부착시켜 원거리에서 0.3 정도의 글씨를 읽을 수 있음

2 근거리 광학 도구가 요구되는 경우

사례 1

나이: 58세

안경력: 황반부변성

원하는 사항: 성경책 읽기, 가사일 잘하기

MR: OD −8.00 = +1.50 × 180

OS −3.00 = +0.75 × 180

NVA: OD 1.6M at 20cm

OS 2.0M at 20cm

처방: 광원형 2.4× 처방하여 0.40M 글씨 읽을 수 있음, 신문보기나 성경책 읽기 만족함

재방문: 1년 후(당시 59세)

처방: 현재 사용 중인 도구를 잘 활용하고 있음. 가사일과 TV 시청을 위한 기구를 원하여 6×16 망원경 처방

3 원거리와 근거리 광학 도구가 요구되는 경우

사례 1

나이: 24세

안경력: 레베르 유전성 시신경위축

증상: 눈부심

NVA: OD 1.6M at 10cm

OS 1.6M at 10cm

MR: OD −2.50 = +0.50 × 105
OS −2.25 = +1.00 × 75

처방: 눈부심을 위해 저시력용 편광 색안경(오렌지색) 처방

재방문: 1년 후(당시 25세)

처방: 독서용으로 광원형 2.4× 처방으로 근용시력 1.0M 정도, 컴퓨터 확대 프로그램을 활용하기로 함, 다음에는 망원경 연습 원함

4 어린이

사례 1

나이: 6세

병력: 고도 근시, 안진

증상: 눈부심, 출생 시부터 저시력으로 안정적인 상태, 습관적으로 무엇이든 엎드려서 가까이 보려고 함

NVA: OD 1.25M at 20cm
OS 1.25M at 20cm

MR: OD −9.50
OS −6.00 = +0.50 × 90

처방: 독서용으로 독서대와 광원형 2.4× 처방하여 시력 1.0M 정도 나옴

1차 재방문: 1년 후(당시 7세)

처방: 스탠드형 3× 처방

2차 재방문: 몇개월 후(당시 7세)

처방: 현재 확대경을 거의 사용하지 않음, 기존 확대경이 책 내용을 보기에 범위가 좁아 불편함 호소하여 책을 한 줄로 집중하여 볼 수 있는 막대형 2.6× 처방

∴ 망원경 6×16을 이용하여 칠판보기 연습이 필요한 것으로 보이나 아직 어려서 사용상 부주의 등을 고려하여 고학년이 되면 시도해 보기로 함

5 한 눈 시력이 없는 경우

사례 1

나이: 31세

병력: 시신경염

원하는 사항: 학습 가능한 정도

VA: OD
OS 4.0M at 10cm

처방: Clear image 7×으로 시력은 1.6M 정도로 성경책 읽기 가능해짐

재방문: 1년 후(당시 32세)

경과: 처방된 확대 도구를 잘 이용하고 있으나 안경이 무거워서 불편함 호소함, 집광확대경 2.4× 처방함, 안경 없이 22point 책을 보는데 무리 없음, 다음에 CCTV를 시도해 보기로 함

VIII. 양안시이상

Binocualr disorder

1 근육불균형이 동반된 근시

근육불균형이 동반된 저도 근시는 안경교정이 굴절교정뿐 아니라 근육불균형을 교정하는 역할을 하기도 한다. 융합이 존재하지 않는 사시인 경우에 (−)렌즈 처방은 눈이 작아 보이게 만들어 편위를 감소시키는 미용적 효과를 만든다. 사위의 경우에 (−)교정은 조절을 충분히 자극해 눈이 교정되는 효과를 만든다. 그리고 사위 처방 시 안경이 AC/A비에 영향을 주기 때문에 AC/A를 고려해야 한다.

사례 1

나이: 12세

증상: 원거리 시력 약간 흐림, 엄마가 볼 때 안경을 착용하면 사시처럼 보인다고 하고 아빠는 괜찮다고 함, 안경 분실로 내원하여 기존 안경 정보 없음

Vsc: OU 0.3

CT(sc): 6m orthophoria
33cm 3△esophoria
(cc): 6m orthophoria
33cm 15△esophoria

MR: OD −1.75 = +0.25 × 15 VA 1.2
OS −1.75 = +0.25 × 165 VA 0.6

Vergence(MR 교정시): 6m Conv: 8△ BO blur 3△BO recover
Div: 4△ BI blur 1△BI recover
33cm Conv: 26△BO blur 16△BO recover
Div: 20 △BI blur 10△BI recover

입체시: 폴라로이드 Fly 융합, 모든 9 Wirt circle

CR: OD −1.50 = +0.25 × 30 VA 1.2
OS −1.50 = +0.25 ×165 VA 1.2

진단: 안경착용으로 내사위가 더 증가하였고 AC/A비는 7:1 정도임, 아마 예전 안경도 이중초점안경이었던 것으로 추측됨

처방: 이중초점안경으로 처방

Rx. OD −1.75 = +0.25 × 15
OS −1.75 = +0.25 ×165 Add OU +1.50

2 조절성 내사시가 동반된 근시

폭주과다(convergence excess) 문제가 동반된 저도 근시나 중등도 근시가 존재하는 경우가 있다. 내사시가 동반된 저도 근시는 근거리에서 (−)안경을 제거하는 것이 처치 방법이 될 수 있다. 이 방법은 (+)근용안경이나 이중초점 가입도 안경과 동일한 효과를 만든다.

사례 1

나이: 11세
증상: 사시
현 안경: OD −1.25 VA 1.0
OS −1.00 = −0.25 × 150 VA 1.0 Add OU +1.50
CT(sc): at 6m orthophoria
at 40cm 2△esophoria
CT(cc): at 6m orthophoria
at 40cm 12△esophoria
진단: 안경착용으로 인해 내사위가 12△의로 증가되는 것으로 측정되었고 상대적으로 높은 AC/A 비를 보여 줌
처방: 원거리에서 단일시력안경을 처방하고 독서 시에는 안경을 벗을 것을 제안함

3 내사시 수술 후유증으로 인한 외사시가 동반된 근시

양안의 내직근절제술에 의해 오른쪽 내사시가 외사시가 된 사례이다. 미용상 문제 해결이 필요하다.

사례 1

나이: 11세
안경력: 2세에 사시 수술을 받았고 9세까지 미용상의 문제는 없었고 11세가 되어 외사시가 나타나기 시작함
CR: OD PL = +0.25 × 60 VA 0.3
OS PL = −0.25 × 45 VA 0.8
PCR: OD −1.75 = +0.50 × 180 VA 0.4
OS −0.75 = +0.25 × 30 VA 0.67
CT(sc): at 6m 8△exotropia
at 40cm 11△exotropia
CT(cc): at 6m 4△exophoria
at 40cm 6△exophoria
진단: (−)과교정 착용으로 오른쪽 중심와 억제를 보여줌에도 불구하고 2도 융합을 가지는 것으로 나타남
처방: 후조절마비제 굴절검사 결과대로 처방하였고 3년간 잘 착용하였음
재방문: 3년 후(당시 14세) 편위가 10△ 더 증가하였고 융합도 잃음, 다시 외직근절제술을 받음
CT(sc): at 6m 2△esophoria
at 40cm 4△exophoria
진단: 더 이상 과도한 조절 반응이 일어나는 추가적인 폭주를 할 필요가 없음

처방: 조절마비제 굴절검사와 후조절마비제 굴절검사에 의한 최종 처방

Rx. OD −1.00 = +0.25 × 90 VA 0.5

OS −0.50 = +0.50 × 120 VA 0.8

4 내사시가 동반된 어린이

조절마비제 굴절검사로 총 원시량을 검사한 후 완전교정 처방을 한다. 모든 조절 노력을 제거하여 과도한 조절성 폭주(accommodative convergence)를 감소시킨다. 이는 근육의 균형을 최대로 교정할 것이다. 예를 들어, 처음 안경을 착용한 어린이가 총 교정을 착용하기 힘들다면 교정을 1차와 2차 교정으로 나누어 처방한다. 1차 처방은 총 원시의 절반 정도가 교정될 수 있게 하여 이 안경에 적응이 되면 최종적으로 2차 처방, 즉 총 원시가 교정될 수 있도록 한다. 만약 총 교정을 받아들일 수 있는 정도라면 나누어 처방할 이유는 없다. 원시로 인해 유발된 내사시(esotropia)는 안경교정으로 완전한 사시교정이 가능하다.

사례 1

나이: 3세

Vsc: OD 0.4

OS 0.1 15△esotropia

Vcc: OD +2.50 DVA 1.0

OS +5.50 DVA 1.0 orthophoria

진단: 굴절교정으로 사시가 완전히 교정되는 것으로 보아 조절성 내사시임, 조절마비제 굴절검사로 측정된 총 원시를 처방함

IX. 백내장

Cataract

1 선천성 백내장

선천성 백내장은 무엇보다 약시의 위험이 있기 때문에 최대한 수술을 일찍 하는 것이 필요하다. 수술 시기는 주시기능이 발달되기 이전인 3개월 전에 하는 것이 가장 바람직하다.

사례 1

나이: 10세

안경력: 선천성 백내장으로 진단 받음, 3세에 백내장 수술을 받고 안경 착용을 시작

MR: OD +10.00 −1.25 × 180 VA 1.0

OS +9.50 −1.25 × 180 VA 0.9 Add OU +3.00 4-point at 30cm

진단: 선천성 백내장으로 수술 받은 경우에는 인공수정체 삽입이 되어 있지 않기 때문에 고도 원시로 인한 강한 볼록렌즈교정이 필요하며 근거리에서도 조절이 안 되기 때문에 나이와 무관하게 가입도 처방이 필요함, 안경교정 형태는 초점거리에 따른 독립된 안경 처방을 할 수도 있고 이중초점 형태의 안경 처방을 할 수도 있음, 또는 콘택트렌즈 처방도 가능함, 단, 원시는 콘택트렌즈로 교정할 경우 안경굴절력보다 굴절력이 더 커져 렌즈 중심두께가 커지는 점을 감안해야 함

2 수정체 근시

백내장의 일반적인 초기 증상 중 하나로 근시가 증가하거나 원시가 감소하는 굴절 변화가 나타난다. 이는 핵 경화에 의한 굴절률의 증가로 인해 나타나는 굴절력 변화의 결과이다. 백내장의 진행 정도에 따라 근시도 천천히 진행되어 나타나는데, 제2의 시력으로 불리며 나타나는 일시적인 현상이다. 경우에 따라 세극등현미경으로 백내장 소견이 관찰되지 않으나 근시가 서서히 증가하는 변화가 나타난다면 의심해 볼 수 있다.

사례 1

나이: 60세

MR: OD +3.75 −0.25 × 60 VA 1.0

OS +5.50 −1.25 × 60 VA 1.0

1차 재방문: 5년 후(당시 65세)에 백내장 소견은 관찰되지 않았으나 굴절 변화 보임

MR: OD +1.75 −1.25 × 120 VA 1.0

OS +4.50 −1.25 × 75 VA 1.0

2차 재방문: 10년 후(당시 70세)에 굴절검사에서, 양안의 검안경검사에서 백내장 소견이 관찰되었으며 굴절변화가 나타남

MR: OD +1.00 −0.25 × 15 VA 1.0

OS +3.00 −1.25 × 75 VA 1.0

3차 재방문: 15년 후(당시 75세)에 굴절 변화는 더 이상 없었으며, 세극등현미경에서 백내장 소견이 관찰됨

MR: OD +1.25 −0.25 × 30 VA 1.0

OS +2.75 −0.75 × 80 VA 1.0

3 초기 백내장

백내장의 또 다른 일반적인 증상은 다시증, 원거리 시력 흐림과 점진적인 근업거리의 짧아짐이다. 원거리 시력 향상을 위해 안경 처방의 변화가 요구된다.

사례 1

나이: 75세

증상: 원거리 시력 흐림, 근거리 시력은 만족함

현 안경: OU +3.00 VA 0.3 Add +2.50 8point type at 25cm

MR: OU +1.50 VA 0.67 Add +2.50 8point type at 40cm

진단: 만약 MR 결과대로 처방한다면 원거리 시력은 향상되겠지만 근거리와 중간거리가 문제가 될 것

4 백내장(수정체 근시)

수정체가 경화됨에 따라 굴절상태가 변하기 때문에 눈의 상태를 이해하고 적당한 처방을 하는 것이 쉽지 않다. 피검사자가 그 과정과 예측되는 변화를 이해할 수 있도록 하는 것이 우선 과제이다. 필요에 따라 적절한 보상을 해준다.

사례 1

나이: 75세

증상: 원거리 흐림(초기 백내장)

현 안경: OU +3.00 VA 0.3 Add +2.50 8-point type at 25cm

MR: OU +1.50 VA 0.67 Add +2.50 8-point type at 40cm

진단: 원거리를 위해 현성 굴절검사 결과를 처방할 수 있으나 근거리와 중간거리 두 가지 문제가 남아 있다.

※ 근거리 문제

- 피검사자가 40cm에서 현성 굴절검사 결과로 쉽게 읽을 수 있었으나 예전 안경은 독서거리가 25cm였고 새 안경은 상 확대가 40cm에서 만들어지기 때문에 피검사자가 이중초점안경을 별 무리 없이 받아들일 수 있을지 의문이다.
- 예전 안경의 원용부는 +3.00D였기 때문에 실제 원시보다 +1.50D 더 교정되어 있었던 경우로 근용부는 실제로 +5.50D로 교정되어 가입도가 +4.00D였던 셈이다. 새로운 굴절검사 결과는 원용부와 근용부가 총 +4.00D의 굴절력으로 예전 안경과 비교하여 +1.50D의 차이를 보인다. 이 문제는 새 안경에서 가입도를 증가시키는 것으로 해결할 수 있다. 즉 가입도는 피검사자가 25cm에서 독서 가능하도록 +4.00D로 처방하는 것이다. 만약 시력이 좋게 나온다면 근용굴절력을 0.50D 정도 조금 감소시키는 것이 가능하다.

※ 중간거리 문제

- 예전에 원거리를 +3.00D로 교정하고 있어서 +1.50D 과교정 상태였다. 즉 원용렌즈가 실제는 중간거리 범위를 위한 초점을 만들고 있었던 셈이다. 만약 현성 굴절검사 결과인 +1.50D로 처방하고 가입도를 +3.50D로 한다면 분명 중간거리(29~100cm)는 불편할 것이다. 이 경우 삼중초점이 가장 우선적인 해결책이 될 것이다. 그러나 보통 초기 백내장을 가진 노인에게 삼중초점을 처방하는 것은 좋은 방법은 아니다.

처방: 최종적으로 두 가지 방법이 있는데 첫째는 안경을 근용과 중간거리용으로 나누어 처방하는 것이고 둘째는 보상해 주는 방법이다.

① 예전 안경은 근거리와 중간거리를 위해 사용하고 새 이중초점 안경은 가입도를 +1.50D로 해서 원거리와 중간거리를 위해 사용하도록 한다.

② 원용부는 +2.00D, 가입도는 +3.00D로 처방하여 중간거리(29~67cm)를 해결한다.

5 단안 백내장

경우에 따라 어떤 사람은 백내장이 양안에서 동시 발생하기로 하지만 또 어떤 경우는 단안에서 먼저 나타나고 짧게는 1년에서 길게는 20년 후에 다른 눈에서 발생하기도 한다. 단안 백내장의 경우 좋은 눈이 선명한 시력을 가지는 장점은 있지만 훨씬 더 불편함을 만든다. 굴절이상의 차이가 크면 부등시가 되고 교정시 부등상시를 유발해 증상을 호소할 수밖에 없다.

사례 1

나이: 58세

안경력: 10년간 굴절변화 없이 동일한 안경착용(굴절검사 결과도 동일)

1차 재방문: 7년 후(당시 65세)에 원거리 시력 흐림(특히 오른쪽 눈) 호소

MR: OD +1.75 = +1.00 × 105 VA 0.67

OS +3.25 = +1.25 × 60 VA 1.0 Add OU +2.50 8-point type at 37cm

처방: 원거리 시력 향상을 위해 검사결과대로 처방하고 동일한 곡률반경과 중심두께 그리고 오른쪽 분할부에 1△ 슬래이브 업 가공하여 피검사자가 만족함

2차 재방문: 9년 후(당시 67세)

MR: OD −1.00 = +0.50 × 110 VA 0.4

OS +3.00 = +1.50 × 50 VA 1.0 Add OU +3.00

진단: 백내장으로 인해 오른쪽 눈이 지속적으로 변하고 있지만 왼쪽 눈은 동일한 상태로 유지되고 있었음, 두 눈의 굴절 차이는 1.50D에서 4.50D로 증가하였음, 결국 양안시는 포기하고 백내장 수술을 할 때까지 왼쪽 눈을 사용하도록 권유함

6 백내장으로 인한 후천성 진행성 부등시

백내장이 한 눈에서 진행되면서 점진적으로 근시가 증가하거나 원시가 감소하는 결과를 가져온다.

사례 1

나이: 48세

안경력: 44~47세까지 근용안경을 착용해 왔으나 현재는 근거리에서 안경을 벗고 보는 것이 가능함, 오른쪽 눈의 원거리 흐림

현 안경: OD −5.25 VA 0.5 Add +2.25 OD 8-point at 30cm

OS +1.75 = −1.25 × 75 VA 1.0 Add +2.25 OS 8-point at 40cm

BC: OD +4.00; OS +7.00

CT: OD 1.0mm; OS 3.0mm

진단: 오른쪽 눈은 더 크게 확대하는 더 얇고 편평한 렌즈가 요구됨, 근용부에서 왼쪽 눈에 6△BU이 만들어져 왼쪽 눈의 상사시가 유발됨.

MR: OD −5.50 −0.50 × 150 VA 0.8

OS +1.75 −1.25 × 75 VA 1.0 Add +2.25 8-point at 40cm

근용 분할부를 2mm 높이고; 3△슬래이브 업(OD 분할부)
BC: OD +7.25; OS +4.25
CT: OU 2.0mm
VD: OU 9mm

처방: 현성 굴절검사대로 처방됨, 안경은 수평경선에서 시차를 4.5% 감소시키고 분할 처치는 독서 시 왼쪽 눈 상사시 1.6△만 유발되도록 감소됨, 피검사자는 독서 시 더 이상 복시를 호소하지 않음

재방문: 2년 후(당시 50세)

MR: OD −10.50 VA 0.4
OS +0.50 = −0.75 × 80 VA 1.0 Add OS +2.50 8−point at 40cm

경과: 2년 후 백내장이 진행되면서 근시가 더 진행됨, 원거리에서 안경 착용 포기

X. 무수정체안

Aphakia

1 무수정체안

백내장수술 후 인공수정체 삽입을 하지 않은 경우에 발생하는데, 예전에는 무수정체안이 많았지만 요즘에는 대부분 백내장 수술과 더불어 인공수정체 삽입술을 동시에 하는 편이다. 단안무수정체안이 되면 대부분 콘택트렌즈로 교정을 하는데 많은 검사자들이 +1.00~+1.50D 정도 과교정되게 처방하는 경향이 있는데, 이는 이중초점 없이 근거리를 잘 보게 만들기 위해서이다. 양안무수정체안의 경우는 한 눈이 먼저 무수정체안이 되어 콘택트렌즈로 교정해 적응된 상태에서 다른 눈이 나중에 무수정체안이 되는 경우이다. 만약 콘택트렌즈에 잘 적응하지 못한다면 인공수정체를 고려해야 할 것이다. 무수정체안은 대개 안경이나 콘택트렌즈의 굴절력이 +12.00~+14.00D 정도의 범위에서 피팅된다. 다음 임상사례는 교정에 실패한 경우이다.

사례 1

나이: 81세

안경력: 23년 전 오른쪽 눈에 녹내장이 왔고 21년 전 백내장 수술을 받았음

MR(21년 전): OD +11.00 = +1.50 × 168 VA 1.0
OS +2.25 = +0.75 × 180 VA 1.2 Add OS +2.50 8−point type at 37cm

처방: 왼쪽 눈만 교정했고 오른쪽 눈은 +2D의 균형 렌즈만 처방함

경과: 10년간 위 안경을 착용하였으나 왼쪽 눈이 수정체 근시 증가로 인해 매년마다 안경을 교체해야 했음, 70세가 되어서야 흐림으로 인한 실제 불편함이 시작됨

MR(11년 전): OD +11.75 = +1.75 × 170 VA 0.8 Add OD +3.00 8−point type at 30cm
OS −4.50 = +2.25 × 175 VA 0.4 Add OS +5.00 8−point type at 20cm

처방: 단안성에서 무수정체안으로 전환해야 함을 결정하여 비구면 백내장용 안경을 처방하였고 왼쪽 눈은 균형렌즈로 운무를 시킴

경과: 피검사자는 안경에 적응하지 못했고 검사자는 뒤늦은 후회를 함, 피검사자는 몇 개월 동안 적응을 시도하였으나 결국 포기함

2 인공수정체안

백내장으로 인해 수정체가 제거되면 대개는 인공수정체(IOL)를 삽입하는 수술을 받는데 이런 눈을 가성수정체안(pseudophakia)이라고 한다. 만약 수술 후에 굴절이상이 무시할 만한 정도라면 원거리 시력 교정이 요구되지 않지만 태양으로부터 자외선과 청색광의 위험에서 보호하기 위한 선글라스를 주간에 착용해야 한다. 태양 광선에 노출은 연령 관련 황반변성이나 다른 황반질환의 중요한 원인이 되는 것으로 알려져 있다.

XI. 굴절수술안

Refractive surgery eye

1 굴절수술안의 특성

굴절수술을 선택하는 대부분의 원인은 안경착용에 만족하지 못하여 몇 년간의 콘택트렌즈 착용을 하다가 수술을 선택하는 경우가 대부분이다. 그러나 불행하게도 수술 후 시력이 만족스럽지 못한 경우가 발생한다. 대개 수술 후에 만족스러운 시력을 얻지 못하는 경우에도 시력이 아주 나쁘지만 않다면 다시 안경이나 콘택트렌즈 착용을 원하지는 않을 것이다. 굴절수술안은 수술로 인해 각막이 편평해졌기 때문에 콘택트렌즈보다는 안경으로 교정하는 것이 바람직하다.

2 굴절수술을 선택하는 주요 원인

① 안경과 콘택트렌즈 착용에 만족스럽지 않음

② 콘택트렌즈 착용 합병증으로 콘택트렌즈를 더 이상 착용하기 어려움

③ 안경착용 시 외관상 만족하지 못함

④ 스포츠(축구) 활동이나 다른 여가생활 시 불편함

⑤ 특정 직업 선택상 요구하는 나안시력이 충족되어야 하는 경우

3 굴절수술에서 발생 가능한 문제

굴절수술 후에 발생하는 대부분의 광학적인 문제는 약간의 저교정 상태 또는 과교정 상태가 되어 일부 굴절이상이 발생할 수 있다. 그러나 경우에 따라 각막의 변화(steepening 또는 flattening)가 나타나기도 하는데, 오전과 오후에 극심하게 차이를 보이는 경우가 있다. 특히 두 눈을 모두 수술한 경우에 한 눈에서만 특히 이런 문제가 뚜렷하게 발생할 수도 있다.

사례 1

나이: 32세

안경력: 현재 콘택트렌즈 착용 중이나 콘택트렌즈 합병증으로 렌즈착용이 어려움

CR:	OD −6.00 = +1.25 × 142	VA 1.0
	OS −5.75	VA 1.2

수술: 오른쪽 눈을 먼저 방사상 각막절개술을 하고 6개월 후 왼쪽 눈도 동일한 수술 받음

CR(수술 2년 후):	OD −0.50 = +0.50 × 170	VA 1.0
	OS(오전) −0.25 = +0.75 × 165	VA 1.0
	OS(오후) −2.75 = +0.75 × 175	VA 1.0

진단: 오른쪽 눈은 안정적인 반면에 왼쪽 눈이 불규칙하게 변하는 상태, 앞으로도 정기적인 검사가 필요하며 오후에 불편함을 해결하기 위해 본인이 원한다면 처방이 필요함

4 수술 후 나타나는 다른 변화

모든 수술안에서 나타나는 변화는 아니지만 간혹 수술안에서 나타나는 다른 변화들을 참고해서 이해하고 처방에 고려하도록 한다.

① 야간시력 흐려짐(야간의 동공확대로 인해 주변부 근시 발생이 심해짐)

② 굴절이상 진행(수술 직후는 거의 정시에 가까웠으나 시간이 지나면서 점진적으로 다시 근시가 진행되거나 반대로 원시로 변해감)

③ 원치 않는 난시 발생

④ 야간 눈부심

⑤ 빛 번져 보임

⑥ 눈의 건조감

용어 정리

Glossary

AMP	조절력
BC	곡률반경
CR	조절마비제 굴절검사
CT	차폐검사
CT	중심두께
MR	현성 굴절검사
NPA	조절근점
NVA	근거리 시력
PCR	후조절마비제 굴절검사
PX	처방(교정안경)
VA	시력
VCC	교정시력
Vergence	이향운동
VSC	나안시력
VP	정점간거리

참고문헌

References

1. Borish's Clinical Refraction, Benjamin, Saunders
2. Clinical management of binocular vision, Mitchell Scheiman(1994), Lippincott Williams & Wilkins
3. Clinical Optics 2nd, Fannin TE, Theodore Grosvenor
4. Clinical Optics and Refraction, Lehmann OJ, Verity DH, Coombes AGA, Ah-Fat FG, Francis PJ, Ionides ACW
5. Clinical Procedure in Optometry, Eskridge JB, Amos JF, Bartlett JD, JB
6. Clinical Refraction 3rd, Borish
7. Clinical Visual Optics 2nd, Arthur G. Bennett, Ronald B. Rabbetts Butterworth Heinemann
8. Diagnosis and Management of Vision Care, JF. Amos(1987) Butterworth Heinemann
9. Introduction to Visual Optics, Tunnacliffe AH
10. Ophthalmic lenses and dispensing, Mo Jalie((1999), Butterworth Heinmann
11. Primary case optometry(2007), Butterworth Heinemann
12. Optics for Clinicians, Rubin ML.
13. The Fine Art of Prescribing Glasses 3nd, Benjamin Milder, Melvin. Rubin(1991), Triad publishing company
14. The Practice of Refraction 8th Ed, Duke-Elder(1969), Mosby
15. 안경광학, 성풍주, 대학서림(2003)
16. 안기능검사, 신진아, 도서출판 한미의학(2001)
17. 안기능과 임상굴절, 신진아, 도서출판 한미의학(2006)

찾아보기

Index

ㅊ

ㅋ

ㅌ

ㅍ

ㅎ